J. Jerosch, J. Heisel, A. B. Imhoff (Hrsg.) Fortbildung Orthopädie · Traumatologie – Die ASG-Kurse der DGOOC

Band 9: **Fuß und oberes Sprunggelenk**

J. Jerosch J. Heisel A. B. Imhoff (Hrsg.)

Fortbildung
Orthopädie · Traumatologie
Die ASG-Kurse der DGOOC

Band 9: **Fuß und oberes Sprunggelenk**

Mit 104 Abbildungen in 153 Einzeldarstellungen
und 41 Tabellen

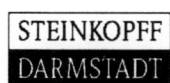
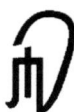

Prof. Dr. med. Dr. h.c. mult. *Jörg Jerosch*
Johanna-Etienne-Krankenhaus
Klinik für Orthopädie und Orthopädische Chirurgie
Am Hasenberg 46, 41462 Neuss

Prof. Dr. med. Dr. h.c. mult. *Jürgen Heisel*
Fachkliniken Hohenurach
Orthopädische Abteilung
Immanuel-Kant-Straße 31, 72574 Bad Urach

Prof. Dr. med. *Andreas B. Imhoff*
Abteilung und Poliklinik für Sportorthopädie
TU München
Connollystraße 32, 80809 München

ISBN 978-3-7985-1463-8   ISBN 978-3-7985-1940-4 (eBook)
DOI 10.1007/978-3-7985-1940-4

Bibliografische Information Der Deutschen Bibliothek
Die Deutsche Bibliothek verzeichnet diese Publikation in der Deutschen Nationalbibliografie;
detaillierte bibliografische Daten sind im Internet über <http://dnb.ddb.de> abrufbar.

Dieses Werk ist urheberrechtlich geschützt. Die dadurch begründeten Rechte, insbesondere die der Übersetzung, des Nachdrucks, des Vortrags, der Entnahme von Abbildungen und Tabellen, der Funksendung, der Mikroverfilmung oder der Vervielfältigung auf anderen Wegen und der Speicherung in Datenverarbeitungsanlagen, bleiben, auch bei nur auszugsweiser Verwertung, vorbehalten. Eine Vervielfältigung dieses Werkes oder von Teilen dieses Werkes ist auch im Einzelfall nur in den Grenzen der gesetzlichen Bestimmungen des Urheberrechtsgesetzes der Bundesrepublik Deutschland vom 9. September 1965 in der jeweils geltenden Fassung zulässig. Sie ist grundsätzlich vergütungspflichtig. Zuwiderhandlungen unterliegen den Strafbestimmungen des Urheberrechtsgesetzes.

www.steinkopff.springer.de
© Springer-Verlag Berlin Heidelberg 2004
Ursprünglich erschienen bei Steinkopff Verlag Darmstadt 2004

Die Wiedergabe von Gebrauchsnamen, Handelsnamen, Warenbezeichnungen usw. in diesem Werk berechtigt auch ohne besondere Kennzeichnung nicht zu der Annahme, dass solche Namen im Sinne der Warenzeichen- und Markenschutz-Gesetzgebung als frei zu betrachten wären und daher von jedermann benutzt werden dürften.

Produkthaftung: Für Angaben über Dosierungsanweisungen und Applikationsformen kann vom Verlag keine Gewähr übernommen werden. Derartige Angaben müssen vom jeweiligen Anwender im Einzelfall anhand anderer Literaturstellen auf ihre Richtigkeit überprüft werden.

Herstellung: Klemens Schwind
Umschlaggestaltung: Erich Kirchner, Heidelberg
Satz: K+V Fotosatz GmbH, Beerfelden

SPIN 10993002   105/7231-5 4 3 2 1 0 – Gedruckt auf säurefreiem Papier

Vorwort

Der 9. Band der ASG-Fortbildungskurse erscheint zum Orthopädenkongress Baden-Baden 2004 und behandelt – im Sinne eines orthopädischen, aber auch eines traumatologischen Updates – aktuelle Probleme des Fußes und oberen Sprunggelenkes.

Zunächst wird die Differenzialindikation einer speziellen Einlagenversorgung im Rahmen der konservativen Behandlung diskutiert, weiterhin die Möglichkeit einer intraartikulären Injektionstherapie vor allem im Sinne der Viskosupplementation bei degenerativ bedingten und hauptsächlich bei belastungsabhängigen Beschwerdebildern. Die endoskopischen Verfahren haben auch im Bereich des oberen und unteren Sprunggelenkes sowie des Fußes zwischenzeitlich einen breiten Einzug in den klinischen Alltag gehalten. Vor allem die Indikation und das technische Vorgehen werden besprochen. Mit den Verbesserungen des Implantatdesigns, der Verankerungstechnik sowie der Biomaterialien gewinnt der alloarthroplastische Ersatz des oberen Sprunggelenkes zunehmend an Bedeutung und scheint eine durchaus gangbare Alternative zur bisher üblichen Arthrodese zu sein. Im traumatologischen Kapitel werden die aktuellen Behandlungsstrategien bei Achillessehnenruptur und Calcaneusfrakturen beleuchtet. Abschließend werden seltenere Krankheitsbilder im Bereich des Fußes (Sinus tarsi-Syndrom, Tarsaltunnelsyndrom u. a.) abgehandelt.

Wie die Jahre zuvor wurden auch diesmal wieder namhafte Referenten für die Bearbeitung wichtiger Einzelproblematiken gewonnen. Den Autoren sei an dieser Stelle für die zeitgerechte und vor allem sorgfältige Abfassung ihrer Manuskripte gedankt. Unverzichtbar war und ist die stets hervorragende harmonische Zusammenarbeit mit „unserer" geschätzten Frau Dr. Gertrud Volkert (Steinkopff Verlag), die gerade uns ASG's seit Jahren eng verbunden ist.

Im Frühjahr 2004
Für die ASG-Kommission
Jörg Jerosch
Jürgen Heisel
Andreas B. Imhoff

Inhaltsverzeichnis

Grundlagen und konservative Behandlungsstrategien

1 Grundlagen der Sensomotorik am Sprunggelenk 3
H. Lohrer, W. Alt, A. Gollhofer, M. Gruber

2 Welche Einlagen bei welchem Fuß? 10
A. Ottersbach, J. Breitenfelder †, R. Haaker

3 Intraartikuläre Injektionstherapie des oberen Sprunggelenkes 14
J. Heisel

Endoskopische Verfahren

4 Wertigkeit der Arthroskopie am oberen und unteren Sprunggelenk 21
H. Hempfling

5 Arthroskopische Synovektomie des oberen Sprunggelenkes 31
F.-W. Hagena

6 Subtalare Arthroskopie – Indikation, Technik, Ergebnisse 37
H. Thermann, J. Springer, C. Becher

7 Endoskopische Kalkaneoplastik (EKP) und retrokalkaneare Bursektomie –
Grundlagen, Indikation, OP-Technik, Ergebnisse und Probleme 44
J. Jerosch, N. M. Nasef, J. Schunck

8 Endoskopisches Release der Plantarfaszie (ERPF) –
Indikation, OP-Technik und Ergebnisse 52
J. Jerosch, J. Schunck, D. Liebsch, T. Filler

Sprunggelenksendoprothetik

9 Die prothetische Versorgung des rheumatischen Sprunggelenks –
Mittelfristige Ergebnisse mit der zementfreien S.T.A.R.-Prothese 61
S. Schill, H. Thabe

10 Postoperative Rehabilitation nach Implantation
einer Sprunggelenksendoprothese 66
J. Heisel, J. Jerosch

Traumatologie

11 Konservative oder operative Therapie der Achillodynie
und Achillessehnenruptur 73
K. Lerch, J. Grifka

12 Moderne Aspekte in der Behandlung von Calcaneusfrakturen 84
H. Zwipp, S. Rammelt

13 Nachbehandlungsprinzipien
bei operativ behandelten Sprunggelenksfrakturen 94
C. Simanski, B. Bouillon, T. Tiling

Spezielle Krankheitsbilder

14 Therapieoptionen bei chronischer Instabilität
der lateralen Kollateralbänder 103
D. Rosenbaum

15 Das Sinus tarsi-Syndrom 108
H. Hempfling

16 Das Tarsal-Tunnel-Syndrom – Symptomatik und operative Therapie 116
J. Jerosch, J. Schunck, T. Filler

17 Kleinzehendeformitäten 123
R. Fuhrmann

Autorenverzeichnis

Prof. Dr. med. Wilfried Alt
Institut für Sportwissenschaft
Universität Stuttgart
Allmandring 28
70569 Stuttgart

Christoph Becher
Zentrum für Knie- und Fußchirurgie
ATOS-Klinik
Bismarckstraße 9–15
69115 Heidelberg

Priv.-Doz. Dr. med. Bertil Bouillon
Unfallchirurgische Abteilung
Chirurgische Klinik Köln-Merheim
II. Chirurgischer Lehrstuhl
der Universität Köln
Ostmerheimer Straße 200
51109 Köln

Prof. Dr. med. habil. Johannes
Breitenfelder †

Priv.-Doz. Dr. med. Timm Filler
Institut für Anatomie
Klinische Anatomie und Telematik
Universitätsklinikum Münster
Vesaliusweg 39
48149 Münster

Dr. med. Renée Fuhrmann
Lehrstuhl für Orthopädie
der Friedrich-Schiller-Universität Jena
Rudolf-Elle-Krankenhaus
Klosterlausnitzer Straße 81
07607 Eisenberg

Prof. Dr. med. Albert Gollhofer
Institut für Sport und Sportwissenschaft
Universität Freiburg
Schwarzwaldstraße 175
79117 Freiburg

Prof. Dr. med. Joachim Grifka
Orthopädische Universitätsklinik
Regensburg
Kaiser-Karl-V.-Allee 3
93077 Bad Abbach

Dr. med. Markus Gruber
Institut für Sport und Sportwissenschaft
Universität Freiburg
Schwarzwaldstraße 175
79117 Freiburg

Priv.-Doz. Dr. med. Rolf Haaker
Orthopädische Klinik
am St.-Vincenz-Hospital
Danziger Straße 17
33034 Brakel/Westfalen

Prof. Dr. Dr. med. habil. Frank-W. Hagena
Auguste-Viktoria-Klinik
Am Kokturkanal 2
32545 Bad Oeynhausen

Prof. Dr. med. Dr. h.c. mult. Jürgen Heisel
Orthopädische Abteilung
Fachkliniken Hohenurach
Immanuel-Kant-Straße 31
72574 Bad Urach

Prof. Dr. med. Harald Hempfling
Abteilung für Arthroskopische Chirurgie
BG-Unfallklinik Murnau
Prof.-Küntscher-Straße 8
82418 Murnau

Prof. Dr. med. Dr. h.c. mult. Jörg Jerosch
Orthopädische Abteilung
Johanna-Etienne-Krankenhaus
Am Hasenberg 46
41462 Neuss

Dr. med. Klaus Lerch
Orthopädische Universitätsklinik
Regensburg
Kaiser-Karl-V.-Allee 3
93077 Bad Abbach

Dr. med. Dietrich Liebsch
Klinik für Radiologie
Johanna-Etienne-Krankenhaus
Am Hasenberg 46
41462 Neuss

Dr. med. Heinz Lohrer
Sportmedizinisches Institut
Frankfurt am Main e. V.
Otto-Fleck-Schneise 10
60528 Frankfurt/Main

Nasef Mohamed Nasef, MD
Orthopaedic Department
Cairo University
Cairo, Egypt

Dr. med. A. Ottersbach
Orthopädische Klinik
am St.-Vincenz-Hospital
Danziger Straße 17
33034 Brakel/Westfalen

Dr. med. Stefan Rammelt
Klinik und Poliklinik für Unfall-
und Wiederherstellungschirurgie
Universitätsklinikum „Carl Gustav Carus"
der TU Dresden
Fetscherstraße 74
01307 Dresden

Priv.-Doz. Dr. Dieter Rosenbaum
Funktionsbereich Bewegungsanalytik
Klinik für Allgemeine Orthopädie
Universitätsklinikum Münster
Domagkstraße 3
48149 Münster

Dr. med. Stefan Schill
Kliniken Harthausen
Dr.-Wilhelm-Knarr-Weg 1-3
83043 Bad Aibling-Harthausen

Dr. med. Jochem Schunck
Orthopädische Abteilung
Johanna-Etienne-Krankenhaus
Am Hasenberg 46
41462 Neuss

Dr. med. Christian Simanski
Unfallchirurgische Abteilung
Chirurgische Klinik Köln-Merheim
II. Chirurgischer Lehrstuhl
der Universität Köln
Ostmerheimer Straße 200
51109 Köln

Jan Springer, MA
Zentrum für Knie- und Fußchirurgie
ATOS-Klinik
Bismarckstraße 9-15
69115 Heidelberg

Dr. med. Heiner Thabe
Orthopädische und rheumaorthopädische
Abteilung
Diakonie Krankenhaus
Ringstraße 58-60
55543 Bad Kreuznach

Prof. Dr. med. Hajo Thermann
Zentrum für Knie- und Fußchirurgie
ATOS-Klinik
Bismarckstraße 9-15
69115 Heidelberg

Prof. Dr. med. Thomas Tiling
Unfallchirurgische Abteilung
Chirurgische Klinik Köln-Merheim
II. Chirurgischer Lehrstuhl
der Universität Köln
Ostmerheimer Straße 200
51109 Köln

Prof. Dr. med. Hans Zwipp
Klinik und Poliklinik für Unfall-
und Wiederherstellungschirurgie
Universitätsklinikum „Carl Gustav Carus"
der TU Dresden
Fetscherstraße 74
01307 Dresden

Grundlagen und konservative Behandlungsstrategien

Grundlagen der Sensomotorik am Sprunggelenk

H. Lohrer, W. Alt, A. Gollhofer, M. Gruber

Einleitung

Epidemiologische Untersuchungen und Statistiken weisen neben dem Kniegelenk das Sprunggelenk als das am häufigsten verletzte Gelenk im Sport und in der Freizeit aus (Steinbrück 1997).

Die Zahl der Publikationen jedoch, die sich mit der Therapie und Rehabilitation dieser Verletzungen beschäftigen, ist für das Kniegelenk erheblich größer. Sensomotorische Fragestellungen hingegen wurden bisher mehrheitlich mit Bezug zum Sprunggelenk untersucht.

Als sensomotorisches System werden die integrierten Funktionen der afferenten neurosensorischen (Propriozeption) und der efferenten neu„ro„muskulären Prozesse sowie deren komplexe Verarbeitung im zentralen Nervensystem bezeichnet (Lephart et al. 2000).

Die Beantwortung von Reizen und externen Interventionen kann grundsätzlich nicht auf eine spezifische anatomische Struktur begrenzt werden.

Das sensomotorische System hat die Aufgabe, den aufrechten Stand zu sichern und zu stabilisieren sowie motorische Aktivitäten, die vom Großhirn generiert werden, in Bewegung umzusetzen und diese rückkopplungsgesteuert sicher ablaufen zu lassen. Dieses Ziel wird erreicht durch reflektorisch gesteuerte, koordinierte Gelenkstabilisation (Gollhofer et al. 2000 a).

Diese aktive Leistung des sensomotorischen Systems interferiert in vielfältiger Weise und in wechselndem Ausmaß mit den intern anatomisch vorgegebenen passiven Strukturen (Weichteilmantel, Knochen). Externe Interventionen können sowohl aktiv (Training) als auch passiv (orthetische Hilfsmittel) eingesetzt werden, um das neuromuskuläre System in seiner Funktionalität zu optimieren oder zu unterstützen. Die Interaktionen dieser Maßnahmen sind komplex und werden bis heute nur in den Grundzügen verstanden.

Das Ziel des vorliegenden Beitrages ist es, den derzeitigen Stand des Wissens zur Sensomotorik am Sprunggelenk darzustellen und mit Ergebnissen verschiedener Arbeiten der eigenen Arbeitsgruppe abzugleichen.

Literaturanalyse

Historie – sensomotorische Tests

Freeman et al. (1965) waren die ersten, die anhand von Winkelproduktionstestungen am Sprunggelenk ein sensomotorisches Defizit bei ligamentär vorgeschädigten Sprunggelenken finden konnten. 1967 wurden Haut- und Gelenkrezeptoren im Kapselbandsystem des Sprunggelenks der Katze histologisch nachgewiesen (Freeman und Wyke 1967). Karlsson und Andreasson (1992) berichteten über signifikant verlängerte peroneale Latenzzeiten bei Patienten mit unilateraler Sprunggelenkinstabilität auf der betroffenen Seite. Michelson und Hutchins fanden 1995 mechanorezeptive Sensoren in den Ligamenten am lateralen Sprunggelenk. Ebenfalls 1995 wiesen Löfvenberg et al. darauf hin, dass chronisch instabile Sprunggelenke eine verlängerte Reaktionszeit zur motorischen Beantwortung eines externen, invertorischen Stimulus am Fuß aufwiesen.

Alt et al. (1998, 1999; Alt 2001, Lohrer 1999 a) relativierten die motorische Antwort auf spezielle invertorische Reizung des Sprunggelenkes auf die zugrunde liegende Größe des mechanischen Stimulus (Proprioceptive Amplification Ratio = PAR). Die klassischen Testungen der Kinästhesie (Bewegungsschwelle) und des Gelenkpositionssinns (Winkelreproduktionstests) sind in ihrer Aussagefähigkeit dadurch beeinträchtigt, dass die Testungen in der Regel im offenen

System, das heißt ohne Bodenkontakt des zu testenden Fußes und in unfunktionellen Geschwindigkeiten vorgenommen werden. Damit ist der Transfer dieser Ergebnisse, vor allem auf sportspezifische Fragestellungen, von vorne herein problematisch. Lediglich die Messungen der motorischen Reaktionszeiten und die Bestimmung der „proprioceptive Amplification Ratio" werden mit Kippplattformen durchgeführt, die im aufrechten Stand des Probanden ein hohes Maß an funktioneller Übertragbarkeit bieten. Ein weiterer Vorteil dieser Methoden besteht darin, dass die Antworten auf den Testreiz reflektorisch ablaufen und so eine willkürliche Beeinflussung der Testergebnisse nicht direkt möglich ist.

Modulation der Sensomotorik (Tabelle 1)

Die Dominanz der Muskel- und Sehnenrezeptoren gegenüber den Gelenkrezeptoren konnten Konradsen et al. (1993) dadurch nachweisen, dass unter Anästhesie (Fußblock) sowohl ein aktiver als auch ein passiver Winkelreproduktionstest durchgeführt wurden. Für den passiven Winkelreproduktionstest fand sich eine Abnahme der sensomotorischen Qualität, während der aktive Winkelreproduktionstest keine Veränderungen durch die Anästhesie zeigte.

Bei funktionell instabilen Sprunggelenken konnten Khin-Myo-Hla et al. (1999) zum einen eine Verlängerung der peronealen Reaktionszeit auf einen invertorischen Stimulus bei den instabilen Sprunggelenken zeigen. Nach einer Lokalanästhesie des Sinus tarsi konnte diese Reaktionszeit signifikant reduziert, d.h. normalisiert werden. Die Autoren schließen aus den Ergebnissen, dass eine Narbenbildung im Subtalargelenk, wie sie bei Sprunggelenkverletzungen entstehen könnte, den koordinierten Ablauf der Abwehrbewegung auf einen Umknickreiz nachteilig beeinflusst.

Auch ein Training auf instabilen Unterlagen konnte im Experiment bei Personen mit ligamentär vorgeschädigtem Sprunggelenk die Reaktionszeit im invertorischen Umknickversuch signifikant reduzieren (Osborne et al. 2001).

Bei über 65-jährigen Probanden ohne spezifische Vorschäden konnten Waddington und Adams (2002) zeigen, dass im Winkelreproduktionstest im aufrechten Stand ein signifikant positiver Effekt bei der Gruppe eintrat, die auf einem Wackelbrett fünf Wochen trainiert hatte.

Tabelle 1. Sensomotorik – interne und externe Möglichkeiten der Modulation (Literaturübersicht)

Interne Möglichkeiten zur Modulation der Sensomotorik
■ Alter (Robbins et al. 1995a, Gilsing et al. 1995)
■ Anästhesie (Konradsen et al. 1993)
■ Polyneurop. (van den Bosch et al. 1995)
■ visuelles System (Fox 1990)
■ radikuläre Läsion (Do & Thoumie 1991)
■ Vibration (Roll et al. 1993)
■ Eis (Hopper et al. 1997)
■ Kraft (Wolfson et al. 1995)

Externe Möglichkeiten zur Modulation der Sensomotorik
■ Schuh (Robbins et al. 1995a)
■ Orthese (Feuerbach et al. 1994)
■ Tape (Alt et al. 1998, Robbins et al. 1995b)
■ Eis (Hopper et al. 1997)
■ Amplitude (Thelen et al. 1997)
■ Geschwindigkeit (Thelen et al. 1997)
■ Belastung (Gilsing et al. 1995)
■ Schwerkraft (Roll et al. 1993)

Insgesamt kann mit Ashton-Miller et al. (2001) festgestellt werden, dass die sensomotorischen Funktionen durch ein Training auf einer instabilen Unterlage verbessert werden können. Die Zuordnung jedoch dieses positiven Effektes zu einem der beiden Komponenten (Sensorik oder Propriozeption einerseits bzw. Motorik andererseits) ist nicht bekannt.

Die Wahrnehmung einer invertorischen Bewegung hat nach van den Bosch et al. (1995) die doppelte Präzision als die Detektion einer entsprechenden evertorischen Bewegung. Die Autoren interpretieren dies als eine vernünftige Strategie des neuromuskulären Systems zur Verhinderung invertorischer Umknickereignisse. Die Autoren wiesen weiterhin bei polyneuropathischen Patienten nach, dass die Bewegungsschwellendetektion im Vergleich zu gesunden Kontrollen herabgesetzt und durch eine Erhöhung der Belastung (Einbeinstand) verbessert werden konnte. Dies spricht für eine Reduktion der sensorischen Funktion durch die systemische Erkrankung.

Garrick und Requa (1973) konnten in ihrer klassischen epidemiologischen Untersuchung eine Reduktion der Verletzungsrate am Kapselbandsystem des lateralen Sprunggelenkes um den Faktor 2 (mit niedrigem Sportschuh) bzw. um den Faktor 5 (mit hochschaftigem Sportschuh) finden, wenn die Sprunggelenke mit einem funktionellen Tapeverband geschützt waren. Bereits diese Untersuchung ließ die Schlussfolgerung zu, dass neben der rein mechanischen Stabilisierungsfunktion der Tapeverband möglicherweise auch eine Verbesserung der sensomotorischen Qualitäten induziert.

Eigene Untersuchungen

Der funktionelle Klebeverband (Tape)

In mehreren experimentellen Studien (Alt et al. 1998, 1999, Lohrer et al. 1999) wurde der funktionelle Tapeverband nicht nur hinsichtlich seiner mechanischen, sondern auch seiner sensomotorischen Qualitäten untersucht. Als entscheidendes Evaluationsinstrument diente dabei eine Kippplattform, die ein supinatorisches Umknickereignis am Sprunggelenk simuliert (Abb. 1). Damit kann im aufrechten Stand unter Vollbelastung des zu untersuchenden Beines eine unwillkürliche, kombinierte Bewegung von 15° Plantarflektion und 30° Inversion kontrolliert eingeleitet werden. Mit Hilfe eines Elektrogoniometers im Verlauf der Achillessehne können die mechanischen Effekte am Sprunggelenk (Inversions- und Plantarflexioswinkel) erfasst werden.

Die muskulären Antworten auf den externen Stimulus wurden mittels elektromyografischer Untersuchungen an sprunggelenkrelevanten Muskeln (M. peroneaus, M. tibialis anterior, M. gastrocnemius medialis) bestimmt. Die Größe der relativen Reflexaktivität ergibt sich dabei aus dem Quotienten integrierten Elektromyogramms und dem entsprechenden Inversionswinkel (Achillessehnenwinkel).

Aus der Grundlagenforschung ist bekannt, dass das von einem monosynaptischen Reflex produzierte agonistische Elektromyogramm bis zu einem bestimmten Grad linear von der Geschwindigkeit der entsprechenden Reflexauslösung abhängt (Gollhofer 1987).

Für den Tapeverband fand sich in der Experimentalsituation auf der Umknickplattform dagegen eine nichtproportionale Höhe des integrierten Elektromyogramms. So konnten Unterschiede bezüglich verschiedener Tapematerialien und verschiedener Tapetechniken herausgearbeitet werden.

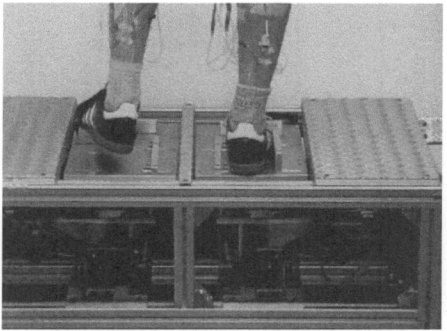

Abb. 1. Testapparat zur Induktion einer unerwarteten Supination (30° Inversion und gleichzeitige Plantarflexion von 15°) im aufrechten Stand (Verletzungssimulation)

Unmittelbar nach Tapeapplikation fand sich eine erhebliche Verbesserung der relativen Reflexaktivität (PAR), die sich bereits nach 20 Minuten sportlicher Belastung signifikant reduzierte, aber immer noch signifikant oberhalb des Niveaus lag, welches vor Tapeapplikation gemessen wurde. Bei weiterem Belassen des Tapeverbandes am Fuß über 24 Stunden wurde eine Erholung der PAR festgestellt. Nach Abnahme des Tapeverbandes konnte das Ausgangsniveau exakt wieder erreicht werden (Abb. 2). Damit scheint der Einfluss der Ermüdung und Erholung belegt zu sein (Lohrer et al. 1999).

Äußere Stabilisierungshilfen – instabile Sprunggelenke

Gollhofer et al. (2000b) haben den Einfluss von verschiedenen äußeren Stabilisierungshilfen bei stabilen und instabilen Sprunggelenken auf dem Verletzungssimulator (Abb. 1) auf einen invertorischen Reiz von 30° untersucht. Im Vergleich zur Kontrollbedingung ohne externen Schutz war das Ausmaß der mechanischen orthetischen Stabilisierung bei stabilen und instabilen Sprunggelenken gleich.

Die stabilen Sprunggelenke jedoch zeigten nach Anlage aller getesteten orthetischen Hilfsmittel höhere muskuläre Reflexaktivitäten (EMG) als die instabilen. Dieser Befund legt ein Defizit des sensomotorischen Systems nach Kapselbandverletzungen am Sprunggelenk nahe.

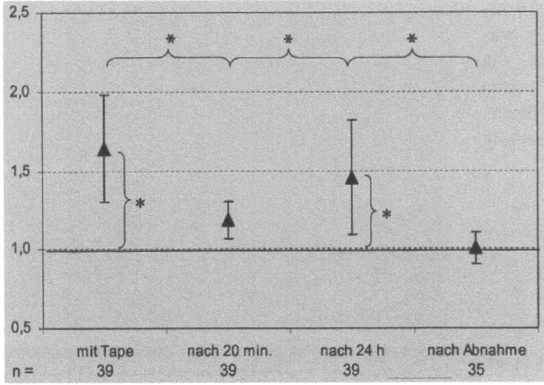

Abb. 2. Die sensomotorischen Effekte des funktionellen Tapeverbandes vor, während und nach einer kontrollierten sportlichen Belastung werden mittels des Quotienten (PAR) aus iEMG und induzierendem mechanischem Stimulus (Achillessehnenwinkel) deutlich. Relativierte Werte. 1,0 = Kontrollbedingung vor Anlage des Tapeverbandes (* = p > 0,05)

Sensomotorik und operative laterale OSG-Kapselbandstabilisation

In einer kontrollierten Studie an Sportlern, die wegen einer chronischen Sprunggelenkinstabilität operiert wurden, konnten bei jeweils sieben Patienten verschiedene Op-Techniken (End-zu-End-Naht versus Periostzügelplastik versus Bandkapselraffung) vergleichend untersucht werden (Lohrer et al. 1999b).

Weder die subjektiven Stabilitätsergebnisse (visuelle Analogskala) noch die mechanischen Stabilitätsergebnisse (gehaltene Röntgenaufnahme, Inversionswinkel auf der Verletzungssimulationsplattform) zeigten statistisch relevante Unterschiede zwischen den geprüften Operationstechniken. Im Vergleich der operierten mit den jeweils nicht geschädigten Gegenseiten fanden sich praktisch identische Latenzzeiten bei der Verletzungssimulation für den M. peroneus longus, den M. tibialis anterior und den M. gastrocnemius medialis (Abb. 3). Dieser Befund weist auf intakte neuronale Leitgeschwindigkeiten hin, steht aber im Widerspruch zu Ergebnissen aus der Literatur (Konradsen et al. 1991).

Ebenso konnte ein Unterschied in der erreichten Sportfähigkeit zwischen den Untersuchungsgruppen zum Zeitpunkt der Nachuntersuchung (> 2 Jahre) nicht nachgewiesen werden. Diese Daten legen einen mechanischen und neuromuskulären Effekt der operativen Kapselbandstabilisierung am lateralen OSG nahe.

Vor allem im Vergleich zu Tenodese-Operationen, bei denen die Literaturanalyse vergleichsweise schlechtere Ergebnisse liefert (Bahr et al. 1997, Thermann et al. 1997), konnten in dieser Untersuchung und im Vergleich zu den

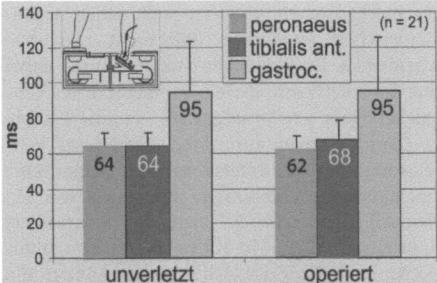

Abb. 3. Vergleich der Latenzzeiten operativ stabilisierter lateraler Kapselbandinstabilitäten mit den jeweils nicht vorgeschädigten Gegenseiten. Es finden sich keine Unterschiede

jeweils gesunden Gegenseiten weder mechanische Nachteile noch sensomotorische Defizite gefunden werden.

Kontrolliertes sensomotorisches Training

Mit einem kontrollierten sensomotorischen Training auf verschiedenen instabilen Unterlagen und unter variierender, externer Stabilisation des Sprunggelenkes (Barfuß, Skischuh, Aircast) konnte nach vier Wochen gezeigt werden, dass sich die posturale Stabilisation, gemessen als Weg, der während eines 40-sekündigen Standtestes auf dem Posturomed® zurückgelegt wurde, in allen Gruppen signifikant verbesserte. Dabei war vor allem die Verbesserung im ersten Viertel der Testzeit bemerkenswert hoch (Abb. 4). Das Training im Barfußstand zeigte höhere Effekte als das Training im Skischuh bzw. in der Aircast-Orthese.

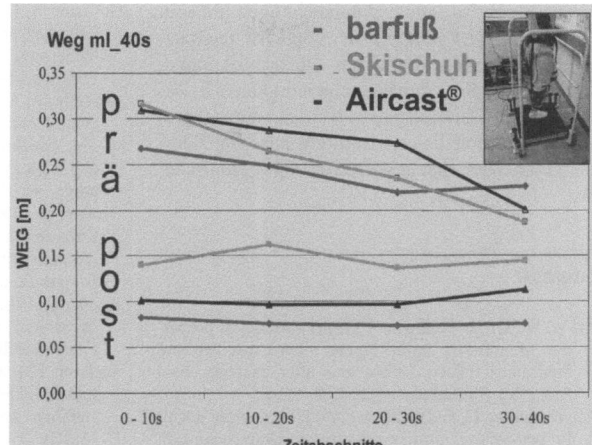

Abb. 4. Posturale Standstabilisation (Posturografie). Trainingseffekte sind vor allem in der frühen Phase des Tests nachzuweisen. Das Training im Barfußstand zeigte höhere Effekte (Verringerung des zurückgelegten ml = mediolateralen Weges) als das Training im Skischuh bzw. in der Aircast-Orthese

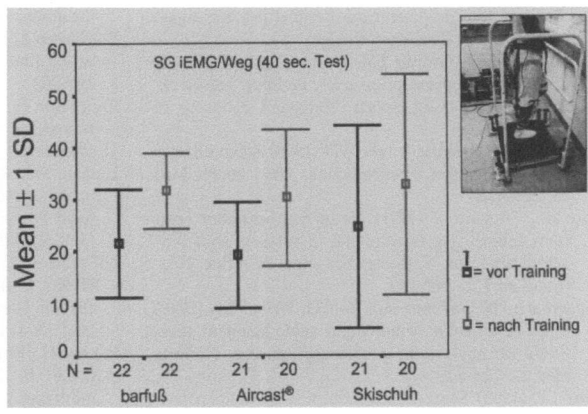

Abb. 5. Posturale Standstabilisation (Posturografie). Die sensomotorische Qualität in Bezug zum Sprunggelenk ergibt sich aus der Relativierung des während des Tests produzierten integrierten Elektromyogramms der sprunggelenkrelevanten Muskeln auf den dabei zurückgelegten Weg. Es finden sich signifikante Gewinne nach Barfuß- und Aircasttraining, während die mit Skischuh trainierende Gruppe nur eine dezente, nicht signifikante Verbesserung aufwies

Bei der Relativierung des während des Tests produzierten integrierten Elektromyogramms an den sprunggelenkrelevanten Muskeln in Bezug zu dem zurückgelegten Weg fanden sich signifikante Gewinne für die Barfuß- und Aircast-Gruppe, während die Skischuhgruppe nur eine dezente, nicht signifikante Verbesserung aufwies (Gruber 2001, Lohrer et al. 2000) (Abb. 5).

Zusammenfassung

Rein mechanisch orientierte Konzepte der Stabilisation des Sprunggelenkes sind heute von einer funktionellen Betrachtungsweise abgelöst worden.

Passive und aktive Anteile der Bewegungssteuerung sind nicht scharf differenzierbar. Beide Anteile treten immer kombiniert auf, sind aber unterschiedlich gewichtet. Dies belegen Befunde aus der Literatur und eigene Untersuchungen sowohl hinsichtlich der Sprunggelenkstabilisation mit äußeren Stabilisierungshilfen als auch für das sensomotorische Training und für operative Interventionen am Sprunggelenk.

Für weiterführende Untersuchungen müssen Tests konzipiert werden, die möglichst realitätsnahe Situationen simulieren (aufrechter Stand, funktionelle Bewegungsgeschwindigkeiten). Dabei müssen Daten erhoben werden, die integrativ die funktionellen aktiven und passiven Komponenten der Gelenkstabilisierung quantifizieren.

Literatur

Alt W, Lohrer H, Gollhofer A (1999) Functional properties of adhesive ankle taping: neuromuscular and mechanical effects before and after exercise. Foot Ankle Int (United States) 20: 238-245

Alt W, Lohrer H, Gollhofer A (1998) Tape wirkt doch!? Propriozeptive und mechanische Untersuchungen zur Wirksamkeit stabilisierender Tapeverbände am Sprunggelenk. Sportorthop Sporttraumat 14: 75-85

Alt W (2001) Biomechanische Aspekte der Gelenk„stabilisierung - dargestellt am Beispiel des Sprunggelenks. Maurer, Geislingen (Steige)

Ashton-Miller JA, Wojtys EM, Huston LJ, Fry-Welch D (2001) Can proprioception really be improved by exercises? Knee Surg Sports Traumatol Arthrosc 9: 128-136

Bahr R, Pena F, Shine J, Lew WD (1997) Biomechanics of ankle ligament reconstruction. Am J Sports Med 25: 424-432

Do MC, Thoumie P (1991) Motor compensatory reactions following a forward fall in subjects with unilateral abolition of the triceps-surae H reflex. Neurosci Lett 122: 148-150

Feuerbach JW, Grabiner MD, Koh TJ, Weiker GG (1994) Effect of an ankle orthesis and ankle ligament anesthesia on ankle joint proprioception. Am J Sports Med 22: 223-229

Fox CR (1990) Some visual influences on human postural equilibrium: binocular versus monocular fixation. Percept Psychophys 47: 409-422

Freeman MAR, Dean MRE, Hanham IWF (1965) The etiology and prevention of functional instability of the foot. J Bone Joint Surg 47-B: 678-685

Freeman MAR, Wyke B (1967) Articular reflexes at the ankle joint: an electromyographic study of normal and abnormal influences of ankle-joint mechanoreceptors upon reflex activity in the leg muscles. Br J Surg 54: 990-1001

Garrick JG, Requa RK (1973) Role of external support in the prevention of ankle sprains. Med Sci Sports Exerc 5: 200-203

Gilsing MG, van den Bosch CG, Lee SG, Ashton-Miller JA, Alexander NB, Schultz AB, Ericson WA (1995) Association of age with the threshold for detecting ankle inversion and eversion in upright stance. Age Ageing 24: 58-66

Gollhofer A (1987) Komponenten der Schnellkraftleistungen im Dehnungs- und Verkürzungszyklus. SFT, Erlensee

Gollhofer A, Lohrer H, Alt W (2000a) Propriozeption - Grundlegende Überlegungen zur sensomotorischen Steuerung. Orthopädieschuhtechnik (Sonderheft Propriozeption) S10-14

Gollhofer A, Alt W, Lohrer H (2000b) Prevention of excessive forces with braces and orthotics. In: Nigg BM, MacIntosh BR, Mester J (eds) Biomechanics and Biology of Movement. Human Kinetics, Champaign, pp 331-355

Gruber M (2001) Die neuromuskuläre Kontrolle des Kniegelenks vor und nach einem spezifischen sensomotorischen Training beim unverletzten Sportler. Dissertation, Universität Stuttgart

Hopper D, Whittington D, Chartier JD (1997) Does ice immersion influence ankle joint position sense? Physiother Res Int 2: 223-236

Karlsson KM, Andreasson GO (1992) The effect of external ankle support in chronic lateral ankle joint stability: An electromyographic study. Am J Sports Med 20: 257-261

Khin-Myo HLA, Ishi T, Sakane M, Hayashi K (1999) Effect of anesthesia of the sinus tarsi on peroneal reaction time in patients with functional instability of the ankle. Foot Ankle Int 20: 554-559

Konradsen L, Bohsen RJ, Ravn JB (1991) Prolonged reaction time in ankle instability. Int J Sports Med 12: 290-292

Konradsen L, Ravn JB, Sørensen AI (1993) Proprioception at the ankle: The effect of anaesthetic blockade of ligament receptors. J Bone J Surg 75-B: 433-436

Lephart SM, Riemann BL, Fu FH (2000) Introduction to the Sensorimotor System. In: Lephart SM, Fu FH (eds) Proprioception and Neuromuscular Control in Joint Stability. Human Kinetics XVII

Löfvenberg R, Kärrholm J, Sundelin G, Ahlgren O (1995) Prolonged reaction time in patients with chronic lateral instability of the ankle. Am J Sports Med 23: 414-417

Lohrer H, Bruhn S, Gruber M, Alt W, Gollhofer A (2000) In: Jerosch J (Hrsg) Sensomotorische Trainierbarkeit von knie- und sprunggelenkstabilisierenden Muskeln. Sensomotorik 2000: 215-227

Lohrer H, Alt W, Gollhofer A (1999a) Neuromuscular properties and functional aspects of taped ankles. Am J Sports Med 27: 1-7

Lohrer H, Alt W, Gollhofer A (1999b) Effects of surgical treatment on functional ankle joint stabilisation. Book of abstracts, International Society of Biomechanics XVIIth Congress, Calgary (Can), 114

Michelson JD, Hutchins C (1995) Mechanoreceptors in human ankle ligaments. J Bone Joint Surg (Br) 77: 219-224

Osborne MD, Chou L-S, Laskowski ER, Smith J, Kaufmann KR (2001) The effect of ankle disk training on muscle reaction time in subjects with a history of ankle sprain. Am J Sports Med 29: 627-632

Robbins S, Waked E, McClaran J (1995a) Proprioception and stability: foot position awareness as a function of age and footware. Age Ageing 24: 67-72

Robbins S, Waked E, Rappel R (1995b) Ankle taping improves proprioception before and after exercise. Br J Sports Med 29: 242-247

Roll JP, Popov K, Gurfinkel V, Lipshits M, Andre-Deshays C, Gilhodes JC, Quoniam C (1993) Sensomotor and perceptual function of muscle proprioception in microgravity. J Vestib Res 3: 259–273

Steinbrück K (1997) Epidemiologie. In: Engelhardt M, Hintermann B, Segesser B (Hrsg.) GOTS-Manual Sporttraumatologie. Hans Huber, Bern, 19–29

Thelen DG, Brockmiller C, Ashton-Miller JA, Schultz AB, Alexander NB (1998) Thresholds for sensing foot dorsi- and plantarflexion during upright stance: effects of age and velocity. J Gerontol A Biol Sci Med Sci 53: 33–38

Thermann H, Zwipp H, Tscherne H (1997) Treatment algorithm of chronic ankle and subtalar instability. Foot Ankle Int (United States) 18: 163–169

van den Bosch CG, Gilsing MG, Lee SG, Richardson JK, Ashton-Miller JA (1995) Peripheral neuropathy effect on ankle inversion and eversion detection thresholds. Arch Phys Med Rehabil 76: 850–856

Waddington G, Adams R (2002) Training improves lower limb movement discrimination in active over 65 year old walkers. Australian Conference of Science and Medicine in Sport, Book of Abstracts: 61

Wolfson L, Judge J, Whipple R, King M (1995) Strength is a major factor in balance, gait, and the occurrence of falls. J Gerontol A Biol Sci Med Sci 50: 64–67

Welche Einlagen bei welchem Fuß?

A. Ottersbach, J. Breitenfelder†, R. Haaker

Einleitung

Per Definition ist eine Einlage eine Orthese, die in einen Schuh eingebracht, Entlastung, Abstützung und Korrektur erzielen kann. Grundsätzlich werden, der Einteilung nach Kaphingst folgend, passive von aktiven und neutralen Einlagen unterschieden [5]. Die spezifischen Wirkprinzipien können bei der Verordnung sinnvoll ausgenützt werden.

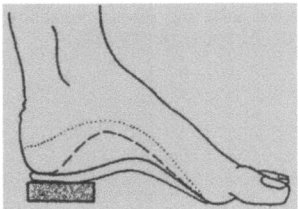

Abb. 1. Schalen-, Backen- und randlose Einlagen

Einteilung nach Wirkprinzipien

■ **Passive Einlagen** werden am häufigsten verwendet. Je nach Ausführung unterscheiden wir Schalen von Backen und randlosen Einlagen (Abb. 1).

Das Prinzip der Winkelhebelflügeleinlage nach Volkmann, bei der ein aufrichtendes Kippmoment durch die wie eine Zwinge die Ferse umfassende Einlage wirksam wird, ist aufgrund von Ulzerationen und negativem Einfluss auf Fußgewölbeheber weitgehend verlassen (Abb. 2).

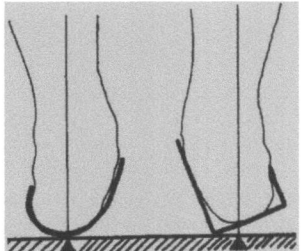

Abb. 2. Winkelhebelflügeleinlage

Von Nachteil bei passiven Einlagen sind weiterhin die elektromyographisch belegten Reduktionen von Amplitude und Einzelinnervationen der Tibialis-Muskulatur, welche zu reaktiven Atrophien führen können [1, 2].

■ **Aktive Einlagen** lösen einen muskulokutanen Schmerzreflex aus, der die Heber des Fußinnenrandes aktiviert (Abb. 3). Die M+E-Modulareinlage nach Kaphingst ist eine materialmäßige Modifikation der Spitzy-Einlage [5].

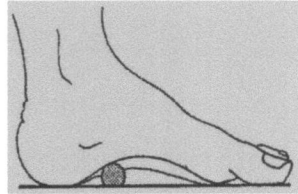

Abb. 3. Kugeleinlage nach Spitzy

■ **Neutrale Einlagen** nehmen Einfluss auf die Rückfußvalgität (Abb. 4). Bei Verwendung der Schrägeinlagen nach Storck ist ein seitlicher Halt der Ferse durch Schuhwerk mit fester Kappe oder Verwendung eines Außenlappens erforderlich [3]. Nach dem Drei-Strahlenmodell von Weinert resultiert eine gegenläufige pronatorische Bewegung des Vorfußes.

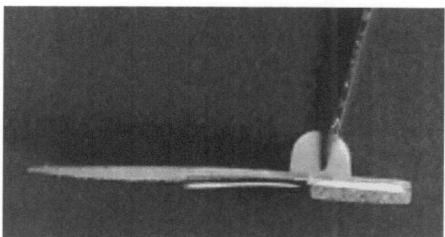

Abb. 4. Schrägeinlage nach Storck

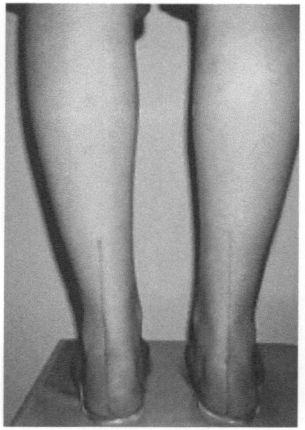

Abb. 6. Aufrichtung des Rückfußvalgus durch Schrägeinlagen

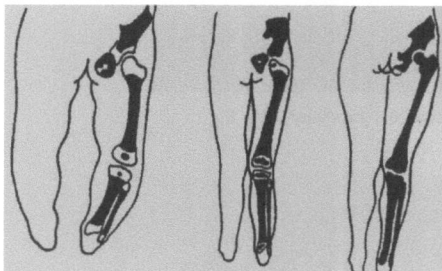

Abb. 5. Die umwegige Entwicklung der Beinachsen

Indikationen

Im Kindesalter ist die umwegige Entwicklung der Beinachsen mit zu berücksichtigen, um unnötige Verordnungen zu vermeiden. Die Rückfußvalgität vom 2–5. Lebensjahr, die in Zusammenhang mit der Entwicklung der Beinachsen zu beurteilen ist, bedeutet nicht, dass automatisch eine Einlagenversorgung erfolgen muss (Abb. 5). Die Unkenntnis der Situation des umwegigen Wachstums der Beinachsen lässt häufig eine pathologische Situation annehmen, die dann, obwohl nicht erforderlich, einer entsprechenden Einlagenversorgung zugeführt wird.

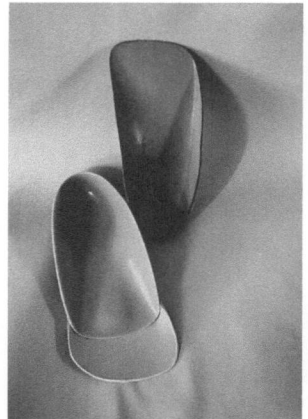

Abb. 7. Schaleneinlagen

Bei höhergradigen Fehlformen sind Schaleneinlagen indiziert (Abb. 7).
Bei kontrakten Situationen werden Bettungen geformt (Abb. 8).

Knicksenkfuß

Eine Einlagenversorgung ist nicht erforderlich bei leichtgradigen Knicksenkfüßen bis etwa 6°. Bei Rückfußvalgus Winkeln zwischen 6° und 12°, welche im Zehenspitzenstand nicht kompensierbar sind, sowie ungenügender Aufrichtung der Fußlängswölbung verordnen wir Schrägeinlagen (Abb. 6).

Klumpfuß

Patienten mit Klumpfuß müssen befundabhängig auch nach Gips- oder operativer Behandlung mit passiven Einlagen versorgt werden, die die Pronation des Rückfußes und die Adduktions- u. Supinationstendenz des Vorfußes gemeinsam korrigieren (Abb. 9). Hierzu eignen sich Dreibackeneinlagen mit Pronationsleiste.

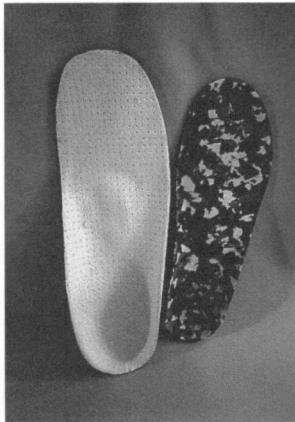

Abb. 8. Bettungen

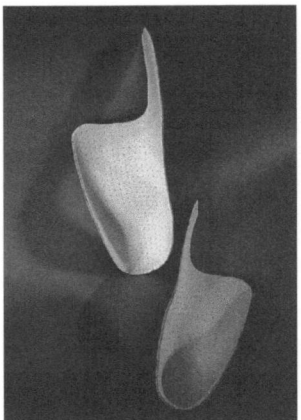

Abb. 10. Dreibackeneinlagen

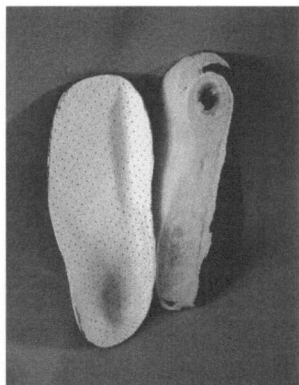

Abb. 9. Dreibackeneinlagen mit Pronationsleiste

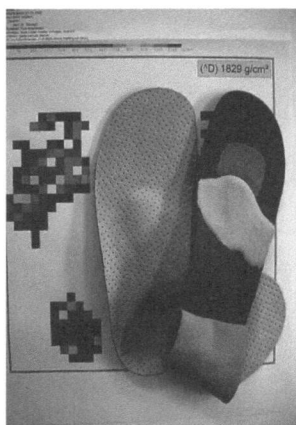

Abb. 11. Bettungen mit leichter Streckkomponente

Sichelfuß

Beim Sichelfuß ist es im Gegensatz zum Klumpfuß nur erforderlich, auf die Adduktionsstellung des Vorfußes Einfluss zu nehmen, da die Rückfußsituation physiologisch ist. Indiziert sind Dreibackeneinlagen in Detorsionsform (Abb. 10).

Hohlfuß

Die Einlagenversorgung bei den verschiedenen Hohlfußerscheinungsformen: Ballenfuß, Klauenhohlfuß, Lähmungshohlfuß und Hackenhohlfuß hat sich von korrigierenden Brückeneinlagen, bei kontrakten Situationen, zu Bettungen gewandelt (Abb. 11).

Plantarer Fersensporn

Nicht zur Korrektur sondern zur Aussparung schmerzhafter Partien dienen Bettungen und auch Weichpolsterungen, z. B. beim *plantaren Fersensporn*, wobei moderne dynamische Druckmessmethoden eingesetzt werden können (Abb. 12).

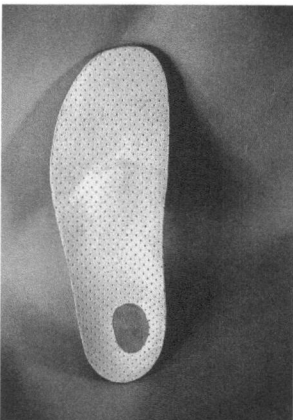

Abb. 12. Bettungen mit Weichpolsterung der Ferse

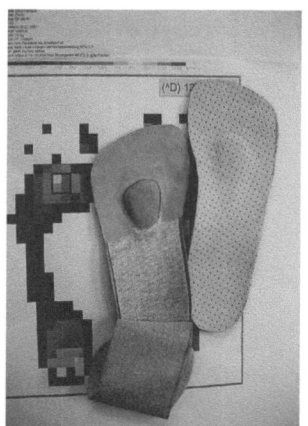

Abb. 13. Retrokapital abstützende Einlagen nach Abdruck

Plattfuß

Zur passiven Wiederherstellung der Querwölbung des Pes transverso-planus und Druckverminderung auf die Mittelfußköpfchen 2–4 verordnen wir retrokapital abstützende Einlagen nach Abdruck (Abb. 13). Bei entsprechend ausgerüsteten Orthopädischen Schuhmachern kann die Druckminderung per Computeranalyse dynamisch nachvollzogen werden.

Diskussion

Die Einlagenversorgung ist nach wie vor ein wichtiger Bestandteil der orthopädischen Behandlung von Fußerkrankungen. Bereits 1951 stellte Hohmann fest, dass die Gestaltung und Anpassung einer orthopädischen Einlage eine gewisse Kunst sei und eingehende Beschäftigung mit dem Fuß und den bei seinen krankhaften Veränderungen auftauchenden Problemen erfordere [4]. Um korrekte Verordnungen zu gewährleisten, müssen biomechanische Wirkprinzipien, physiologische Normvarianten und altersabhängige Achsveränderungen beachtet werden.

Zusammenfassung

Die Einlagenversorgung ist ein wichtiger Bestandteil der orthopädischen Behandlung von Fußerkrankungen. Neben operativen Maßnahmen bei besonders schwerwiegenden Fällen sollte natürlich gerade im Wachstumsalter die krankengymnastische Fußbehandlung in den Gesamtbehandlungsplan integriert werden. Um korrekte Verordnungen zu gewährleisten und um Übertherapien zu vermeiden, müssen biomechanische Wirkprinzipien, physiologische Normvarianten und altersabhängige Achsveränderungen beachtet werden.

Im Einzelnen werden die orthopädietechnischen Versorgungs-Möglichkeiten und deren Wirkprinzip bei den am häufigsten vorkommenden Fußdeformitäten demonstriert.

Literatur

1. Breitenfelder J (1978) Die Schrägeinlage – eine Optimalversorgung des kindlichen Knickfußes? Orthop Praxis 14: 889–892
2. Breitenfelder J, Jansen G (1990) Einlagenversorgung. Physikalische Medizin Band III. Hippokrates, Stuttgart, pp 153–161
3. Debrunner AM (1951) Orthopädie. Huber, Bern Stuttgart
4. Hohmann D (1951) Orthopädische Technik. Enke, Stuttgart
5. Kaphingst W (1978) Die orthopädische Knickfußtherapie unter besonderer Berücksichtigung der aktiven M+E-Modulareinlage. Med Orthop Technik 98: 19
6. Kaphingst W, Breitenfelder J (1979) EMG-Objektivierung zu den Funktionsprinzipien der M+E-Modulaeinlage. Orthop Praxis 15: 772–775

Intraartikuläre Injektionstherapie des oberen Sprunggelenkes

J. Heisel

Einleitende Vorbemerkungen

Eine intraartikuläre Injektionsbehandlung ist im Rahmen konservativer Behandlungsstrategien bei Gelenkaffektionen im Allgemeinen nachgeordnet. Grundsätzlich gilt es, die sorgfältige *Indikationsstellung* für ein derartiges invasives Vorgehen zu beachten; der Patient ist bezüglich der Behandlungsalternativen, der Art des geplanten Vorgehens sowie auch seiner Risiken (Gefahr der Gelenkinfektion!) aufzuklären.

Hygienische Voraussetzungen

Wie auch bei Gelenkpunktionen sind *allgemeine Hygienevorschriften* zu beachten: Die intraartikuläre Spritzenapplikation sollte in einem speziellen Raum erfolgen, der regelmäßig gereinigt und desinfiziert wird, wobei eine besondere Kachelung und auch eine besondere Beschaffenheit des Bodenbelages nicht gefordert wird. Es sollte eine Schutzkleidung „ohne Infektionsgefahr" getragen werden. Die vorausgehende Händedesinfektion sollte mit einem hierfür zugelassenen Präparat durchgeführt werden, als Alternative können sterile Einmalhandschuhe getragen werden. Im Falle einer vorliegenden Infektion der Atemwege sollte eine Einmal-Gesichtsmaske aufgesetzt werden. Die Kommunikation im Raum ist auf das Notwendigste zu beschränken. Grundsätzlich sollten sterile Einmal-Spritzen sowie sterile Einmal-Kanülen zum Einsatz kommen, die erst kurz vor der geplanten Injektion ausgepackt werden dürfen; auch die verwendete Ampulle ist erst unmittelbar vor der Injektion zu öffnen. Das Injektionsfeld sollte großzügig freigelegt werden ohne Kontaminationsmöglichkeit durch Kleidungsstücke des Patienten. Eine lokale Rasur ist aufgrund der Verletzungsgefahr der Haut nicht sinnvoll, eine verstärkte lokale Behaarung ist mit einer Schere zu kürzen. Vor Applikation der Spritze muss eine lokale Wischdesinfektion erfolgen, die Einwirkungszeit der Desinfektionslösung sollte mindestens eine Minute betragen.

Nach der intraartikulären Applikation ist die Injektionsstelle steril abzudecken; die angefallenen Materialien sind adäquat zu entsorgen. Der Patient ist darüber zu informieren, dass bei Auftreten irgendwelcher lokaler Probleme (vermehrtes Schmerzbild, Rötung, Überwärmung, u. a.) sofort ein Arzt aufzusuchen ist.

Kontraindikationen

Absolute Kontraindikationen für eine intraartikuläre Injektionsbehandlung sind das Vorliegen einer Allgemeininfektion, lokale Hautschäden im Bereich der Injektionsstelle (z. B. Schürfung, Entzündung u. a.), aber auch eine lokale benachbarte Hauterkrankung (z. B. ein Ekzem). Blutgerinnungsstörungen, eine aktuell durchgeführte Antikoagulantientherapie sowie evtl. ein insulinpflichtiger Diabetes mellitus (vor allem bei Applikation von Glukokortikoiden) sind als *relative* Kontraindikationen zu werten.

Zugangswege

Am Gebräuchlichsten ist, insbesondere bei Bestehen einer Gelenkkapselschwellung, der *ventro-mediale* Zugangsweg. Hierbei liegt der Patient auf dem Rücken, der betroffene Fuß auf einem dorsalen Polsterkissen. Der obere Sprunggelenksspalt wird palpatorisch durch Dorsalextension und Plantarflexion im OSG aufgesucht. Anschließend erfolgt die Injektion medial der Sehne des M. tibialis anterior in leichter Plantarflexion im oberen Sprunggelenk sowie neutraler Rotationsstellung (Abb. 1). Die Nadel wird hier senkrecht zur Unterschenkellängsachse leicht nach proximal ansteigend geführt.

Im Falle des aufgrund der Nähe oberflächlichen Peronealnerven eher selten verwendeten *ventro-lateralen* Zuganges liegt der Patient ebenfalls auf dem Rücken. Die Injektion erfolgt hier direkt lateral der Sehne des M. extensor digitorum longus (Abb. 1).

Relativ selten wird der *dorso-laterale* Zugangsweg gewählt, der zwar die geringste Gefahr für eine Verletzung der Arterien oder Sehnen beinhaltet, anatomiebeingt jedoch den oberen Sprunggelenksspalt jedoch nur unvollständig freigbt. Hierbei liegt das Bein des Patienten auf der Medialseite, das obere Sprungelenk befindet sich in Neutralstellung. Der Zugang zum oberen Sprunggelenk erfolgt etwa ein Querfinger oberhalb der Außenknöchelspitze unmittelbar hinter der Fibula, wobei die Nadel um 1–1,5 cm waagerecht nach vorne geschoben wird (Abb. 2).

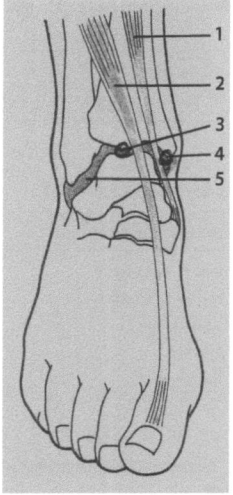

Abb. 1. Vordere Zugangswege zum oberen Sprunggelenk. **1** Sehne des M. tibialis anterior; **2** Sehne des M. extensor hallucis longus; **3** anterio-lateraler Zugang; **4** anterio-medialer Zugang; **5** Gelenkhöhle des oberen Sprunggelenkes

Verwendete Substanzgruppen

Unter therapeutischen Gesichtspunkten werden einerseits pflanzliche *Homöopathika, Lokalanästhetika*, vor allem jedoch *Glukokortikoidpräparate* sowie *Hyaluronsäurederivate* intraartikulär appliziert. Der Vollständigkeit halber seien auch noch die *Radionuklide* zur Synoviorthese erwähnt.

■ **Pflanzliche Homöopathika.** Pflanzliche Kombinationspräparate als Mischung anorganischer und organischer Einzelsubstanzen sind bezüglich ihrer therapeutischen Effizienz umstritten. Ein sinnvoller Einsatz ist denkbar z. B. zur Verdünnung von Glukokortikoidpräparaten (Tabelle 1).

■ **Lokalanästhetika.** Eine alleinige intraartikuläre Applikation von Lokalanästhetika kann in Einzelfällen unter probatorischen Gesichtspunkten sinnvoll erscheinen, in erster Linie bei hochschmerzhaften Gelenkirritationen. Die Hauptindikation der einzelnen Wirkstoffe Bupivacain, Mepivacain, Lidocain sowie Prilocain (Tabelle 2) besteht in der Verdünnung gleichzeitig verabreichter Glukokortikoidpräparate.

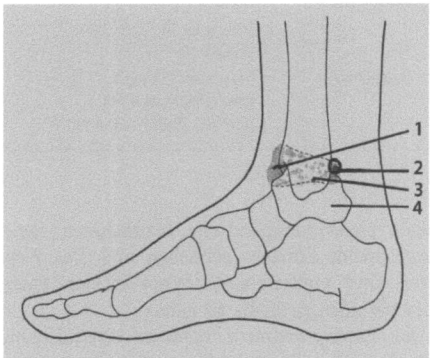

Abb. 2. Dorsaler Zugangsweg zum oberen Sprunggelenk. **1** Gelenkhöhle des oberen Sprunggelenkes; **2** dorsaler Zugang; **3** Außenknöchel; **4** Talus

■ **Glukokortikoidpräparate.** Zur intraartikulären Applikation stehen auch im Bereich des Sprunggelenkes in erster Linie spezielle Kristallsuspensionen zur Verfügung. Im Allgemeinen besitzen diese einen hervorragenden, prompt einsetzenden und auch oft längere Zeit anhaltender antiinflammatorischen Effekt. *Hauptindikation* für ihren Einsatz ist eine aktivierte Arthrose mit entzündlicher synovialer Begleitreaktion, vor allem dann, wenn eine orale NSAR-Gabe sowie

Tabelle 1. Homöopathika zur intraartikulären Applikation (Beispiele; Handelsnamen)

- NeyArthros
- NeyChondrin
- Traumeel-S
- Zeel-P

Tabelle 2. Lokalanästhetika zur intraartikulären Applikation

Wirkstoff	Handelsname (Beispiele)
Bupivacain 0,25%, 0,5%	Bucain, Carbostesin
Mepivacain 0,5%	Meaverin, Scandicain
Lidocain 0,5%	Lidoject sine
Prilocain 0,5%, 1,0%	Xylonest
Ropivacain 2 mg/ml	Naropin

Tabelle 3. Einzelpräparate von Glukokortikoid-Kristallsuspensionen zur intraartikulären Applikation

Wirkstoff	Handelsname (Beispiele)
Prednisolon	Prednihexal 10/25 Prednisolon ratiopharm 25 Predni H Injekt 10/25
Triamcinolon	Lederlon 5 Triamhexal 10 Volon A 10
Dexamethason	Dexa inject 2/4 mg Dexa-ratiopharm 4 mg Lipotalon (D-Palmitat) 4 mg

lokale physiotherapeutische Maßnahmen ohne ausreichende Effizienz geblieben sind. Des Weiteren sind poliferierende Synovialitiden einer rheumatoiden Arthritis zu nennen.

An *Einzelpräparaten* kommen Prednisolon, vor allem aber Triamcinolon- sowie Dexamethason-Derivate in Frage (Tabelle 3). Bezüglich der *Einzeldosis* wird im Bereich des Sprunggelenkes in der Regel 20 mg Prednisolon-Äquivalent empfohlen. Drei bis vier Injektionen mit einem ein- bis dreiwöchigem Mindestintervall sind durchaus adäquat.

■ **Hyaluronsäurederivate.** *Hyaluronan* ist das Natriumsalz der Hyaluronsäure, ein Polysaccharid aus der Gruppe der Glukosaminglykane. Sein Molekulargewicht liegt bei etwa 5 Mio.; 1 g Hyaluronan bindet etwa drei Liter Wasser. Die Substanz penetriert in die Oberflächenschicht des Gelenkknorpels und bildet damit einen Schutz gegen mechanische Traumata und chemische Irritationen; weitere spezifische Effekte sind die Hemmung der Migration von Makrophagen und Granulozyten sowie die Hemmung der Phogozytose. Die Elastoviskosität der Substanz ist abhängig von auftretenden Scherkräften (Stoßdämpferfunktion).

Auf dem Markt befindet sich *zwei Klassen von Hyaluronsäurepräparaten*: Solche mit niedrigem (0,5–1,2 Mio.) sowie mit hohem Molekulargewicht (> 6 Mio.). Da die gesunde Synovialflüssigkeit ein durchschnittliches Molekulargewicht von 4,5 Mio. im Gegensatz zum arthrotisch veränderten Gelenk (2 Mio.) aufweist, erscheinen höher viskose Hyalane mit einem möglichst hohen Molekülgewicht probater.

Hyaluronsäurepräparate sind adjuvante Arzneimittel bzw. Medizinprodukte. Sie besitzen einen mechanisch-viskoelastischen Effekt (sog. *Viskosupplementation* im Sinne der Vermehrung viskoser Synovialflüssigkeit); darüber hinaus werden chemische Wirkungen (Knorpelvernetzung?) sowie ein immunologischer Effekt diskutiert. Die Behandlungskosten werden von den gesetzlichen Krankenkassen nur in Ausnahmefällen übernommen.

Hauptindikation für die intraartikuläre Applikation der unterschiedlichen Hyaluronsäurepräparate (Tabelle 4) sind sonstig konservativ therapieresistente, schmerzhafte obere Sprunggelenksarthrosen (vor allem im Frühstadium der Erkrankung) mit Belastungsarthralgien ohne aktuellen synovitischen Reizzustand; ihre Applikation ist auch postoperativ bei persistierender Gelenkirritation im Gefolge einer arthroskopischen Gelenkrevision denkbar.

Industriell hergestellte Hyaluronsäurepräparate besitzen ein Molekulargewicht von 0,5–7,0 Mio., ihre Konzentration beträgt etwa 10 mg/ml. Ursprünglich wurde die Substanz aus Hahnenkämmen hergestellt; in der letzten Zeit wird eine fermentativ-synthetische Produktion aus Bakterien bevorzugt. Bezüglich der *Dosis* werden im Allgemeinen 3–5 Injektionen in wöchentlichen Abständen empfohlen, wobei eine „Spritzenserie" etwa alle zwölf Monate möglich ist.

Bedeutsame *Nebenwirkungen* sind die insgesamt jedoch seltene Allergisierung, vor allem bei Hahnenkamm-Präparaten (hierüber ist der Patient vor Einleitung der Behandlung aufzuklären!). Nicht selten werden lokale Irritationen im Bereich der Einstichstelle wie Rötung, Schwellung, Hitzegefühl sowie ein leichtes Brennen beobachtet.

Tabelle 4. Einzelpräparate auf Hyaluronsäurebasis (Auswahl)

Handelsname	Hersteller/Vertrieb	Ursprung	Molekulargewicht	Rp-pflicht.	Apoth.-pflicht.
■ Arthrease	DePuy	Bakt.	1,8 Mio.	+	–
■ Fermathron	Celltech	Bakt.	1,0 Mio.	+	–
■ GO ON	Opfermann	Bakt.	0,5–0,75 Mio.	+	+
■ HY-GAG	curasan	Bakt.	0,5–0,75 Mio.	+	+
■ HYA-Ject	Hexal	Bakt.	1,5–2,1 Mio.	+	–
■ Hyalart	Bayer, Tropon	H. kamm	0,5–0,75 Mio.	+	–
■ Hyalubrix	Tropon	Bakt.	> 1,5 Mio.	+	–
■ Orthovisc	Zimmer	H. kamm	>1,0 Mio.	–	–
■ Ostenil	Chemedica	Bakt.	1,5–2,1 Mio.	+	+
■ Supartz	Smith & Nephew	H. kamm	0,5–0,75 Mio.	+	+
■ Suplasyn	Merckle	Bakt.	0,5–0,75 Mio.	–	–
■ Synvisc	Wyeth	H. kamm	6,0–7,0 Mio.	–	–

Tabelle 5. Prospektive randomisierte kontrollierte Studien zur Effizienz einer intraartikulären Hyaluronsäurebehandlung (Kniegelenk; Literaturüberblick)

Autoren	Jahr	Fallzahl Pat./Kontrolle	Ergebnisse (Kniegelenk)
Puhl et al.	1993	95/100	positiv nach 14 Wochen: Lequesne-Index um 4,4 vs. 2,8 Punkte verbessert; VAS –27,6 vs. –17,8
Dougados et al.	1993	55/55	positiv nach 7 Wochen: VAS –35,5 vs. 25,8; positiv nach 1 Jahr: 77 vs. 54%
Dahlberg et al.	1994	28/24	nach einem Jahr: keine Unterschiede
Henderson et al.	1994	45/46	nach 5 Monaten: keine Unterschiede
Lohmander et al.	1996	96/93	nach 20 Wochen: keine Unterschiede
Listrat et al.	1997	19/17	positiv nach 1 Jahr: –16,8 vs. –5,2 Schmerzreduktion
Altman et al.	1998	62/56/63	positiv nach 26 Wochen: 47,6 vs. 33,1% vs. 38,9% (Naproxen) weitgehend schmerzfrei
Wobig et al.	1998	57/60	positiv nach 12 Wochen: 47 vs. 8% schmerzfrei; positiv nach 26 Wochen: 39 vs. 13% schmerzfrei

Zwischenzeitlich liegen etliche prospektive, randomisierte sowie kontrollierte Studien zur Effizienz einer intraartikulären Hyaluronsäurebehandlung vor, die bisher ausschließlich das Kniegelenk betreffen (die Zulassung dieser Präparate besteht daher auch nur für das Kniegelenk, worüber der Patient zuvor zu informieren ist). Die Ergebnisse einer derartigen „Spritzenkur" werden auch heutzutage immer noch kontrovers diskutiert (Tabelle 5).

■ **Radionuklide.** Die *Indikation zur Synoviorthese* am Sprunggelenk wird nur in seltenen Ausnahmefällen gestellt, z. B. als Alternative zur operativen Synovektomie im Frühstadium einer rheumatoiden Arthritis (I bzw. II nach Steinbrocker) mit ausgeprägter exsudativer Synovialproliferation; im Allgemeinen sollte zuvor über sechs Monate eine sonstig konservative Therapieresistenz bestanden haben. Auch ein Synovialitisrezidiv nach Synovektomie ist als Indikation zu werten. Die betroffenen Patienten sollten grundsätzlich älter als 40 Jahre sein.

Als Präparate kommen (186) Rheniumsulfid in einer Dosis von 1,5–2,0 mCi in Frage, in Einzelfällen auch (168) Erbiumcitrat in einer Dosis von 2,0–3,0 mCi (Tabelle 5).

Tabelle 6. Radiosynoviorthese am Sprunggelenk

Verwendete Substanzen	Dosis (mCi)	HWZ	Reichweite
(186) Rhenium(Sulfid)	1,5–2,0	3,7 Tage	etwa 1,8 mm
(168) Erbium(Citrat)	2,0–3,0	9,4 Tage	etwa 0,5 mm

Zusammenfassung

Die intraartikuläre Injektionsbehandlung ist ein wichtiger Baustein in der konservativen Behandlung chronisch-rezidivierender Gelenkbinnenreizzustände. Im Hinblick auf das invasive Vorgehen sind die Indikationsstellungen, aber auch die strengen hygienischen Rahmenbedingungen zu beachten.

Literatur

Altman RD, Moskowitz R (1998) Intrarticular sodium hyaluronate (Hyalgan) in the treatment of patients with osteoarthritis of the knee: a randomised clinical trial. J Rheumatol 25: 2203

Bernau A, Rompe G, Rudolph H, Werner HP (1988) Intraartikuläre Injektionen und Punktionen. Dt Ärzteblatt 85: A80

Bernau A, Heeg P, Rompe G, Rudolph H (1999) Intraartikuläre Injektionen und Punktionen. Dt Ärzteblatt 96: A1905

Bernau A, Heeg P (2003) Intraartikuläre Punktionen und Injektionen. Indikation – Infektionsprävention – Technik – Komplikation. Orthopäde 32: 548

Creamer P (1997) Intra-articular corticosteroid injections in osteoarthritis: do they work and if so, how? Ann Rheum Dis 56: 634

Dahlberg L, Lohmander LS, Ryd L (1994) Intraarticular injections of hyaluronan in patients with cartilage abnormalities and knee pain. A one-year double-blind, placebo-controlled study. Arthritis Rheum 37: 521

Dieppe P (1991) Are intra-articular steroid injections useful for the treatment of the osteoarthritic joint? Brit J Rheumatol 30: 199

Dougados M, Ngugen M, Listrat V, Amor B (1993) High molecular weight sodium hyaluronate (hyalectin) in osteoarthritis of the knee: a 1 year placebo-controlled trial. Osteoarthritis Cart 1: 97

George E (1998) Intra-articular hyaluronan treatment for osteoarthritis. Ann Rheum Dis 57: 637

Heisel J (1992) Entzündliche Gelenkerkrankungen. Enke, Stuttgart

von Heyden GmbH (1986) Volon – Technik der intraartikulären Injektion. München

Henderson EB, Smith EC, Pegley F, Blake DR (1994) Intra-articular injections of 750 kD hyaluronan in the treatment of osteoarthritis: a randomised single centre double-blind placebo-controlled trial of 91 patients demonstrating lack of efficacy. Ann Rheum Dis 53: 529

Kaiser H, Fischer W (1987) Techniken der Injektion. 6. Aufl. Selecta, Planegg

Listrat V, Ayral X, Paternello F, Bonvarlet JP, Simonnet J, Amor B (1997) Arthroscopic evaluation of potential structure modifying activity of hyaluronan (Hyalgan) in osteoarthritis of the knee. Osteoarthritis Cart 5: 153

Lohmander LS, Dalen N, Englund G, Hamalainen M, Jemsen EM, Karlsson K (1996) Intraarticular hyaluronan injections in the treatment of osteoarthritis of the knee: a randomised, double blind, placebo controlled multicentre trial. Hyaluronan Multicentre Trial Group. Ann Rheum Dis 55: 424

Marshall KW (1998) Viscosupplementation for osteoarthritis: current status, unresolved issues and future directions. J Rheumatol 25: 2056

Merckle GmbH (1992) Lipotalon-Atlas der intraartikulären Injektionstechnik. Blaubeuren

Puhl W, Bernau A, Greiling H, Kobcke W, Pförringer W, Steck KJ (1993) Intraarticular sodium hyaluronate in osteoarthritis of the knee: a multicentre double-blind study. Osteoarthritis Cart 1: 233

Puhl W (1997) Intra-articular hyaluronan treatment for osteoarthritis. Ann Rheum Dis 56: 441

Rote Liste 2002 (2002) Arzneimittelverzeichnis für Deutschland. ECV, Aulendorf

Vilarrubias JM (1989) Handbuch der Infiltrationen im Bewegungsapparat und bei Sportverletzungen. 3. Aufl. Unas, Wiesbaden

Wittenberg RH, Rubenthaler F (2001) Intraartikuläre Injektionstherapie. In: Bischoff HP (Hrsg) Praxis der Orthopädie I (Konservative Orthopädie). 3. Aufl. Thieme, Stuttgart New York, p 198

Wobig M, Dickhut A, Maier R, Vetter G (1998) Viscosupplementation with hylan G-F 20: a 26-week controlled trial of efficacy and safety in the osteoarthritic knee. Clin Ther 20: 410

Endoskopische Verfahren

Wertigkeit der Arthroskopie am oberen und unteren Sprunggelenk

H. Hempfling

Bereits 1931 hat Burman auf die Möglichkeit der endoskopischen Untersuchung am oberen Sprunggelenk hingewiesen, er kam jedoch zu dem Schluss, dass dieses Gelenk nicht für die Arthroskopie geeignet sei. Mittlerweile hat sich diese Auffassung geändert. Der Autor führt seit 1976 routinemäßig die Arthroskopie am oberen Sprunggelenk durch. In Übereinstimmung mit der Literatur besteht heute der Trend hin zur arthroskopischen Operation.

Ursprünglich war die diagnostische Arthroskopie am oberen Sprunggelenk vorwiegend auf den vorderen Sprunggelenksraum begrenzt, geeignete Techniken der Distraktion (intern und extern) erlauben jedoch auch den Einblick in den dorsalen Gelenkraum bzw. an die Unterseite der Schienbeingelenkfläche und über den gesamten Taluskopf. Durch eine geeignete Punktion ist zudem der Einblick in das Subtalargelenk möglich. Arthroskopische Operationen sind heute vorwiegend resektiv, es sind aber auch rekonstruktive Operationen möglich, wie die arthroskopisch kontrollierte Naht am lateralen Bandkomplex, Refixationsmöglichkeiten bei der Osteochondrosis dissecans sowie bei der Flake fracture und zunehmend in der letzten Zeit auch bei der arthroskopisch kontrollierten Versteifungsoperation sowohl am oberen wie auch am unteren Sprunggelenk.

Material und Methode

In der Zeit von 1976 bis Mitte 2002 hat der Autor 2104 Arthroskopien am oberen und unteren Sprunggelenk durchgeführt. 2035 (97%) der Eingriffe erfolgten am oberen Sprunggelenk und 69 (3%) am Subtalargelenk, dem hinteren unteren Sprunggelenk. Die Eingriffe erfolgten in der 2. Chirurgischen Klinik in Nürnberg, an der Chirurgischen Universitätsklinik in Ulm sowie in der BG-Unfallklinik in Murnau (Tabelle 1).

Tabelle 1. 2104 Arthroskopien am Sprunggelenk

■ Nürnberg	n= 302			
■ Ulm	n= 57	OSG	n=	2035 (97%)
■ Murnau	n= 1676	USG	n=	69 (3%)
■ Gesamt	n= 2104			(100%)

Tabelle 2. OSG/USG-Arthroskopie in Nürnberg, Ulm und Murnau

	Zeitraum	OSG	USG	%USG
■ Nürnberg	1976–1986	302	10	3,2%
■ Ulm	1988–1990	57	2	3,5%
■ Murnau	1987–2002*	1676	57	3,3%
■ Gesamt	1976–2002*	2035	69	3,3%

* Ende Oktober 2002

In allen drei Kliniken war die Häufigkeit der Arthroskopie am oberen bzw. am unteren Sprunggelenk in etwa gleich (Tabelle 2).

Während sich in den Anfangszeiten die Arthroskopie am oberen und insbesondere am unteren Sprunggelenk erst durchsetzen musste, blieb die Häufigkeit der Arthroskopie an diesem Gelenk in den letzten Jahren im Vergleich zu den Arthroskopien an anderen Gelenken in etwa gleich. Die ersten Arthroskopien waren vorwiegend diagnostischer Art, und wie auch an den anderen Gelenken entwickelte sich bei der Arthroskopie am oberen, weniger aber am unteren Sprunggelenk, die operative Arthroskopie. Heute ist die therapeutische Konsequenz aus einer diagnostischen Arthroskopie in 63,6% die arthroskopische Operation. Am oberen Sprunggelenk resultiert aus der Diagnostik heute noch in 30,6% die offene Operation und in 5,8% eine konservative Behandlung einschließlich der arthroskopisch durchgeführten Gelenkspülung (Tabelle 3).

Tabelle 3. Therapeutische Konsequenzen

■ AS-OP	63,6%
■ Offene OP	30,6%
■ Konservativ incl. Lavage	5,8%

	Stark	Mäßig	Wenig	Keine
Schmerz				
Schwellung				
Hinken				
Aktivität				

Abb. 1. Fragenkatalog in Anlehnung an den Score nach Thompson

Zur Auswertung kommen 882 Arthroskopien, die in der BG-Unfallklinik in Murnau zwischen 1986 und 1996 durchgeführt wurden. 374 arthroskopische Operationen resultierten dabei aus der vorausgegangenen diagnostischen Arthroskopie mit einer Häufigkeit von 10% in den Anfangszeiten bis hin zu über 60% arthroskopischer Operationen als therapeutische Konsequenz im Jahre 1996.

Mittels Patientenfragebogen wurde die Patientenzufriedenheit sowie die subjektiven Beschwerden ausgewertet (Score nach Thompson, Abb. 1), ebenso wurde nach der Mobilität nach der Operation gefragt und inwieweit die Sportfähigkeit wieder erreicht und die Arbeitsfähigkeit wieder hergestellt werden konnte.

Im Durchschnitt waren die männlichen Patienten 36,5 Jahre alt, die weiblichen Patienten 35,6 Jahre, mit einer Verteilung ♂:♀ von 72 zu 28%. Die Streuung lag bei den Männern zwischen 14 und 73 Jahren, bei den Frauen zwischen 10 und 73 Jahren.

Technik und Zugänge

Die Technik der Arthroskopie am oberen Sprunggelenk ist weitgehend standardisiert. Sie kann für den diagnostischen Eingriff unter Kohlendioxgasfüllung vorgenommen werden, wenn nicht frische Verletzungen vorliegen, dann empfiehlt sich aus Sicherheitsgründen das flüssige Milieu mit Ringerlösung. Für den operativen Eingriff sollte in allen Fällen die Flüssigkeitsfüllung durchgeführt werden, meist mit einer Blutsperre, um Einblutungen, die dann die Sicht erschweren zu verhindern. Die Lagerung des Patienten erfolgt bei der Arthroskopie am oberen Sprunggelenk in Rückenlage. Das Sprunggelenk ist auf einem zusammengerollten Operationstuch erhöht gelagert. Bevorzugt wird für die Diagnostik der anterolaterale Zugang, operative Maßnahmen sind dann über den anteromedialen Zugang möglich, in Ausnahmefällen auch über den posterolateralen Zugang. Die Distraktion am oberen Sprunggelenk wird nicht mehr mit einem äußeren Spanner vorgenommen, diese Methode ist ausschließlich für die arthroskopisch kontrollierte Arthrodese reserviert oder für operative Eingriffe, bei denen ein internes Elevatorium nicht mehr ausreichend ist. Für die Diagnostik reicht die einfache Distraktionsmethode mit einem internen Elevatorium aus, nur wenn bei der Operation die Dauerdistraktion erforderlich wird, kann ein Fixateur externe eingesetzt werden. Für die Diagnostik an sich genügt es aber über den anteromedialen Zugang ein Elevatorium in modifizierter Form einzuführen, dieses ist mit seiner stumpfen Arbeitsfläche geeignet zwischen Talus und Tibia einzudringen und durch eine geringe Hebelwirkung das obere Sprunggelenk so weit aufzudehnen, dass der Einblick problemlos, insbesondere auf das dorsomediale Taluseck und auf die Syndesmose, möglich wird.

Für die Arthroskopie des Subtalargelenkes sollte sich der Patient in fast Seitenlage befinden. Der diagnostische Zugang ist von dorsolateral unmittelbar neben der Achillessehne zu wählen, für Eingriffe, z. B. für die Synovektomie beim Sinus tarsi-Syndrom wird dann der anterolaterale Zugang zusätzlich erforderlich.

In der Literatur wird über viele arthroskopische Operationsmöglichkeiten am oberen und jetzt auch zunehmend am hinteren unteren Sprunggelenk berichtet. Die Bewertung der Ergebnisse nach arthroskopischen Operationen ist unterschiedlich, allgemein wird über gute Ergebnisse in der Behandlung osteochondraler Schäden berichtet, insbesondere aber auch beim anterolateralen Impingement, bei der Synovektomie und nach Abtragung von Osteophyten. Zurückhaltung wird empfohlen in der arthroskopischen Behandlung der Instabilität, der Arthrose, aber auch der Arthrofibrose (Tabelle 4). Die Indikation zur diagnostischen Arthroskopie, diese gibt es auch heute noch, besteht dann, wenn herkömmliche nicht invasive Verfahren ein Beschwerdebild nicht erklären können und wenn dieses Beschwerdebild auf die intraartikulären Strukturen zurückgeführt wird. Zum an-

Tabelle 4. AS-OP-Ergebnisse: Erfolgsquoten arthroskopischer Operationen

		Anterolat. Impingement	Osteoch. Frakturen	Arthrofibrosen	OO	Arthrose	Synovialitis	Gelenkkörper	Osteophyten	Instabilität
Rupp	1996	+++	+++		+	++	++			
Hall	1995	+++				++	+++			
Amenoola	1989	+++	+++	+		+				
Martin	1989		+++	–	+++	–		+	+	
Oemaziere	1991		+++			–	+++		+++	–
Cerulli	1992				++	–	++	+++		

Tabelle 5. Diagnosen aus 882 Arthroskopien (Mehrfachnennungen möglich)

■ Impingementsyndrome	476
■ Knorpelschäden	381
■ Synovialitiden	245
■ Taluskantenläsionen	102
■ Instabilitäten	95
■ Gelenkkörper	29

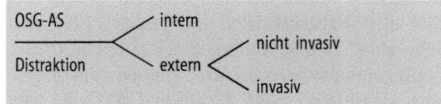

Abb. 2. Techniken der OSG-Distraktion

deren besteht die Indikation zur OSG-Arthroskopie in all den Fällen, bei denen eine arthroskopische Operation bei vorher gestellter Diagnose vorgesehen ist, und auch bei der isolierten Hämarthrosbildung ergibt sich eine Indikationsstellung wie sie auch an allen anderen Gelenken besteht.

Beim unklaren Schmerzbild am oberen Sprunggelenk führt die diagnostische Arthroskopie in aller Regel zu klaren Diagnosen. Beim Patientengut der BG-Unfallklinik in Murnau waren an erster Stelle die Impingementsyndrome zu finden, Knorpelschäden, Synovialitiden, Taluskantenläsionen sowie Instabilitäten, z.B. an der Syndesmose, und auch Gelenkkörper (Tabelle 5).

Für die globale Beurteilung eines oberen Sprunggelenkes ist die Distraktion notwendig (Abb. 2). Die Distraktion kann extern durchgeführt werden, dies ist invasiv unter Verwendung eines Fixateur externe oder sonstigen Distraktionsgerätes möglich, ebenso ist dies nicht invasiv möglich durch entsprechende Zügelvorrichtungen, die am Fuß angelegt sind. Eine elegante Methode ist die interne Distraktion unter Verwendung eines umgebauten, mit Querstab versehenen Elevatoriums. Dieses wird vom anteromedialen Zugang aus zwischen Tibia und Talus eingeführt, durch Hebelwirkung am Querstab ist dann die Öffnung des Gelenkes möglich, so dass der Einblick auf den hinteren medialen Talusteil aber auch auf die Syndesmose möglich wird.

Erst unter Einsatz einer Distraktion mit Blick auch nach hinten kann die Inspektion des oberen Sprunggelenkes als vollständig und somit auch aussagekräftig gewertet werden.

Einteilung pathologischer Befunde

- Frische Verletzungen
  - Ligamentäre Verletzungen
  - Knorpelverletzungen
  - Knorpel-Knochen-Verletzungen
- Veraltete Verletzungen
- Verschleiß bedingte Veränderungen
- Entzündliche Veränderungen
- Taluskantenläsionen
- Impingement-Syndrome
- Gelenkkörper.

Beim unklaren Hämarthros wird besonders auf die typischen frischen Verletzungen geachtet, auf übersehene ligamentäre Verletzungen, insbesondere im Bereich der Syndesmose, aber auch auf Knorpelbrüche und Knorpel-Knochen-Verletzungen. Mit zunehmendem Abstand zu einem Unfallereignis findet man dann veraltete Verletzungen, zu denen dann auch Impingement-Syndrome, veraltete Instabilitäten und auch die posttraumatische adhäsive Kapsulitis gehören.

Zu den verschleißbedingten Veränderungen gehören die Knorpelüberlastungsschäden, ossäre Impingementsyndrome sowie Folgen daraus, die Synovialitiden. Primäre Synovialitiden sind als arthroskopische Diagnose selten. Der Begriff „degenerativ" sollte eigentlich in der Arthroskopie nicht mehr Verwendung finden, da ja laut Definition der Degeneration es sich um degenerative Prozesse im Sinne von Stoffwechselstörungen handelt, wie z. B. die trübe Schwellung oder auch die vakuoläre Degeneration. Diese Veränderungen sind aber in der Beschreibung, z. B. des Knorpelschadens am Sprunggelenk, nicht gemeint. Es liegen hier mechanisch bedingte Verschleißerscheinungen vor, die auch dann z. B. als Verschleiß bedingter Knorpelschaden bezeichnet werden können. Es bedarf dann jedoch der Unterscheidung, ob ein Knorpelschaden im Sinne eines mechanisch bedingten Überlastungsschadens oder durch ein einziges Unfallereignis entstanden ist.

Entzündliche Veränderungen im Sprunggelenk (Synovialitiden) sind meist im Sinne der sekundären Synovilitis zu finden, z. B. bedingt durch den Knorpelabrieb. Es gibt aber auch am oberen Sprunggelenk die Gicht, die Pseudogicht und die chronische Polyarthritis sowie die Synovialitis villonodularis pigmentosa.

Häufige Diagnosen sind die Taluskantenläsionen, wobei diese nicht identisch mit der Osteochondrosis dissecans sein müssen. Die Osteochondrosis dissecans ist eine Sonderform der Taluskantenläsion und bedeutet eine Erkrankung normalerweise des wachsenden Skelettes. Hiervon müssen die veralteten Flake fractures abgeklärt werden aber auch Talusteilnekrosen sowie zystische Veränderungen.

Bei den Impingement-Syndromen unterscheidet man ossäre und Weichteilimpingements. Findet man Gelenkkörper in einem oberen Sprunggelenk, so bedarf es auch der Abklärung der Ätiologie. Gelenkkörper resultieren aus einer Osteochondrosis dissecans, aber auch aus anderen Taluskantenläsionen, aus der synovialen Chondromatose, aus abgebrochenen Exophyten, dann auch möglicherweise als wachsende Gelenkkörper oder sie sind das Resultat einer Knorpel-Knochen-Fraktur.

Bei den Instabilitäten sind insbesondere die Verletzungen der Syndesmose zu beurteilen oder auch aus der Instabilität und dem Bandschaden resultierende Weichteilimpingementsyndrome.

Impingementsyndrome

Impingementsyndrome am Sprunggelenk entstehen in der Folge von sog. „Distorsionstraumen" und führen dann in aller Regel zu einem Weichteilimpingement. Adäquate Weichteileinklemmungen sind auch bei länger andauernden Synovialitiden und auch bei Überlastungsschäden denkbar. Bei sportlichen Überlastungen durch maximale Plantarflexion und/oder maximale Dorsalextension kommt es zum knöchernen Anstoßen der Schienbeinkante am Talushals bzw. bei der Plantarflexion komprimiert die hintere Schienbeinkante das Tuberculum talare posterius. Die Folge sind das footballer's ankle sowie das dancer's ankle.

■ **Ossäres Impingementsyndrom:** Das Sprunggelenk reagiert auf extreme Dorsalflexionen rezidivierender Art in der Ausbildung von Osteophyten an der Tibiavorderkante bzw. reaktiv am Talushals, auch durch Traktion an entsprechenden Kapselteilen. Das ossäre Impingementsyndrom wird radiologisch diagnostiziert, seine Häufigkeit beschreibt O'Donoghue (1966) bei 45% aller Fußballspieler und Stoller (1984) bei 59% aller Tänzer. Radiologisch werden ossäre Impingementsyndrome am oberen Sprunggelenk klassifiziert nach Scranton (1992). Es gibt vier Schweregrade (Abb. 3).

Bei Grad I liegt ein synoviales Impingement vor, durch dessen entzündliche Reaktion an der Schienbeinvorderkante eine Knochenausziehung entsteht mit nicht mehr als 3 mm. Beim Schweregrad II ist radiologisch eine osteochondrale Exostose nachweisbar mit einer Ausdehnung von mehr als 3 mm, aber ohne Zeichen einer Exostosenbildung am Talus. Der Schweregrad III sieht neben der tibialen Exostose auch eine Exostosenbildung am Talus vor, und beim Schweregrad IV ist es zu einer ausgedehnten Exostosenbildung im Sinne einer Arthrose gekommen.

■ **Synoviales Impingementsyndrom (Weichteilimpingement):** Das Weichteilimpingement ist vorwiegend lateral lokalisiert, kann aber auch in allen Bereichen des vorderen Gelenkraumes sowie auch dorsal vorkommen. Es handelt sich um Veränderungen der Gelenkinnenhaut bzw. um reaktive Synovialisvermehrungen an partiell rupturierten Bändern unter Einbezug derselben. Die meisten Patienten mit einem Weichteilim-

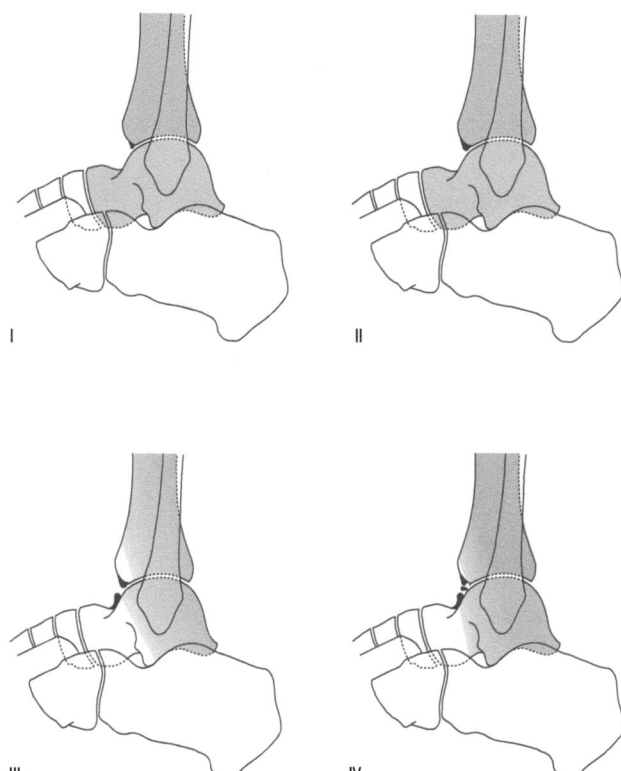

Abb. 3. Klassifikation des knöchernen Impingements nach Scranton (1992): Schweregrad I–IV

pingementsyndrom geben anamnestisch eine „Distorsion des Sprunggelenkes" an. Wie bereits angegeben, ist für die Beurteilung eines synovialen Impingementsyndroms die Distraktion unabdingbar.

Entsprechend der Lokalisation werden verschiedene synoviale Impingements differenziert:
1. *laterales Impingement:*
   Zähes, elastisches synoviales Gewebe, ausgehend vom Boden des lateralen Rezessus an das Dach des vorderen Kapselraumes ziehend.
2. *posterolaterales Impingement:*
   Knötchen und zystische Veränderungen im dorsolateralen Eck des oberen Sprunggelenkes.
3. *„Das Meniskoid":*
   Ausgedehntes Band- oder Narbengebilde im lateralen Talomalleolargelenk, ausgehend vom Ligamentum fibulotalare anterius bis zum Ligamentum fibulotalare posterius reichend (Abb. 4).

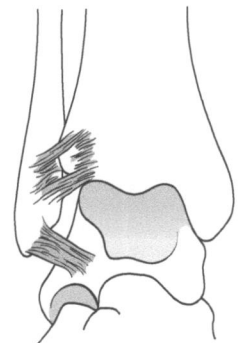

Abb. 4. Schemazeichnung des Meniskoids

4. *Dorsale Weichteilimpingements:*
Man unterscheidet dabei Einklemmungsphänomene des Ligamentum tibiofibulare transversale, der Meniskus des Sprunggelenks bei Balletttänzern und schließlich labrumartige Vorwölbungen der hinteren Schienbeinkante.

■ **Mediales Impingement des Plafond tibial:** Die medialen Impingementläsionen sind fibröse Polster (Lundeen 1987) mit einer 3-Typen-Einteilung:
■ Typ 1: Blasige Knorpelveränderung an der medialen Tibiaunterseite ohne Schäden am medialen Taluseck.
■ Typ 2: Unterschiedlich vaskularisierte, fibröse Auflagerung, lose mit der Unterlage verbunden und meist von einer Synovialitis überzogen. Es handelt sich um eine tiefe Läsion, meist mit einer Schädigung des medialen Talusecks verbunden.
■ Typ 3: Hämorrhagische, reaktive, fibröse Läsion an der Tibiaunterseite. Es handelt sich entweder um eine veraltete Typ-2-Läsion oder um mehrere schwere Kompressionstraumen. Der Typ 3 ist meist mit einer transchondralen, posteromedialen Taluskantenläsion kombiniert.
■ Als Typ 4 (LIU 1993) kann das posteromedialen Weichteilimpingementsyndrom bezeichnet werden, dabei zeigen sich eingeklemmte Weichteilsubstanzen, die nur unter Distraktion erkannt werden können.

Des Weiteren gibt es Weichteilimpingements im vorderen Gelenkraum, wie walzenartige Fettpolster mit fibrösem Kapselansatz, so dass bei der Dorsalextension es zur schmerzhaften Einklemmung kommt.

Klassifikation der Impingementsyndrome

Grundsätzlich unterscheidet man Weichteil- und knöcherne Impingement-Syndrome. Die knöchernen Impingement-Syndrome werden differenziert zwischen ventrale (OIVEN) und dorsale (OIDOR) und werden entsprechend dem Schweregrad eingeteilt nach SCRANTON (1992) in 4 Schweregrade. Auch die Weichteilimpingement-Syndrome unterscheidet man nach ihrer Lokalisation in laterale, dorsale und ventrale sowie mediale (Tabelle 6).
Bei den lateralen Weichteilimpingements unterscheidet sich das rein lateral lokalisierte (WI-

Tabelle 6. Klassifikation Impingement OSG (Hempfling 1994)

Klassifikation Impingement OSG	
WILAT	WIDTS
WIPLA	WIDME
WIMEN	WIDTL
WIMT I	WIVEN
WIMT II	–
WIMT III	OIVEN
WIMT L	OIDOR

LAT) vom posterolateralen Impingement (WIPLA) und beide vom sog. Meniskoid (WIMEN).
WILAT = ein zähes, elastisches, synoviales Gewebe, meist vom Boden des lateralen Talomalleolargelenk ziehend.
WIPLA = synoviale Knötchen im posterolateralen Eck des oberen Sprunggelenkes, nur unter Distraktion zu erkennen.
WIMEN = ausgedehntes Narbenband im lateralen Talomalleolargelenk, ausgehend vom Lig. fibulotalare anterius, gelegentlich bis zum Lig. tibiofibulare posterius reichend.

Die dorsalen Weichteilimpingement-Syndrome zeichnen sich durch ein sog. „tibial slip" aus (WIDTS), es kann eine meniskusartige Struktur im dorsalen Rezessus sein (WIDME) oder ein transversales Labrum (WIDTL).
WIDTS = eine Normvariante, bekannt als „the tibial slip of the posterior tibiofibular ligament". Ein pathologischer Wert liegt vor, wenn diese Struktur hypertroph verändert ist.
WIDME = Meniskusstruktur im dorsalen Rezessus, Normvariante, pathologisch, wenn Rupturen in diesem Bereich eintreten.
WIDTL = labrumartige Vorwölbung der hinteren Schienbeinkante, pathologisch, wenn diese Labrumstruktur verletzt oder beschädigt ist.

Die ventralen Weichteilimpingement-Syndrome sind meist narbige Veränderungen, die zum Teil den ganzen Gelenkraum ausfüllen und auch als fibröse Ankylose bezeichnet werden können (WIVEN).
Die medialen Weichteilimpingement-Syndrome klassifiziert man als Knorpelveränderungen,

die meist durch Kompression des medialen Talusecks unter die Schienbeinunterkante entstehen.

WIMT I = blasige Knorpelveränderung an der medialen Tibiaunterseite ohne Schäden am medialen Taluseck.

WIMT II = vaskularisierte, fibröse Auflagerungen an der Unterseite des Schienbeines mit Schädigung des medialen Talusecks.

WIMT III = hämorrhagische reaktive fibröse Läsion an der medialen Tibiaunterseite mit Knorpelkompression am Talus (talar dome fracture).

WIMT L = Weichteilimpingement im medialen Taluseck, am besten unter Distraktion erkennbar.

Die Typen des medialen Impingements (Typ I–III) sind vorwiegend Knorpelprobleme, der Typ IV der medialen Weichteilimpingements stellt ein Weichteilproblem dar.

Die Häufigkeit der Weichteilimpingements wird verschieden angegeben, entsprechend der Literatur überwiegt jedoch das laterale Impingement (Tabelle 7).

Tabelle 7. Häufigkeit der Weichteilimpingements (Literatur)

Lateral	70%
Dorsal	10%
Medial	10%
Ventral	10%

Tabelle 8. Häufigkeit von Impingement-Syndromen am OSG BG-Unfallklinik in Murnau (n=476) (Stand 31.12.1996)

Ossär	n =	87	18%
Lateral + Posterolateral	n =	106	2%
Medial	n =	49	10%
Medial + Lateral	n =	49	10%
Ventral	n =	185	40%
Gesamt	n =	476	100%

Tabelle 9. Häufigkeit von Weichteilimpingement-Syndromen (Guhl 1993)

Lateral	60%
Posterolateral	21%
Sonstige	19%

Die Auswertung der Arthroskopien der BG-Unfallklinik in Murnau bis zum 31.12.1996 erbrachte insgesamt 476 Impingement-Syndrome, hier zeigt sich eine ganz andere Verteilung, 18% sind ossärer Natur und 82% Weichteilimpingements unter Bevorzugung der ventralen Weichteilproblematik (Tabelle 8). Bei GUHL (1993) findet sich eine noch höhere Beteiligung lateraler Impingements über 80% (Tabelle 9).

Taluskantenläsionen

Die aseptische Knochennekrose am medialen Talus wird bereits 1922 von Kappis beschrieben. Mittlerweile liegen mehrere Klassifikationen der Taluskantenläsionen vor, wobei häufig der Begriff der Osteochondrosis dissecans verwendet wird, obwohl die typischen Zeichen der Osteochondrosis dissecans nicht unbedingt bestehen. Die Osteochondrosis dissecans ist eine Sonderform der osteochondralen Läsion am Talus, wobei sie charakterisiert wird durch den Sklerosesaum des Dissekats. Häufiger findet man Taluskantenläsionen medial ohne die Sklerosezone, häufig auch übergehend in zystische Läsionen, ohne dass bisher eine entsprechende Unterscheidung vorgenommen worden wäre.

1989 beschreibt Biedert ätiologisch zwei Gruppen der osteochondralen Läsionen:
1. Osteochondrale Frakturen
2. Osteochondrosis dissecans.

Hierunter fallen dann alle anderen Taluskantenläsionen. Die typische Klassifikation der osteochondralen Läsion wird bereits von Berndt und Harty (1959) vorgenommen (Abb. 5) mit einer Einteilung in vier Schweregrade:
- Stage I: Kompression – Impression bei intakten lateralen Kollateralbändern.
- Stage II: Partiell gelöstes, osteochondrales Fragment.
- Stage III: Komplett gelöstes, aber nicht verschobenes osteochondrales Fragment.
- Stage IV: Dislokation des osteochondralen Fragments.

Die osteochondralen Frakturen finden sich vorwiegende lateral und entstehen durch Distorsionsmechanismen mit Abscherung der lateralen Taluskante am Außenknöchel. Die weitaus häufigere Form der Taluskantenläsion findet sich medial. Hier ist eine Einteilung bis hin zu ei-

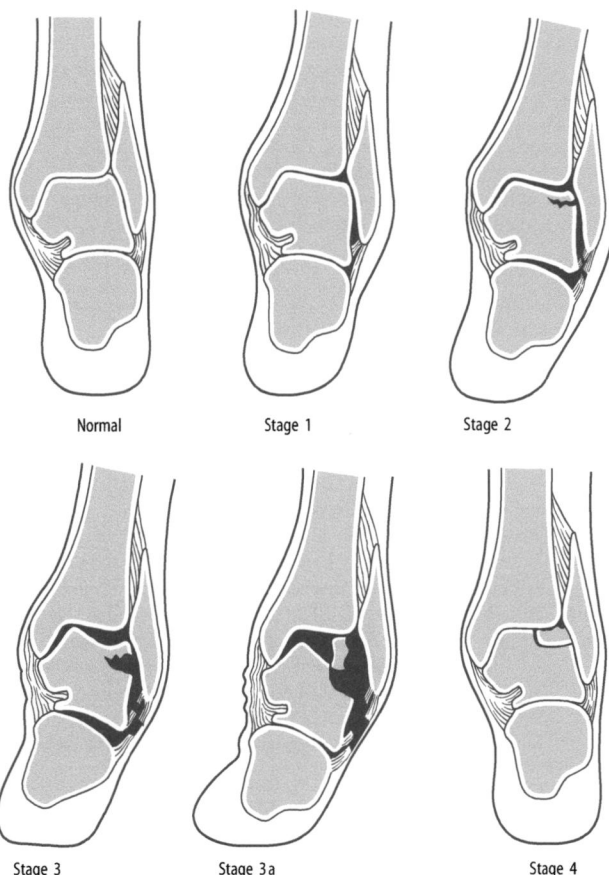

Abb. 5. Einteilung osteochondraler Läsionen am Talus nach Berndt und Harty (1959)

nem freien Körper nicht sinnvoll, da häufig das Endstadium nicht der freie Körper ist. Vielmehr liegen hier Osteochondronekrosen vor, die zu einem Einsinken des Knorpelbelages führen bis hin zur Zerstörung der gesamten medialen Taluskante. Es handelt sich also um Talusteilnekrosen. Die Diagnose wird in aller Regel radiologisch und kernspintomographisch gestellt.

Tabelle 10. Arthroskopische Operationen am OSG

Resektion	Rekonstruktion
■ Synovektomie	■ Knorpel-Knochen-Transplantation
■ Impingementresektion	
■ Knorpelglättung	■ Subchondrale Bohrung mit und ohne Spongiosa
■ Exophytenresektion	
■ Gelenkkörperentfernung	■ Flake-fracture-Refixation
	■ Außenbandnaht

Arthroskopische Operationen

Arthroskopische Operationen am oberen Sprunggelenk teilt man in aller Regel in resektive und rekonstruktive Verfahren ein (Tabelle 10). Die resektiven Verfahren überwiegen und führen normalerweise zu akzeptablen Ergebnissen, obgleich in der Literatur erhebliche Schwankungen in den Ergebnisbewertungen zu finden sind. Bei der Lavage des Gelenkes bei Knorpelschaden und begleitender Synovialitis zeigt sich nach Spülung mit „gleichzeitiger oberflächlicher Knorpelglättung ein gutes Er-

Tabelle 11. Sprunggelenksarthroskopie bei Taluskantenlasion

Stadium	Befund	Therapie
IA	Knochenkontusion, „bone bruise"	Entlastung, MRT-Verlaufskontrolle
IB	Knorpelerweichung	Entlastung; bei Persistenz AS, Knorpelglättung
IIA	Demarkation ohne Sklerose, Knorpel intakt	retrograde Anbohrung
IIB	Demarkation mit Sklerose, großer Herd, Knorpel intakt	retrograde Anbohrung, bei großem Defekt retrograde Spongiosaplastik
IIIA	partielle Ablösung, vitales Fragment, Knorpel intakt, ohne Sklerose	Dissekatrefixierung ggf. Anbohrung/Spongiosaplastik und
IIIB	partielle Ablösung, avitales Fragment oder malazischer Knorpel, deutliche Sklerose	Knorpelglättung; Knochen-Knorpeltransplantation
IVA	vitales, freies Fragment, deutliche Sklerose	1. Dissekatrefixierung nach Anbohrung oder Spongiosaplastik 2. Knochen-Knorpel-Transplantation
IVB	avitales freies Fragment, deutliche Sklerose	Dissekatentfernung; Knochen-Knorpeltransplantation
VA	Zyste ohne Sklerose (Anfangsstadium)	Entlastung, bei Persistenz retrograde Anbohrung
VB	Zyste mit Sklerose	retrograde Anbohrung, bei großer Zyste retrograde Spongiosaplastik

gebnis bei etwa 75%, obgleich die Ergebnisse, wie sie bei Kniespülung erreicht werden, nicht zu finden sind. Die resektiven Verfahren beim Debridement und mit gleichzeitiger Bohrung bei der Taluskantenläsion, meist im Stadium III und IV, führen zu guten Ergebnissen in 47 bis 82% der Fälle.

Die Therapie bei der Taluskantenläsion ist jedoch stadienbedingt durchzuführen (Tabelle 11). Optimale Ergebnisse sind eigentlich bei der Gelenkkörperentfernung zu erwarten, obgleich dies nicht in der Form zutrifft. Entscheidend ist, was als pathomorphologisches Substrat hinter dem Gelenkkörper steckt. Ist es die synoviale Chondromatose mit einzelnen Gelenkkörpern, so ist in aller Regel das Ergebnis gut. Liegen abgebrochene Exophyten bei der Arthrose des Sprunggelenkes vor, so sind die Behandlungsergebnisse Arthrosestadien abhängig. Aussagekräftige Daten über die Synovektomie liegen nicht vor. Auch bei der Therapie der Impingementsyndrome ist eine absolute Beschwerdefreiheit nicht zu erwarten. Die Ergebnisse, in Abhängigkeit von der Lokalisation des Impingements, zeigen, dass beim isolierten medialen Impingement mit besseren Resultaten zu rechnen ist. Bei der Behandlung des ossären Impingements sind etwa 88% mit dem Ergebnis zufrieden.

Bei rekonstruktiven Verfahren, z.B. der Bandrekonstruktion nach lateralen Bandrupturen am oberen Sprunggelenk, werden derzeit drei therapeutische Verfahren diskutiert: Die offene Chirurgie mit Bandnaht, das konservative funktionelle Vorgehen und auch die arthroskopisch kontrollierte Bandnaht.

Die Ergebnisse der arthroskopisch kontrollierten Bandnaht sind mit denen des konservativen und des offenen Verfahrens vergleichbar (Tabelle 12), wobei lediglich die niedrige Instabilitätsquote beim arthroskopischen Verfahren mit anschließendem funktionellen Weiterbehandeln unter Benutzung einer Orthese herauszuheben sei. Dagegen sind die Belastungsschmerzen und die Bewegungseinschränkungen nach Rekonstruktion des Außenbandes bei allen drei Behandlungsmethoden in etwa gleich.

Bei den arthroskopisch kontrollierten Arthrodesen sind die Ergebnisse vergleichbar mit denen des offenen Vorgehens, dies ist in Kenntnis der eigentlichen Operationsmethode auch zu erwarten, besser ist unter arthroskopischer Kontrolle die Morbidität einzuschätzen, so dass

Tabelle 12. Beschwerdesymptomatik (in %) nach funktioneller Weiterbehandlung (konservativ, operativ, arthroskopisch)

	Konservativ	Operativ	Arthroskopisch
■ Instabilität	11	5	0
■ Belastungsschmerz	7	5	8
■ Bewegungseinschränkung	7	3	8

auch bei prekären Weichteilverhältnissen die operative Arthrodese durchgeführt werden kann.

Die Indikation zur Arthroskopie bei Knöchelbrüchen ist noch umstritten. Zweifelsfrei führt die Arthroskopie zu einer genauen Kenntnis der Pathologie und kann neben den knöchernen Verletzungen auch die Weichteilverletzungen aufdecken. Inwieweit unter arthroskopischer Kontrolle dann auch die Operation durchgeführt werden kann und soll ist derzeit nicht geklärt.

Tabelle 13. Therapiemanagement

	Offene OP	AS-OP
■ Resektion	+	++
■ Bandnaht	++	+
■ Arthrodese	+++	++
■ OD-Refixation	+	++
■ Sprunggelenkfraktur	+++	?
■ Flake-Refixation	++	+

Fazit

In Kenntnis der geringen Morbidität des arthroskopischen Eingriffs im Vergleich zur offenen Operation ergibt sich somit ein Therapiemanagement (Tabelle 13). Die Domäne der arthroskopischen Operation ist in der Entfernung von Gelenkkörpern und bei resektiven Verfahren zu sehen. Bandplastiken sowie Frakturen am Sprunggelenk führen wir der offenen Operation zu. In den Fällen der lateralen Bandnaht, der Arthrodese am oberen Sprunggelenk und auch der Refixation bzw. Spongiosaunterfütterung einer Osteochondrosis dissecans, sind die arthroskopischen Verfahren ebenso geeignet wie die offenen Operationen, die Entscheidung, welche Maßnahme durchgeführt wird, obliegt dem Operateur entsprechend seiner Erfahrung.

Literatur

Berndt AL, Harty M (1959) Transchondral fractures osteochondritis dissecans of the talus. J Bone Joint Surg 41-A:988–1020

Biedert R (1989) Osteochondrale Läsionen des Talus. Unfallchirurg 92:199–205

Burman MS (1931) Arthroscopy or the direct visualization of joints. An experimental cadaver study. J Bone Joint Surg 13:669–695

Liu SH, Mirzayan R (1993) Posteromedial ankle impingement. Arthroscopy 9(6):709–711

Lundeen GW (1987) Historical perspectives of ankle arthroscopy. J Foot Surg 26:3–7

O'Donoghue OH (1966) Chondral and osteochondral fractures. J Trauma 6:469–481

Scranton PE Jr, McDermott JE (1992) Anterior tibiotalar spurs: a comparison of open versus arthroscopic debridement. Foot and Ankle 13:125–129

Stoller SM (1984) A comparative study of the frequency of anterior impingement exostosis of the ankle in dancer and non dancer. Foot and Ankle 4:201–203

Arthroskopische Synovektomie des oberen Sprunggelenkes

F.-W. Hagena

Einführung

Die Synovektomie des oberen Sprunggelenkes ist ein Bestandteil der operativen Behandlung der rheumatoiden Arthritis (R. A. bzw. chronischen Polyarthritis c. P.). In offener Technik sind mittelfristig im Mittel in ca. 70% positive Reduzierung von Schwellung, Schmerz und Funktion bekannt [5, 8, 11, 12].

Die operative Arthroskopie ist auch am oberen Sprunggelenk etabliert und damit haben sich die Indikationen der Synovektomie hinsichtlich der auch lokalisiert zu betrachtenden synovialen Pathologien erweitert. Die Kenntnis der regionalen topographischen Anatomie wird in Bezug auf die Zugangswege und für die arthroskopischen operativen Verfahren vorausgesetzt.

Dennoch sind in Bezug auf die arthroskopischen Instrumente und die Wahl der Zugänge für eine optimale Gestaltung der Op-Techniken unerlässlich. Hierbei spielen die Gefäß-Nervenbündel und die ligamentären und tendinösen Beziehungen eine wichtige Rolle. Insbesondere sind es gerade die Sehnen, die eine straffe Führung des Gelenkes erzeugen und mit der konvex/konkaven Struktur des OSG die Visualisierung und operative Arthroskopie einschränken. Diese bedeutet, dass individuell regelmäßig zu überlegen ist, ob eine Therapie auch der posterioren Kammer des Gelenkes mit zu versorgen ist und ob ein zusätzlicher dorsaler Zugang erforderlich sein wird. In diesem Kontext ist vielfach die externe instrumentelle Distraktion des OSG diskutiert worden. Tatsächlich wird dieses Verfahren relativ selten angewendet, vielmehr bedient man sich der manuellen Distraktion soweit erforderlich.

Die Arthroskopie des oberen Sprunggelenkes ist durch die Herausforderung insbesondere unklarer Beschwerden minimal invasiv vor der Ära der Routine Diagnostik durch Sonographie und Magnetresonanztomographie abzuklären erst deutlich in den Vordergrund getreten. Neuere Indikationen stellten sich durch die Beschreibungen des anterioren Impingement Syndroms, „meniskoide Läsionen" und posttraumatische Narben [4].

Mit Etablierung der Technik und Entwicklung adäquat kleinerer Instrumente ist die arthroskopische Synovektomie am OSG standardisiert worden.

Indikationen zur arthroskopischen Synovektomie

Die Synovitis des oberen Sprunggelenkes als Mitbeteiligung im Rhamen der polyartikulären rheumatoiden Arthritis ist im langfristigen Verlauf mit bis zu 50% anzunehmen [5, 11].

Die Synovialis und die Weichteilstrukturen des OSG sind generell bei den Beschwerden, Schmerzzuständen und Funktionsminderungen vorrangig in der Mehrheit der Fälle betroffen. Daraus ergibt sich ein breites Spektrum der Indikationen zur arthroskopischen Diagnostik und ggf. zur partiellen oder totalen Synovektomie. Hierbei ist die Arthroskopie in der Regel insbesondere zur Beurteilung der synovialen Pathologie der offenen Arthrotomie überlegen, da die Vergrößerung im geschlossenen Gelenkcavum günstiger ist.

Hinsichtlich der differenzierten Indikation sind die lokalisierten und die generalisierten synovialen Pathologien zu unterscheiden (Tabelle 1).

Tabelle 1. Indikationen zur arthroskopischen Synovektomie

- Rheumatoide Arthritis
- Arthrose, degenerativ
- Arthrofibrose, „frozen ankle"
- Chondromatose
- Haemophilie
- Synovitis pigmentosa villonodularis

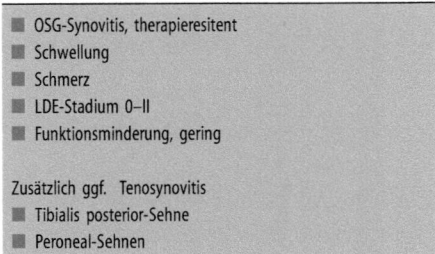

Tabelle 2. Indikationen bei rheumatoider Arthritis (R. A.)

- OSG-Synovitis, therapieresitent
- Schwellung
- Schmerz
- LDE-Stadium 0–II
- Funktionsminderung, gering

Zusätzlich ggf. Tenosynovitis
- Tibialis posterior-Sehne
- Peroneal-Sehnen

Lokalisiert betrachtete krankhafte Veränderungen werden der anterioren und posterioren Region sowie medial oder lateral gelagerten Arealen zugeordnet. Eine exakte Deskription ist in der Dokumentation insbesondere für weitere Therapiemaßnahmen und Verlaufskontrollen wichtig.

Bei der rheumatoiden Arthritis ergeben sich spezielle Aspekte, die sowohl das intra – als periartikuläre Gewebe berücksichtigen müssen. Des weiteren ist das Stadium der lokalen Auspraegung und Destruktion des Gelenkes zu beachten (Tabelle 2).

Die arthroskopische Synovektomie ist im Frühstadium als Präventiveingriff indiziert, um den Destruktionprozess zur Unterstützung einer systemischen Therapie zu unterstützen. In der Regel ist in diesem Stadium die Funktionseinbuße noch nicht sehr stark ausgeprägt, so dass nach erfolgreicher Operation mit einer weitgehenden Normalisierung zu rechnen ist.

Entscheidend für die Indikation zur arthroskopischen Synovektomie bei R. A. ist, dass eine systemische Therapie vorrangig mit Basistherapeutika ggf. in Kombination mit lokalen intraartikulären Maßnahmen sich als ineffektiv in der Regel über mehr als 3 Monaten erwiesen hat, so dass eine entsprechende interdiziplinäre Rücksprache vorausgesetzt wird. Die arthroskopische Synovektomie sollte möglichst vor irreversiblen Knorpel- und Knochenschäden zum Einsatz kommen. Bei klinischen, sonographischem und/oder radiologischem Nachweis einer Synovitis sind die betroffenen Sehnen zusätzlich über gesonderte Zugänge zu synovektomieren.

Die Indikation zur arthroskopischen Synovektomie ergibt sich einerseits aus den Erfahrungen mit offener OP-Technik wie auch aus den Ergebnissen der arthroskopischen Operationen am OSG mit anderen Indikationen [2].

Standard der präoperativen Diagnostik

Die Diagnostik erfolgt routinemäßig in mehreren Schritten und die Ergebnisse werden entsprechen dokumentiert. Neben der Anamnese und der lokalen Befunderhebung ist bei rheumatoider Arthritis der Gesamtstatus sehr ausführlich zu bestimmen. Die bildgebenden Verfahren sind bis zur deutlichen intra- und periartikulären Befundsicherung auszuschöpfen. Dabei werden den Nachbargelenken (z. B. talocalcaneares und talonavikulares Gelenk) wie auch den das OSG umgebenden Sehnenscheiden besondere Aufmerksamkeit geschenkt.

Für die Anamnese ist nicht nur der lokalen Pathologie, sondern bei R. A. auch weiteren Kriterien Rechnung zu tragen (Tabelle 3).

Für den Gesamtstatus stellt sich insbesondere die Frage hinsichtlich der Beteiligung weiterer Gelenke im Rahmen der rheumatoiden Arthritiden, da diese sowohl für die Entwicklung als auch für die Prognose eine mögliche Aussagekraft hat. Hierbei sind die Aufzeichnungen durch den mitbehandelnden Rheumatologen ggf. hinzu zuziehen, da Änderungen in der Verlaufsbeobachtung von diagnostischer und ggf. auch therapeutischer Bedeutung sind (Tabelle 4).

Tabelle 3. Anamnestische Erhebung

Dauer und Effektivität der Therapie
■ systemisch, lokal (Medikamente, i. a. Injektionen)
■ Einlagenversorgung
■ Schuhversorgung
Dauer und Grad der Beeinträchtigung
■ Schmerz
■ Beweglichkeit
■ Gehstrecke
■ Treppensteigen (KOFOED Score)

Tabelle 4. Befunderhebung

■ Gesamtstatus:	Grunderkrankung
	Befallmuster
	Grad der entzündlichen Aktivität
	Labor: CRP, BKS
	Synoviaanalyse
■ Lokalbefund:	OSG
	USG
	Talonavikular-Gelenk
	Sehnen
	Vorfuß (MTP-Gelenke)

Der ausführliche Lokalbefund wird eingehend geprüft. Bei polyartikulärer Arthritis sind die Konsequenzen in Bezug auf mögliche Kombinationseingriffe zu entscheiden und bereits präoperativ mit dem Patienten zu vereinbaren. Diese hat auch Auswirkungen auf die Ausdehnung der diagnostischen Schritte für die bildgebenden Verfahren. Selbstverständlich ist nur bei unklaren Befunden die Erweiterung der Diagnoseverfahren angezeigt. Der Einsatz der MRT lässt jedoch bereits eine Aussage auch der subchondralen Knochenstrukturen durch z. B. Beurteilung eines Knochenödems zu.

Die Röntgenaufnahmen sollten in Relation zu den standardisierten Stadien nach Larsen, Dale und Eek (LDE) erfolgen. Hiermit ist sichergestellt, dass die Beurteilung reproduzierbar auch prospektiv erfolgen kann. Ebenso wird darauf geachtet, dass bei der radiologischen Darstellung des oberen Sprunggelenkes das talocalcaneare Gelenk und insbesondere auch das talonavikulare Gelenk regelrecht projiziert sind (Abb. 1).

Die LDE-Stadien werden zur Indikationsstellung einer arthroskopischen Operation angewendet, da es von großer Bedeutung ist, ein Stadien-gerechtes operatives Vorgehen zu planen. Gleichzeitig wird das subtalare bzw. das talocalcaneare Gelenk mitbeurteilt und in die präoperative Planung integriert.

Als zusätzliche apparative Untersuchungsverfahren sind die Sonographie, Magnetresonanz- und Computertomographie bei unklaren Befunden zu indizieren. Auch kann eine szintigraphische Untersuchung zur Abklärung der Beurteilung im Rahmen eines Screening in Erwägung gezogen werden. Eine Untersuchung unter Durchleuchtung mit dem Bildverstärker wird zur weiteren Differenzierung einer ligamentären Instabilität bzw. Insuffizienz erfolgen. Die MRT wird zur Beurteilung und Objektivierung der Synovitis bzw. zum Ausschluss von Osteonekrosen oder subchondralen Zysten im Bereich der distalen Tibia und am Talus eingesetzt (Abb. 2).

Operative Zugänge zur arthroskopischen Synovektomie

Als Standard sind der anterolaterale und der anteromediale Zugang am oberen Sprunggelenk sowohl für die Arthroskopie wie auch wechselweise für die operativen Instrumente etabliert. Jeweils wird nach Punktion des Gelenkes mit ggf. Gewinnung von intraartikulärem Erguss

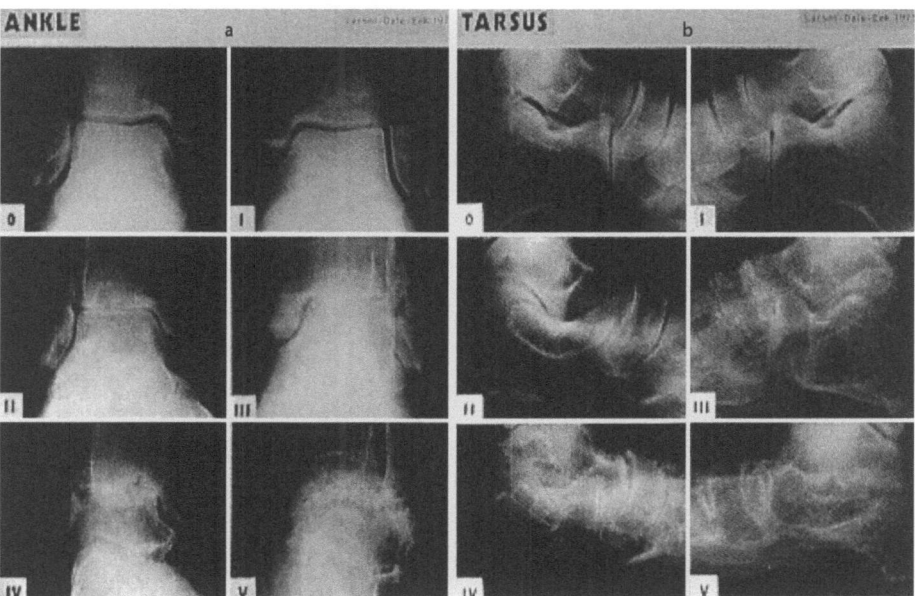

Abb. 1. Radiologische Stadien nach Larsen, Dale, Eek (LDE)

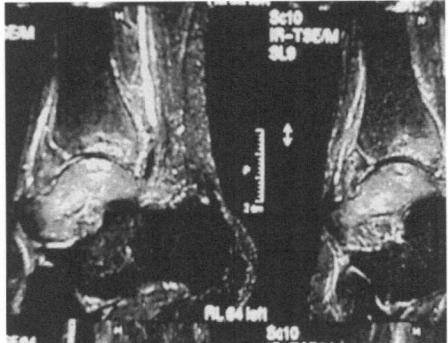

Abb. 2. MRT mit Darstellung cystischer Destruktion des Talus und der distalen Tibia

zur bakteriologischen und Synovia-Analyse das Gelenk mit Purisole-Lösung aufgefüllt. Nun erfolgt die Stichinzision und Verdrängung der subkutanen Gefäß-Nervenstrukturen. Für die Arthroskopie des oberen Sprunggelenkes hat sich die Verwendung spezieller kleiner Instrumente bewährt.

Instrumente für die OSG-Synovektomie:
- Arthroskop 2,7 mm 30° oder 70° Optik
- Shaver 2,9–3,5 mm (4,5 mm)
- Distraktion (fakultativ)

Besondere Beachtung der anatomischen Verhältnisse und Erfahrung mit der arthroskopischen Technik setzen die posterioren Zugänge voraus. Im Routineverfahren werden diese Zugänge allgemein selten verwendet. Für den posterolaterale Zugang wird die Inzision unmittelbar lateral der Achillessehne gesetzt. Hierdurch wird die Gefährdung der Vena saphena und des Nervus suralis minimiert. Der posteromediale Zugang liegt unmitttelbar der Achillessehne medial an; er wird jedoch sehr selten verwendet.

Der transachilläre Zugang hat sich in der Kombination mit dem posterolateralen Portal bewährt. Er liegt geringfügig distal der Gelenkebene. Der Einsatz der posterioren Zugänge wird in Relation zum Ausmaß der Pathologie z. B. bei freien Gelenkkörpern oder massiven Synovitis gewählt.

Operative Technik

Die arthroskopische Synovektomie des oberen Sprunggelenkes kann in Rückenlage des Patienten, in Seitenlage oder am hängenden Unterschenkel erfolgen [7]. Ist ein zusätzlicher posteriorer Zugang geplant, so empfiehlt sich ggf. die Verwendung einer Halterung. Für eine lokalisierte eher anterior gelegene Synovitis ist die Rückenlage unter Verwendung der anterioren Portale ausreichend.

Routinemäßig wird der Eingriff über den anterolateralen Zugang mit der Inspektion nach medial begonnen (Abb. 3). Nach erneuter Punktion von medial unter Sicht wird die Inzision für den anteromedialen Zugang präpariert und das Gelenk mit dem Tasthaken beurteilt (Abb. 4). Gelegentlich ist die Synovitis so ausgeprägt, dass eine Inspektion durch die tamponierende Hyperplasie nahezu vollständig verwehrt ist. Unter Sicht wird nun der 2,9 mm-Shaver (Syno-

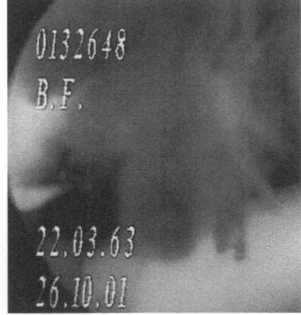

Abb. 3. Synovitis des OSG

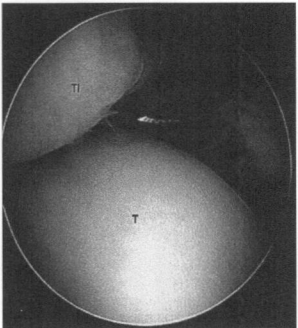

Abb. 4. Blick von lateral bei Punktion zum antero-medialen Zugang

vialresektor) eingebracht und das Debridement besonders vorsichtig begonnen. Regelmäßig werden unter Sicht und Photodokumentation 3 bis 5 Synovialis-Biopsien zur histologischen Untersuchung extirpiert. Ist der anteromediale und zentrale Bereich erfolgreich synovektomiert, wird nach Wechsel der Instrumente der laterale Gelenkabschnitt operiert. Bei bereits bestehenden Osteophyten der anterioren distalen Tibiagelenkfläche ist eine Resektion der Osteophyten nun mit der Resektionszange, der 2,9 mm-Knochenfräse „abrader" oder „acromionizer" oder einem feinen 4 mm-Meißel durchzuführen. Diese Vorgehen ermöglicht eine wesentliche postoperative Funktions-Verbesserung. Nur bei sehr laxen Gelenkverhältnissen kann evtl. das Arthroskop soweit nach dorsal verbracht werden, dass eine ausreichende Inspektion gewährt wird. Bei massiver Synovitis wird zusätzlich ein posteriores Vorgehen z.B. in Seitlage des Patienten vorgenommen.

Eine spezielle Indikation zur Synovektomie ist bei der Chondromatose gegeben. Hier wird ebenfalls ein radikales Vorgehen zur Rezidivvermeidung notwendig. Im vorliegenden Fall wurde auf Grund der Ausprägung des Befundes nach totaler anteriorer Synovektomie die offene Technik für das posteriore Kompartment über den posteromedialen Zugang gewählt (Abb. 5). Zum Abschluss der Operation wird eine radiologische Kontrolluntersuchung im OP-Saal durchgeführt um die totale Extirpation der corpora libera zu dokumentieren.

Die Synovektomie des oberen Sprunggelenkes wird mit großer Vorsicht zum Schutz der periartikulären Strukturen Risiken durchgeführt, da die Kapsel im Gegensatz z.B. zum Kniegelenk

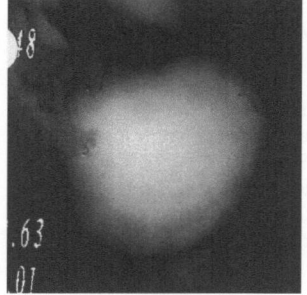

Abb. 6. Synoviale Chondromatose des OSG (Synovitis und adhä-

am OSG besonders zart ausgebildet ist und Verletzungen sehr leicht eintreten können. Anschließend wird die Blutleere eröffnet, um ggf. eine zusätzliche Blutstillung durchzuführen.

In der Regel wird ein elastokompressiver Unterschenkelverband angelegt. Auf einen Unterschenkelgipsverband kann verzichtet werden. Bereits am 1. postoperativen Tag wird die Physiotherapie begonnen. Eine Teilbelastung mit 2 Gehstützen wird für 2 bis 3 Wochen für ausreichend erachtet.

Risiken

Bereits bei der Vorbereitung und bei der Planung sowie im Rahmen der Aufklärung sind die Risiken und Komplikationsmöglichkeiten der arthroskopischen Synovektomie zu berücksichtigen und mit den Patienten im Einzelnen anzusprechen.

Wichtig erscheint es, bei dem operativen Vorgehen die Vorkehrungen und Maßnahmen zu treffen, die einer Minimierung der Risiken dienen (Tabelle 5).

Insbesondere bei den Patienten mit rheumatoider Arthritis sind die Haut und Weichteile u.a. durch die Kortikoidtherapie verändert. Aus-

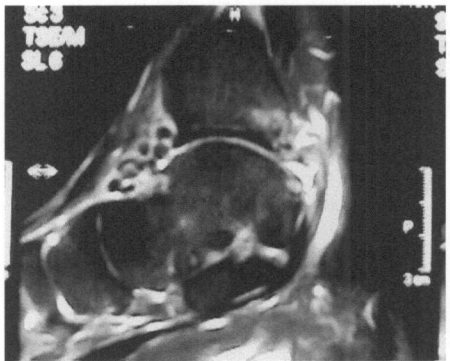

Abb. 5. MRT bei Chondromatose des OSG

Tabelle 5. Risiken der arthroskopischen Synovektomie

- Sensibilitätsstörungen durch Nervenverletzungen
- Schmerzhafte Bewegungseinschränkung durch Sehnenverletzungen
- Ausbildung von Fisteln
- Fraktur oder *pin-tract*-Infektionen bei Einsatz eines Distraktors
- Kompartmentsyndrom

geprägte Synovitiden und paraartikuläre entzündliche Schwellung erfordern ein subtiles Vorgehen. Die Verwendung der Normalinstrumente (4,5 mm shaver) können eine zu starke Dehnung und damit Alteration der Gefäß- und Nervenstrukturen verursachen. Eine Fistelbildung kann die Folge sein.

Auf Grund der besonderen Probleme mit einer instrumentierten Distraktion wird hierauf in der Regel verzichtet.

Ergebnisse

Die Resultate der Synovektomie am oberen Sprunggelenk sind von dem Stadium der Destruktion abhängig. Dieses gilt insbesondere für die rheumatoide Arthritis, aber auch für das Stadium der Chondromatose und Hämophilie. Es ist daher zu empfehlen, die Operation möglichst in einem frühen Stadium durchzuführen. Die Früsynovektomie (LDE 0–II) bietet bessere Resultate als die Spätsynovektomie (LDE > II) (Dinges 2002). Zur Steigerung der Radikalität wird eine Radiosynoviorthese für den Zeitraum von 6 bis 8 Wochen postoperativ empfohlen (Rittmeister et al, 1999).

Eine Beschwerdebesserung kann in über 70% der Patienten erzielt werden (Schmidt u. Miehlke 1997). Diese gilt auch für den Bewegungs-, Belastungs- und für den Ruheschmerz. Hierdurch ist mittelfristig die Gehleitung zu steigern. Die Schwellung wird deutlich reduziert. Dennoch kann je nach Grad der Zerstörung des Knorpels in geringem Ausmaß eine Schwellung rezidivierend auftreten. Im frühen Stadium kann die Destruktion der Gelenke durchaus verlangsamt werden.

Zusammenfassend wird die arthroskopische Synovektomie im Rahmen eines Debridement bei Adhäsiolysen durchgeführt. Besondere Bedeutung hat jedoch die arthroskopische Synovektomie bei der rheumatoider Arthrits erlangt. Die partielle und totale Synovektomie erfordert ein sehr konsequentes Vorgehen, damit reproduzierbar gute Ergebnisse gesichert werden. Zur radikalen Eliminierung der entzündlichen Aktivität ist ggf. eine zusätzliche Synoviorthese anzuschließen. Die mittelfristigen Ergebnisse weisen insbesondere für die arthroskopische Synovektomie bei R. A. eine gute Beeinflussung der lokalen entzündlichen Aktivität auf, die mit der durch offene Synovektomie-Technik vergleichbar ist. Eine Frühsynovektomie ist bei Systemerkrankung mit lokaler, konservativ therapieresistenter Synovitis angezeigt. Die arthroskopische Synovektomie am oberen Sprunggelenk kann mit der Tenosynovektomie der Peroneal- und Tibialis-posterior-Sehnen kombiniert werden.

Literatur

Barber FA, Glick J, Britt BT (1990) Complications of ankle arthroscopy. Foot and Ankle. 10: 263–266

Biehl C (2002) Offene Synovektomie des rheumatischen Sprunggelenkes. Arthritis und Rheuma 3: 123–133

Dinges H, Kiekenbeck A (2002) Arthroskopische Symovektomie des oberen Sprunggelenkes. Arthritis und Rheuma 3: 118–122

Ferkel RD, Fisher SP (1989) Progress in Ankle arthroscopy. Clin Orthop 240: 210–220

Gschwend N (1977) Die operative Behandlung der chronischen Polyarthritis, 2. Aufl. Thieme, Stuttgart, pp 269–276

Kerschbaumer F, Kandziora F, Herresthal J et al (1998) Synovektomie und Synoviorthese als Kombinationstherapie bei rheumatoider Arthritis. Orthopäde 27: 188–196

Kohn D (1997) Diagnostische und operative Arthroskopie großer Gelenke. Thieme, Stuttgart New York, pp 148–149

Pahle JA, Teigland JC (1987) The complex foot. Synovectomy of the ankle and subtalar joint. Total replacement of the ankle joint. In: Hagena F-W (ed) Rheumatoid Arthritis of the complex hand and foot. Rheumatology, Karger Publ, Basel 11: 179–187

Rittmeister M, Böhme T, Rehart S et al (1999) Die Behandlung des rheumatischen oberen Sprunggelenkes mit Synovektomie und Synoviorthese. Orthopäde 28: 785–791

Schmidt K, Willburger RE, Miehlke RK (1997) Arthroskopische Techniken am oberen Sprunggelenk. Akt Rheumaol 22: 23–29

Tillmann K (1977) Der rheumatische Fuß und seine Behandlung. Enke, Stuttgart

Wolfram U (1997) Die Sprunggelenke. In: H Thabe (Hrsg) Praktische Rheumaorthopädie. Chapman & Hall Publ, London Glasgow, pp 264–279

Subtalare Arthroskopie

Indikation, Technik, Ergebnisse

H. Thermann, J. Springer, C. Becher

Einleitung

Die Fortschritte auf dem Gebiet der Lichtleiter- und Medizintechnik haben es ermöglicht immer kleinere und präzisere Instrumente herzustellen, sodass es zwischenzeitlich nicht nur möglich ist auch kleine Gelenke zu visualisieren, sondern auch in einem Standardformat entsprechend der Arthroskopie großer Gelenke auf einem Monitor darzustellen. Betrachtet man die geringe Anzahl von Veröffentlichungen, die sich mit der subtalaren Arthroskopie beschäftigen, so kann man daraus verschiedene Fragen ableiten.
- Gibt es nur wenige Indikationen für die subtalare Arthroskopie?
- Ist es technisch so anspruchsvoll, dass es nur wenige „Arthroskopeure" gibt?
- Beschäftigen sich die „Profiarthroskopeure" zu wenig mit dem Fuß oder die Fußchirurgen zu wenig mit der Arthroskopie?

Die Antwort ist eine Mischung aus allen aufgeführten Aspekten. Die Pathologien des Rückfußes lagen weit entfernt vom „Mainstream" der orthopädischen oder traumatologischen Chirurgie und damit eine Domäne der orthopädischen Schuhvorsorgung oder eines fatalistischem Therapienihilismus.

Die arthroskopische Operationstechnik verzichtet auf großzügige Gelenkeröffnungen und liegt damit im „minimal invasiven Therapietrend", der sinnvoller Weise die Operateure und Instrumentarien mehr herausfordert, als die Heilungskräfte des traumatisierten Weichteilmantels.

Zum jetzigen Zeitpunkt besteht leider noch das Problem der geringen Op-Frequenz mit der Trainingsmöglichkeit zum Erlernen und Beherrschen dieser schwierigen Technik.

Während die arthroskopische Untersuchung großer Gelenke mittlerweile zur Routine gehört, ist die Untersuchung kleiner Gelenke noch deshalb nur wenigen Zentren vorbehalten. Hierzu benötigt man besonders kleine Instrumente mit einem Durchmesser von 2,4 bzw. 2,7 mm, um die engen Gelenkräume ohne iatrogene Schädigung einsehen zu können. Besonders hilfreich ist ein 2,5 mm-Saugpunch. Die direkte Sicht auf pathologische Prozesse oder Schädigungen im Gelenk erlauben eine präzise Diagnosestellung und damit eine krankheitsbezogene Therapie.

Indikationen

Da die arthroskopische Chirurgie im Bereich der Fußgelenkes im Vergleich zu konventionellen Verfahren zwar wenig traumatisierend, aber im Vergleich zur Arthroskopie der „Standardgelenke" mit mehr Komplikationen behaftet ist (OSG 5–11%: [1], [2]), gilt besonders hier, dass die Operationsindikation sorgfältig gestellt werden muss. Die Anzahl der Indikationsstellungen ändert sich jedoch ständig mit den erzielten Fortschritten. Zu den häufigsten diagnostischen Maßnahmen der Arthroskopie des Subtalargelenkes gehören:
- *Schmerzen unklarer Genese*
  (Die Indikation ist am Subtalargelenk noch erlaubt, da wir in einigen Fällen pathomorphologische Substrate erst während der Arthroskopie zuordnen können.)
- *Instabilität*
  (Im Zusammenhang mit Narkoseuntersuchung des USG zur Darstellung des Lig. talocalcaneare interosseum.)
- *Blockierungen*
- *Hämarthros*
  (Nur im Zusammenhang mit Frakturabklärung, z.B. Proc. lateralis tali, Verschraubung ja/nein?)
- *Bewegungseinschränkung mit Schmerzen*
- *(persistierende Schwellung).*

Zu den therapeutischen Indikationen gehören:
- Gelenkverletzungen
- Weichteilverletzungen
- Impingement Syndrome
- Arthrofibrose
- Frakturen
- Synovitis
- Os trigonum Resektion
- Freie Gelenkkörper
- Osteophyten
- Osteochondrale Defekte.

Bevor jedoch die Operationsindikation gestellt wird, sollten die konservativen Therapiemaßnahmen wie Physiotherapie, Arzneimitteltherapie, Injektionen, Einlagenversorgung, Immobilisation ausgeschöpft werden. Folgende diagnostische Schritte sollten vor einer geplanten Arthroskopie durchgeführt werden:
- Ausführliche Anamnese
- Eingehende körperliche Untersuchung
- Standard-Röntgen
- Spezielle radiologische Untersuchungen (Belastungsaufnahmen, Schrägaufnahmen etc.)
- Ganganalyse
- Injektionen zur Schmerzausschaltung
- CT
- MRT
- (Szintigraphie).

Kontraindikationen

Die Kontraindikationen der Arthroskopie im Bereich des Fußes kann man in zwei Kategorien unterteilen: relative Kontraindikationen und absolute Kontraindikationen. Abgesehen von Allgemeinerkrankungen gehören hierzu:

Relative Kontraindikationen
- höhergradige Gelenkspaltverschmälerung (Ausnahme: arthroskopisch assistierte Fusion)
- ausgeprägte Ödeme
- (periphere AVK, cave Turniquet!).

Absolute Kontraindikationen
- Weichteilinfekte
- (Schwere degenerative Gelenkerkrankungen).

Chirurgische Technik

■ **Instrumente.** Die benötigten Instrumente bei der subtalaren Arthroskopie sind prinzipiell identisch mit denen für die Sprunggelenksarthroskopie. Man benötigt hier normalerweise ein 2,5 oder 2,7 mm kurzes Arthroskop mit 30°-Optik. Bei schwierigen anatomischen Verhältnissen sollte evtl. auch eine 2,4 mm oder 1,9 mm 30°-Optik eingesetzt werden. Zusätzlich sollte ein 2,9 mm-Shaver und -Fräse vorhanden sein, bei engem Gelenkspalt evtl. auch 2.0 mm-Instrumente. Ferner kleine Fasszangen und Küretten. Zum jetzigen Zeitpunkt sind die Instrumente nur bedingt tauglich für Eingriffe am USG, eigene Entwicklungen haben gerade die klinische Erprobung bestanden (Abb. 1 a–e).

■ **Patientenlagerung.** Die Operation kann unter Allgemein- oder Regionalanästhesie durchgeführt werden. (Aus eigener Erfahrung wird die Vollnarkose wegen der Relaxation zur entspannten Öffnung des Gelenkes bevorzugt.) Eine Blutsperre sollte am proximalen Oberschenkel angebracht werden. Wenn benötigt, kann diese während der Operation aufgeblasen werden. Zwei Lagerungen sind nach Präferenz möglich.
1. Der Patient wird in Seitenlage gelagert, das Bein liegt auf einem Polster, wobei die Sprunggelenke überhängen. Um Druckschäden zu vermeiden, sollte auf sorgfältige Lagerung des Patienten geachtet werden (Abb. 2).

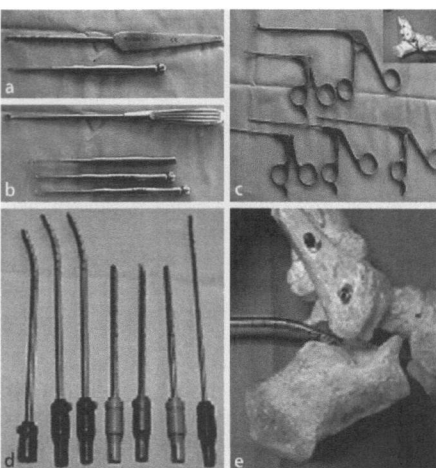

Abb. 1 a–e. Spezielles Instrumentarium. **a** Tasthaken, **b** Curetten, **c** Zängchen und **d–e** Shaver

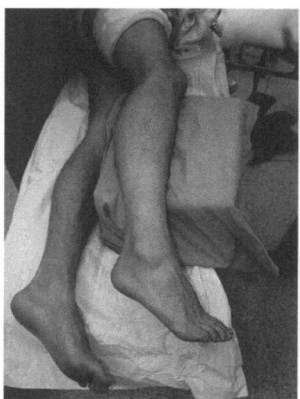

Abb. 2. Lagerung des Patienten

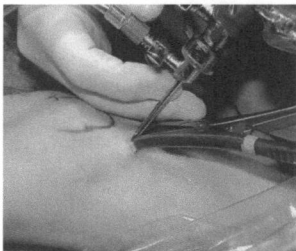

Abb. 3. Öffnen von kontrakten Gelenken mittels Arthrodesenspreizer

2. Für die nichttraumatische Distraktion des subtalaren Gelenkes sollte eine Rückfußinversion mit Zug durchgeführt werden.

■ **Eigene Hilfstechnik bei kontrakten Gelenken.** Es wird der anterolaterale Zugang entsprechend einem Ollier-Zugang nach cranial erweitert und dann mit einem Arthrodesenspreizer im Sinus tarsi das Subtalargelenk distrahiert. Die Arthroskopie kann dann gleichzeitig über diesen Zugang erfolgen (Abb. 3).

Zugänge

Die operativen Zugänge für die subtalare Arthroskopie befinden sich lateral am Rückfuß. Man unterscheidet zwischen zwei Haupt- und zwei akzessorischen Portalen. Die posterolaterale Porta (PL) befindet sich ca. 0,5 cm proximal der Fibulaspitze und direkt lateral neben der Achillessehne (Cave N. suralis). Über diesen Zugang wird mit einer Kanüle isotonische Kochsalzlösung intraarticulär appliziert um den Gelenkspalt zu öffnen. Die anterolaterale Porta (AL) befindet sich ca. 1 cm distal und 2 cm ventral der Fibulaspitze. Nach einer Hautinzision hier wird nun stumpf herunterpräpariert. Einführung des Arthroskops über die AL und Einsehen des Gelenkes. Danach Umsetzen auf die PL. Zusätzliche antero- und posterolaterale Zugänge werden für weitere Instrumente oder für schlecht visualisierbare Gelenke verwendet (Abb. 4 u. 5). Mediale Zugänge (Abb. 4 u. 5) sollten nur bei Erfahrung und unter besonderer Fragestellung (z.B. posteromediales Gelenk) angewandt werden. Mekhail et al. [3] fanden bei Dissektion im Experiment, dass bei dieser Portale immer das Lig. Talocalcaneare interosseum durchbohrt wird, aber dass bei richtiger Technik der Abstand zum Gefäß-Nervenbündel ausreichend ist.

Man sollte als Operateur besonders auf eine systematische Vorgehensweise achten, um reproduzierbare Ergebnisse bei der Arthroskopie zu erhalten. Es ist vor allem wichtig das gesamte Gelenk einzusehen, um pathologische Verän-

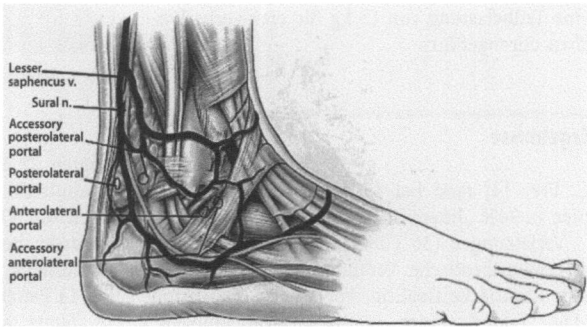

Abb. 4. Anatomie und Zugangsportale. Aus: Ferkel, RD (1996) Arthroscopic surgery. The foot and ankle, S. 238, Fig. 12-8a

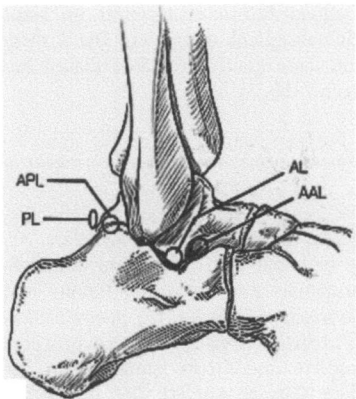

Abb. 5. Anatomie und Zugangsportale. Aus: Ferkel, RD (1996) Arthroscopic surgery. The foot and ankle, S. 238, Fig. 12-8 b

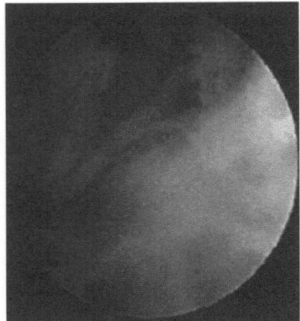

Abb. 6. Arthroskopische Darstellung des „Interosseus-Ligament"

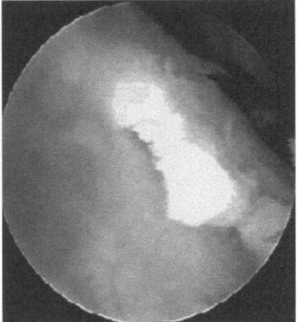

Abb. 7. Knorpelschaden Grad 4 nach Outerbridge

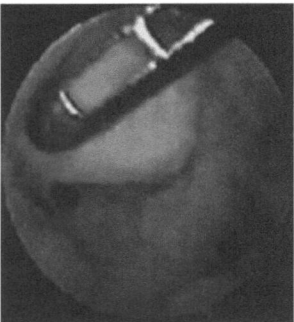

Abb. 8. Resektion Os trigonum

derungen diagnostizieren zu können. Prinzipiell wird über den anterolateralen Zugang begonnen, danach posterolateral eine Ablaufkanüle eingebracht, wobei der Zugang durch Stichincision erweitert werden kann. Der mittlere Zugang oder der akzessorische anterolaterale Zugang wird unter Sicht mit einer Kanüle durchgeführt.

■ **Nachbehandlung.** Nach Beendigung der Arthroskopie wird der Unterschenkel elastokompressiv gewickelt. Danach empfehlen wir für einige Tage eine Teilbelastung von 15 kg um die Wundheilung nicht zu kompromitieren. Ebenfalls sollte der Patient für die Dauer von 1 Woche das Sprunggelenk kühlen mit Cold packs oder Cryocuff (Fa. Aircast). Unterstützend sollte auch ein NSA (Cox-2-Hemmer; Diclophenac) gegeben werden. Mit passiven und aktiven Bewegungsübungen kann je nach Schmerzsymptomatik und Schwellung unmittelbar postoperativ begonnen werden. Bei Mikrofrakturierung wird eine Teilbelastung von 15 kg für vier–sechs Wochen durchgeführt.

Ergebnisse

C. Frey [4] fand bei 49 subtalaren Arthroskopien in 74% „Interosseus-Ligament" (Abb. 6). Verletzungen (36 Füße), in 14% Arthrofibrose, 8% arthrotische Veränderungen und in 4% eine fibrotische Coalitio. Von den 36 Füßen mit „Lig. Talocalcaneare interosseus-Verletzungen" zeigten 27 Patienten große Narbenbildung und Hyalinisationen des Ligamentes, welches die Autoren als STIL (subtalar impingement lesion)-Syndrom bezeichnen. 94% der Eingriffe wurde im Resultat als gut oder sehr gut klassifiziert. Bei 14 Patienten wurde als präoperative Diagnose „Sinus tarsi" aufgeführt. Intraoperative fand

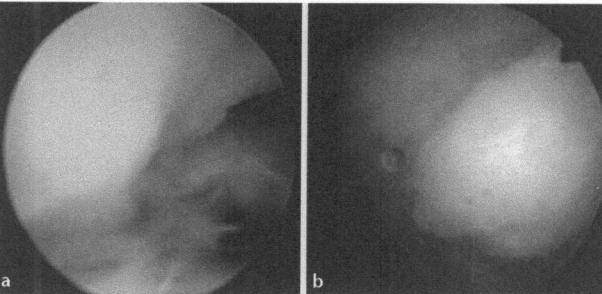

Abb. 9 a, b. Prozessus lateralis

sich 2 × eine Arthrofibrose, 10 × eine interosseus Ligamentruptur, 2 × degenerative Veränderungen, sodass die Autoren die berechtigte Frage stellen, ob es ein Sinus tarsi-Syndrom gibt. 5 kleinere Komplikationen wie eine transiente Neuropraxie des N. peroneus superficialis wurde aufgelistet.

Williams und Ferkel [5] untersuchten 50 Patienten, welche gleichzeitig im OSG und im USG arthroskopiert, wobei die Autoren bei 21 Patienten ein normales Subtalargelenk fanden. Bei 29 Patienten konnten arthrotische Veränderungen wie Chondromalazien, Os trigonum Pathologie, Arthrofibrose und freie Gelenkkörper festgestellt werden. Bei 86% dieser Patienten konnten bei einem Followup von durchschnittlich 32 Monaten gute und sehr gute Ergebnisse erzielt werden. Nur eine Hämatombildung wurde als Komplikation in dieser Serie beschrieben.

Goldberger et al. [6] konnten von 14 Patienten mit chondromalazischen Beschwerden Typ Outerbridge 3 oder 4 (Abb. 7), nach der Arthroskopie sich verschlechterten und nur Patienten mit Grad 2 (drei Pat.), erzielten eine deutliche Verbesserung.

Elgafy et al. [7] konnte bei 10 Patienten nach operativ versorgter Calcaneusfraktur mittels subtalarer Arthroskopie eine Verbesserung von durchschnittlich 7,3 Punkte im American Orthopedic Foot and Ankle Society Ankle-Hindfoot Score erreichen (von 69,9 auf 77,2).

■ **Eigene Erfahrungen.** Bis zum jetzigen Zeitpunkt wurden in unserem Zentrum insgesamt 30 subtalare Arthroskopien durchgeführt mit folgenden Diagnosen.

3 × Os trigonum Resektion (Abb. 8)
7 × Sinus tarsi
5 × Z. n. STIL-Syndrom (Interosseus Lig.)
2 × Osteochondrale Läsion
   (post. Facette Calcaneus)
3 × Verschraubung Proc. Lateralis tali (Abb. 9)
12 × osteochondrale Läsion,
   u. a. Mikrofrakturierung (Abb. 10 u. 11)
4 × Z. n. Calcaneus Fx
4 × Z. n. Talus Hals Fx
4 × Z. n. Proc.lateralis Fx
2 × Arthrofibrose
   (2 × zusätzlich Osteophytenabtragung
   im Sinus tarsi)
   (1 × nach Korrektur Pes plano valgus mit
   CC-Fusion und Calcaneus
   Osteotomie)
3 × Entfernung von Knorpelflakes (Abb. 12).

Die Patienten nach Os trigonum Resektion, Knorpelflakeentfernung und Arthrofibroseresektion waren bei Kontrolluntersuchungen bis 1,5 Jahren völlig beschwerdefrei. 5 Patienten mit Sinus tarsi-Syndrom hatten ein STIL-Syndrom (subtalar impingment lesion) mit Teilruptur des

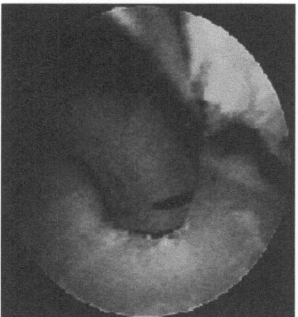

Abb. 10. Ansetzen der schwanenhalsförmigen Ahle zur Mikrofrakturierung

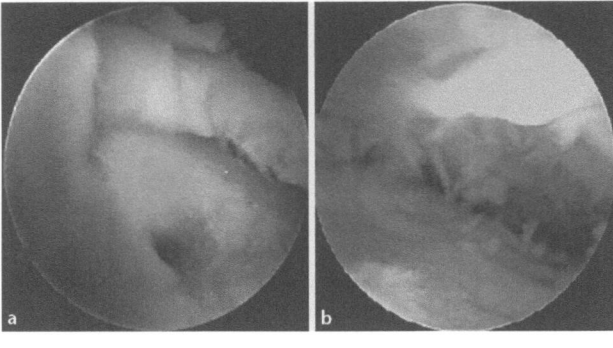

Abb. 11 a, b. Z. n. Mikrofrakturierung

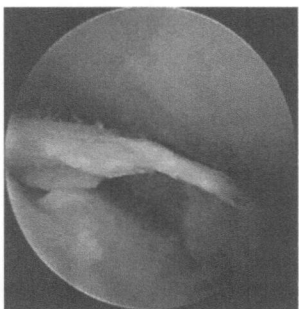

Abb. 12. Arthroskopische Darstellung eines „Knorpel-Flakes"

Lig. talocalcaneare interosseum. Nach Debridement waren die Patienten nach bis zu 2 Jahren beschwerdefrei. 2 Patienten hatten eine Chondromalazie im anterioren Teil der posterioren Facette und geben nach 1 Jahr eine Verbesserung, aber noch Schmerzen bei Belastungen an. Bei den Patienten mit Verschraubung des Proc. lateralis tali bestehen keine Beschwerden, jedoch noch geringe Einschränkungen in der Beweglichkeit im USG (4/5). Die Operationen CM 4° anteriore posteriore Facette bei den Patienten mit Mikrofrakturierungen liegen maximal 14 Monate zurück. 3 der 8 Patienten waren völlig beschwerdefrei und 3 weitere Patienten wiesen eine deutliche Verbesserung auf. Die restlichen 2 der 8 Patienten hatten weiterhin Beschwerden.

Diskussion

Die subtalare Arthroskopie wurde 1985 von Parisien et al. [8] am Kadavermodell inauguriert. Erste klinische Ergebnisse wurden 1986 von Parisien über 3 Patienten veröffentlicht. Die Veröffentlichungen der letzten 2 Jahre fokussieren die operativen Möglichkeiten der subtalaren. Arthroskopie. Am bemerkenswertesten erscheint der Beitrag von C. Frey [9] über die Demaskierung und Aufteilung des Sinus tarsi-Syndroms in die entsprechenden morphologischen Substrate. Man kann in dieser Arbeit das Potential richtungsweisend für die Zukunft der subtalaren Arthroskopie erkennen. Vergleichbar mit Aufschlüsselung der Periarthritis humeroscapularis durch die Schulterarthroskopie, können Weichteil- und/oder Knorpelprobleme durch subtalare Arthroskopie eindeutig identifiziert werden und in der Zukunft wird diese Technik mit weiterer Verbreitung und verbesserten Möglichkeiten, in Hinblick auf Technik und Instrumente, unaufhaltsam in seiner Bedeutung expandieren. Elgafy et al. [7] beschreiben die arthroskopischen Möglichkeiten der Therapie bei subtalaren Arthrosebeschwerden nach Calcaneusfrakturen. Scranton [10] und Jerosch [11] weisen auf die Machbarkeit der subtalaren arthroskopisch assistierten Fusion hin. Ferkel, einer der Pioniere dieser Technik, gibt einen Überblick über das Anwendungsspektrum der subtalaren Arthroskopie wie Arthrofibrosetherapie, Entfernung freier Gelenkkörper, Os trigonum Pathologie, Synovitis und chondrale Veränderungen. Eigene Erfahrungen unterstreichen die Erfolge bei der Behandlung des Sinus tarsi-Syndroms und zeigen zusätzliche Indikationen wie arthroskopisch assistierte minimal invasive Verschraubung der Processus lateralis tali-Fraktur. Ferner besteht die Möglichkeit der Mikrofrakturierung, einer Methode, die im Kniegelenk schon den „Golden Standard" darstellt. Des Weiteren wurde erstmals die arthroskopische Darstellung einer schmerzhaften Arthrofibrose des Subtalargelenkes bei komplexen Pes plano valgus-Korrekturen (CC-Fusion und Calcaneusosteotomie) beschrieben.

Die Arthroskopie des Subtalargelenkes hat aus unserer Sicht analog zur Schulterarthroskopie eine große Zukunft vor sich.

Zusammenfassung

Die arthroskopische Chirurgie der Fußgelenke ist im Vergleich zur Arthroskopie der großen Gelenke mit mehr Komplikationen behaftet (OSG 5-11%). Aus diesem Grund muss die Operationsindikation besonders sorgfältig gestellt werden. Hierzu gehören u. a. Schmerzen, Instabilität, Blockierungen, Gelenkverletzungen, Frakturen, Synovitis, osteochondrale Defekte, Arthrofibrose, Sinus tarsi-Syndrom. Der operative Zugang erfolgt über 2 Haupt- und 2 akzessorische laterale Portale unter Verwendung einer manuellen Zugvorrichtung. Mediale Zugänge sollten nur bei besonderer Fragestellung angewandt werden. Die Ergebnisse sind erfolgsversprechend: In einer eigenen Untersuchung von 30 Patienten als auch bei 49 subtalaren Arthroskopien von C. Frey fanden sich in über 90% gute oder sehr gute Resultate. Elgafy konnte auch eine signifikante Verbesserung im Ankle-Hindfoot-Score bei arthroskopischen Revision nach operativ versorgten Calcaneusfrakturen nachweisen. Obwohl zum jetzigen Zeitpunkt nur in wenigen Zentren Erfahrungen vorliegen, wird die subtalare Arthroskopie an Bedeutung gewinnen.

Literatur

1. Martin DF BC, Curl WW (1989) Operative ankle arthroscopy - Long-term follow-up. Am J Sports Med 17: 16-23
2. Ferkel RD (1996) In: Whipple TL (ed) Arthroscopic Surgery - The Foot and Ankle. Lippincott-Raven
3. Mekhail AO, Heck BE, Ebraheim NA, Jackson WT (1995) Arthroscopy of the subtalar joint: establishing a medial portal. Foot Ankle Int 16(7): 427-432
4. Frey C, Gasser S, Feder K (1994) Arthroscopy of the subtalar joint. Foot Ankle Int 15(8): 424-428
5. Williams MM, Ferkel RD (1998) Subtalar arthroscopy: indications, technique, and results. Arthroscopy 14(4): 373-381
6. Goldberger MI, Conti SF (1998) Clinical outcome after subtalar arthroscopy. Foot Ankle Int 19(7): 462-465
7. Elgafy H, Ebraheim NA (1999) Subtalar arthroscopy for persistent subfibular pain after calcaneal fractures. Foot Ankle Int 20(7): 422-427
8. Parisien JS, Vangsness T (1985) Arthroscopy of the subtalar joint: an experimental approach. Arthroscopy 1(1): 53-57
9. Frey C, Feder KS, DiGiovanni C (1999) Arthroscopic evaluation of the subtalar joint: does sinus tarsi syndrome exist? Foot Ankle Int 20(3): 185-191
10. Scranton PE Jr (1999) Comparison of open isolated subtalar arthrodesis with autogenous bone graft versus outpatient arthroscopic subtalar arthrodesis using injectable bone morphogenic protein-enhanced graft. Foot Ankle Int 20(3): 162-165
11. Jerosch J (1998) Subtalar arthroscopy-indications and surgigal technique. Knee Surg Sports Traumatol Arthrosc 6(2S): 122-128

Endoskopische Kalkaneoplastik (EKP) und retrokalkaneare Bursektomie

Grundlagen, Indikation, OP-Technik, Ergebnisse und Probleme

J. Jerosch, N. M. Nasef, J. Schunck

Einleitung

Schmerzen an der dorsalen Fersenregion können verschiedene Ursachen haben. Probleme im Bereich des postero-superioren Kalkaneus können verursacht werden durch eine Paratenonitis, eine Achillodynie, eine Haglund-Exostose, einer Insertionstendinose der Achillessehne, einer Apophysitis calcanei und einer Bursitis sub- und prä-achillae (Clancy 1980, Fiamengo et al. 1982, Heneghan/Pavlov 1984, Jones/James 1984, Keck/Kelly 1965, Leach et al. 1981, Mann 1986, Pavlov et al. 1982, Ruch 1974, Schepsis/Leach 1987). Im Jahre 1928 beschrieb der schwedische Orthopäde Patrick Haglund (1870–1937) den Fall eines schmerzhaften Rückfußes, der mit einer Ausziehung und Auftreibung des Tuber calcanei und einer starken Verschwielung vergesellschaftet war, welcher durch das Tragen eines Schuhwerkes mit rigider Fersenkappe verursacht wurde (Haglund 1928). Üblicherweise wird eine ausladende knöcherne Prominenz des dorsalen und lateralen Anteil des Kalkaneus als Haglund-Krankheit bezeichnet. Die klinischen Symptome der Haglund-Ferse sind die Verdickung im Bereich des kranialen und lateralen Kalkaneus, teilweise mit Hautrötung, Druckschmerz über dem Achillesehnenansatz und der Belastungsschmerz bei aktiver und passiver Dorsal- und Plantarflexion (Heneghan/Pavlov 1984, Pavlov et al. 1982). Die Exostose tritt häufig doppelseitig auf, meist gegen Abschluss des zwanzigsten oder dreißigsten Lebensjahrzehntes, Frauen sind häufiger betroffen als Männer. Die Diagnose stützt sich auf die Beschwerdesymptomatik, den Untersuchungsbefund sowie auf Röntgenaufnahmen. Im Röntgenbild zeigen sich die ossären Veränderungen kleiner als der klinische Tastbefund, da die Spitze häufig verknorpelt ist. Der seitliche Winkel zwischen Kalkaneushinterkante und Kalkaneusoberkante erscheint stumpfwinkelig und nicht wie normal spitzwinkelig (75 Grad). Ein Rückfußvarus und ein Hohlfuß sind wegen der Steilstellung des Kalkaneus prädisponierend für Symptome. Die klinischen Symptome können durch NSAR, lokale antiphlogistische Maßnahmen, Ultraschall, Absatzerhöhungen mit Puffer- und Abrollabsatz und Schuhwerk ohne Fersenkappe oder entsprechend der Asymmetrie der Haglund-Exostose mit asymmetrischer abgepolsterter Fersenkappe gelindert werden. Die konservativen therapeutischen Maßnahmen können nur symptomatisch wirken und sind aufgrund der hohen Rezidivrate häufig nicht effektiv; kausal ist nur die operative Entfernung des kraniolateralen Kalkaneusanteil bis zum Ansatz der Achillessehne (Tabelle 1). Die offene operative Entfernung der Haglund Exostose ist jedoch nicht immer zufriedenstellend; seit 1999 führen wir aus diesem Grunde die endoskopische Kalkaneoplastik (EKP) durch (Jerosch/Nasef 2003).

■ **Anatomische Grundlagen.** An 5 anatomischen Präparaten wurden die möglichen Operationszugänge, der Insertionsbereich der Achillessehne sowie die Distanz des Operationsbereiches zu potentiell gefährdeten neurovaskulären Strukturen untersucht.

■ **OP-Technik.** Die Operation kann in allgemeiner oder regionaler Anästhesie durchgeführt werden. Am Oberschenkel wird eine Blutleere angebracht. Bei den ersten Eingriffen ist es sinnvoll einen Bildwandler zur Kontrolle zu verwenden. Wir führten dies bei den ersten 10 Patienten durch. Mit zunehmender Erfahrung ist dies nicht mehr notwendig, da der Ansatzbereich der Achillessehne eindeutig endoskopisch zu identifizieren ist. Bei den ersten Patienten führten wir den Eingriff in Bauchlage durch (Jerosch/Nasef 2003), wobei der Unterschenkel nach unten über die Tischkante gezogen wird, so dass die Knöchel frei im Raum hängen. Das nicht zu operierende Bein wird ab-

Tabelle 1. Therapieoptionen bei der Haglundexostose

Konservative Therapie
- Behandlung ist nur bei Beschwerden angezeigt
- Lokale Druckentlastung
- Weichpolsterung
- Gewichtsreduktion
- Wechsel des Schuhwerkes mit Verzicht auf starre Fersenkappen
- Hoher Schaft
- Physikalische Therapie
  Kälte- und Wärmebehandlung
  Lokalisierte Ultraschallbehandlung
- Medikamentöse Therapie
  Salbenverbände (z. T. Kortisoncremes)
  Infiltration des Muskelansatzes mit entzündungshemmenden und schmerzstillenden Medikamenten (Lokalanästhetika und Kortikoidgemisch)
- Extrakorporale Stoßwellentherapie
  1–3-malige Behandlung nach erfolgloser konservativer Therapie

Operative Therapie
- Die Indikation zur Operation sollte sehr zurückhaltend gestellt werden. Eine Operation sollte frühestens nach 9–12 Monaten nach Versagen der konservativen Therapie angeschlossen werden.
- Bei der Haglund-Exostose erfolgt die operative Entfernung des Spornes. Auf ausreichend großzügige Abtragung der Exostose muss geachtet werden, da Neubildungen häufig sind

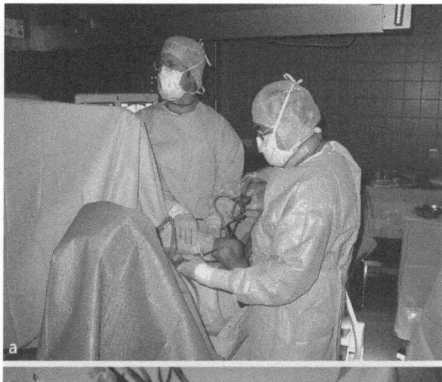
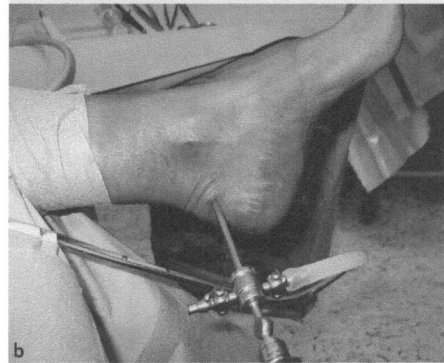

Abb. 1 a, b. Patientenlagerung zur endoskopischen Kalkaneoplastik

gewinkelt gelagert, sodass es nicht in das Operationsfeld herein ragen und stören kann. Das zu operierende Bein liegt mit dem Fuß am Körper des Operateurs, wodurch die Dorsalflexion des Fußes manipuliert werden kann. Die Hände bleiben somit für das Instrumentarium und das Arthroskop frei (Abb. 1 a). Mit einiger Erfahrung kann der Eingriff dann auch ohne Probleme in Rückenlage durchgeführt werden (Abb. 1 b).

Wir bevorzugen den lateralen Zugang, indem wir unter Bildwandlerkontrolle oder nach Palpationsbefund eine Nadel direkt am Oberrand der superioren Kalkaneusspitze platzieren. Dabei wird der Insertionsbereich der Achillessehne nicht tangiert, da dieser weiter kaudal liegt. Danach wird eine kleine vertikale Inzision durch die Haut gelegt und das subkutane Gewebe durch Spreizung bis zum Erreichen des retrocalcanealen Raumes separiert. Die Einlage des Troikar und des 4 mm-Arthroskopes erfolgte bei den ersten Patienten unter Bildwandlerkontrolle in diesen retrocalcanealen Raum; mit etwas Erfahrung kann der Eingriff wie oben erwähnt auch ohne Bildwandlerkontrolle durchgeführt werden. Unter der direkten arthroskopischen Kontrolle erfolgt die Schaffung des medialen Zuganges in Niveauhöhe mittels einer langen Spinalkanalnadel. Zur besseren Visualisation des retrocalcanealen Raumes kann die entzündlich veränderte retrocalcaneale Bursa erkannt (Abb. 2 a) mit dem 4 mm-Full-Radiusresektor entfernt werden (Abb. 2 b, c). Zur Entfernung dieser Bursa, des fasrigen Gewebes und des Periostes hat sich die Verwendung eines bipolaren Elektroresektionsgerätes (VAPR®; Mitek, Hamburg) bewährt (Abb. 3). Der Fuß wird zum Aufsuchen des Impingement-Bereiches durchbewegt und der posterosuperiore Osteophyt im Anschluss daran abgetragen. Der Insertionsbereich der Achillessehne liegt deutlich distal der Abtragungsstelle und somit außerhalb des Resektionsbereiches. Die Entfernung des Osteophyten wird durch die Verwendung einer 4,5 mm-Fräse erleichtert (Abb. 4). Das laterale und mediale Portal sollten für das Arthroskop und die Fräse

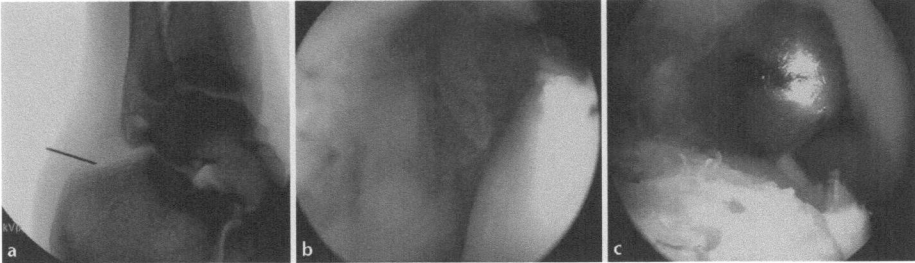

Abb. 2a–c. Weichteilresektion mit Full Radiusresektor

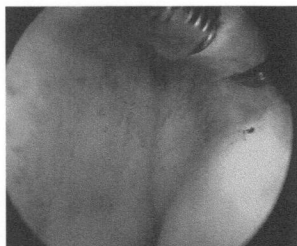

Abb. 3. Weichteilresektion mit VAPR

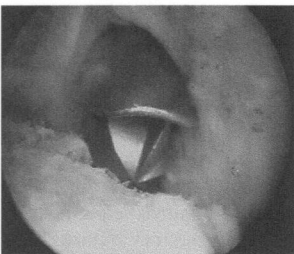

Abb. 4. Ossäre Resektion mit der Kugelfräse

austauschbar sein, um sicher den Knochen aus allen Bereichen entfernen zu können. Die Achillessehne wird während des gesamten Prozedere vor Verletzungen geschützt, indem die geschlossenden Enden der Fräse schützend davor gehalten werden. Der Synovialresektor entfernt abschließend das lockere Gewebe, die Knochenreste und glättet die rauen Ränder. Alle genannten Operationsschritte können jederzeit mittels Bildwandler kontrolliert und dokumentiert werden. Zum Abschluss wird ein seitliches Röntgenbild zur Dokumentation der Knochenresektion angefertigt. Es wird eine Redondrainage eingelegt, die jedoch unbedingt ohne Sog arbeiten soll, da es ansonsten rasch zu einem Blutverlust von 300–400 ml aus dem spongiösen Teil des Kalkaneus kommen kann. Es folgt der Hautverschluss und die Anlage des sterilen Hautverbandes. Hierbei werden zwei eingerollte Kompressen beidseits der Achillessehne platziert und ein Kompressionsverband angelegt.

■ **Nachbehandlung.** Den Patienten wird das Anheben des Fußes für die ersten 5 Tage empfohlen. Bei einer Teilbelastung für den Zeitraum von 2 Wochen kann im Anschluss eine zunehmende Vollbelastung erfolgen. Reguläres Schuhwerk sollte für 6 Wochen nicht getragen werden. Ein Sportverbot wird für mindestens 12 Wochen empfohlen.

Klinische Erfahrungen

Wir konnten die ersten 30 Patienten (19 männliche und 11 weiblich) nachuntersuchen, bei denen wir eine EKP durchgeführt hatten (Jerosch et al. 2003). Der Nachuntersuchungszeitraum reichte von 2 bis 24 Monaten mit einem Durchschnitt von 14,2 Monaten. Das durchschnittliche Alter war 34 Jahre mit einer Altersspanne von 24–56 Jahren. 17mal wurde der rechte und 13mal der linke Fuß operiert. In allen Fällen war eine konservative Therapie für mehr als 6 Monate durchgeführt worden, ohne eine Besserung zu bewirken. Alle Patienten zeigten im Röntgenbild eine Haglund-Exostose. Bei Patienten mit einer Varusfehlstellung wurde keine EKP durchgeführt. Ein Lokalanästhesie-Test zum Nachweis einer retrocalcanealen Bursitis wurde bei allen Patienten durchgeführt und wurde von allen Patienten positiv bewertet.

Bei 16 Patienten war präoperativ ein MRT durchgeführt worden; bei 12 dieser 16 Patienten zeigte sich eine retrocalcaneale Bursa mit cranialer Protrusion. Auffällig war bei einigen Patienten eine intratendinöse Signalanhebung in der Achillessehne oder der Hinweis auf eine Partialruptur am Ansatz der Sehne. Endoskopisch konnten sich diese Partialläsionen der Achillessehne dann bestätigen.

Bei zwei Patienten lag eine Szintigraphie vor. Bei beiden fand sich eine Mehrbelegung im Bereich der Haglund-Exostose.

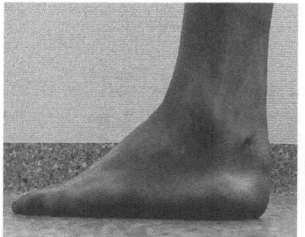

Abb. 6. Hautinzision nach endoskopischer Kalkaneoplastik

Die klinische Evaluation erfolgte mit dem Ogilvie-Harris-Score (Ogilvie-Harris et al. 1993), bei dem verschiedene Parameter dokumentiert werden. Dieser Score wurde ausgewählt, da er auch schon von van Dijk et al. (2001) verwendet wurde und so die Ergebnisse vergleichbar gemacht werden konnten.

10 Patienten zeigen im Ogilvie-Harris-Score ein gutes und 17 ein sehr gutes Ergebnis. Bei 3 Patienten war das Ergebnis nicht zufriedenstellend; 2 dieser 3 Patienten wurden simultan bilateral operiert.

Die Verwendung des C-Bogens wurde von Operation zu Operation seltener. Wurde bei den ersten Operationen die Menge der knöchernen Resektion noch in kurzen Zeitintervallen überprüft, so wurde bei den letzteren Operationen nur noch ein seitliches Abschlussröntgen durchgeführt.

Bei 28 Patienten zeigten die postoperativen Röntgenkontrollen, dass die angestrebte Knochenresektion im Rahmen der EKP erreicht wurde (Abb. 5a,b). Schon nach 2 Tagen zeigte sich nur noch eine sehr geringe Schwellung (Abb. 6).

Wegen der kleinen Zugangswege und der raschen subjektiven Zufriedenheit mit nur geringen postoperativen Schmerzen führten einige Patienten gegen unseren Rat eine frühe Vollbelastung durch. Diese Patienten entwickelten eine schmerzhafte lokale Schwellung, die trotz Gegenmaßnahmen für mehrere Wochen nachweisbar war. Zwei Patienten brauchten 12 Wochen bis zur Genesung, weshalb wir eindringlich auf die Verwendung von Unterarmgehstützen hinweisen.

■ **Komplikationen.** Es fanden sich weder neurovaskuläre Komplikationen noch intra- oder postoperative Infektionen. Bei einem der ersten Patienten zeigte sich bei der Kontrolle nach 2 Wochen eine oberflächliche Hautrötung, welche aufgrund des Verlaufes offensichtlich von erwärmter Spüllösung stammte. Bei dem relativ geringen Flüssigkeitsvolumen, in welchem man arbeitet, kann die gesamte Spüllösung im Operationsfeld offensichtlich soweit erwärmt werden, dass es zu oberflächlichen Hautreizungen kommen kann. Nach 6 Wochen waren diese Hauterscheinungen nicht mehr nachweisbar. Aufgrund dieser Erfahrung achten wir darauf, dass beim Einsatz des bipolaren Resektionsgerätes immer ein hoher Flüssigkeitsfluss gewährleistet ist. Weiterhin reduzieren wir den Einsatz auf ein Minimum und favorisieren eher mechanische Instrumente.

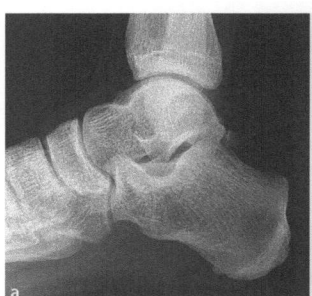
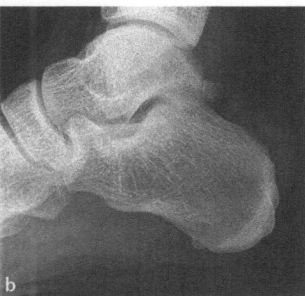

Abb. 5a,b. Prä- (a) und post-operative (b) Kontrollröntgenaufnahmen

Diskussion

Die Achillessehne inseriert an der dorsalen Oberfläche des Kalkaneus (Goss 1959) (Abb. 7). Eine retrocalcaneale Bursa zwischen der Achillessehne und der superioren Tuberositas des Kalkaneus wird konstant gefunden (Keck/Kelly 1965, Leach et al. 1981) (Abb. 8). Dies entspricht auch unseren präoperativen Befunden im MRI (Abb. 9) sowie den intraoperativen Befunden bei der Endoskopie. Die histologische Untersuchung der Bursa zeigt im anterioren Teil, der dem Kalkaneus anliegt, eine fibrös-knorpelige Zusammensetzung und im posterioren Teil, welcher der Achillessehne anliegt, ein Epitenon, welches von dem der Achillessehne nicht zu unterscheiden ist (Frey et al. 1989). Die Verflechtung der Achillessehne mit der Bursa ist vielleicht das Ergebnis eines partiellen Aufbruches oder einer chronisch inflammatorischen Genese (Schepsis/Leach 1987). Die biomechanischen Untersuchungen zeigen, dass seinerseits durch die Dorsalflexion des Fußes ein zunehmender Druck auf die retrocalcaneale Bursa erzeugt wird, anderseits durch die Plantarflexion des Fußes der Druck reduziert wird (Ruch 1974, Canoso et al. 1988). Die Hauptfunktion der Bursa ist wahrscheinlich die des Distanzhalters zwischen der Achse vom Sprunggelenk und der Achillessehne (Ruch 1974, Canoso 1988).

Die anatomische Formgebung der superioren Tuberositas des Os calcis ist variabel und reicht von hyperkonvex über normal bis hin zu hypokonvex (Mann 1986). Heneghan und Pavlov (1982, 1984) beschrieben das Os calcis als den anatomischen Orientierungspunkt in der lateralen radiologischen Projektion. Die Einschätzung des Os calcis und die Einschätzung der Biomechanik des Fußes können am besten in der seitlichen Projektion durchgeführt werden (Pavlov et al. 1982, Burhenne/Connell 1986). In dieser Projektion kann nach der Methode von Fowler und Philip (1945) der hintere calcaneare Winkel gemessen werden, der ab einem Winkel von größer als 75 Grad signifikant für eine Haglund-Exostose ist. Nach Ruch (1974) ist die Korrelation von radiologischem Aussehen und der klinischen Symptomatik eindeutiger gegeben, wenn eine Kombination von calcanearem Winkel und der Inklination des Kalkaneus gemessen wird, so ist ein kombinierter Winkel von größer als 90 Grad signifikant für eine Haglund-Exostose. Durch eine Varusfehlstellung wird dieses Problem verschlimmert (Stephan 1994).

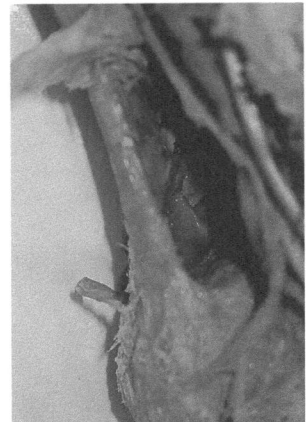

Abb. 7. Fächerförmiger Ansatz der Achillessehne

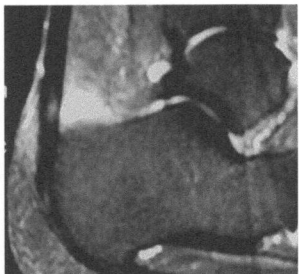

Abb. 8. Retrocalcaneare Bursa und intratendinöse Signalanhebung in der Achillessehne

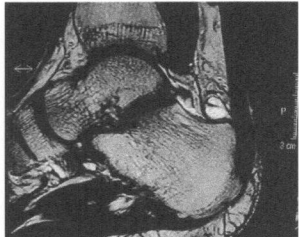

Abb. 9. MRI mit retrocalcanearer Bursa

Heneghan und Pavlov (1984) fanden, dass beim Hochheben der Ferse der Winkel verringert wird und der Fuß im Schuh nach vorne rutscht. So entfernt sich der Kalkaneus von der Schuhferse, wodurch der Schmerz reduziert wird. Normalerweise ist die Bursitis jedoch idiopathischer Genese, doch nach Hartmann

(1981) und Ippolito et al. (1984) sollte durch Prüfung der Laborparameter eine systemische Manifestation einer rheumatoiden Arthritis und Gicht ausgeschlossen werden, da diese Erkrankungen ebenfalls zu einer retrocalcanealen Bursitis führen können.

Frey (1989) fand bei Patienten mit symptomatischer Bursitis eine geringere Kontrastmittelaufnahme und eine unregelmäßigere Binnenstruktur als bei asymptomatischen Patienten. Fiamengo et al. (1982) empfehlen Patienten mit hinterem Fersenschmerz die Resektion des posterior-superioren Anteil des Kalkaneus, sowie die Entfernung des degenerativen und kalzifizierten Weichteilgewebes. Doch in einer neuerlichen Untersuchung von Schneider et al. (2000) zeigten sich jedoch nur bei 69% der Patienten mit Resektion von Knochen, Bursa und Weichteilgewebe eine Besserung der Symptomatik. Die Autoren empfehlen deshalb eine gewissenhafte Durchführung der konservativen Maßnahmen und eine zurückhaltende operative Indikationsstellung. Zu den konservativen Maßnahmen zählen nach Schepsis (1987) zuerst die Vermeidung fester Schuhe, zweitens die Modifikation der Aktivitäten, drittens die Verwendung von Wattierungen, viertens Fersenkeile zur Erhöhung der Ferse und fünftens die Dehnung und Stärkung des Gastrocnemius-Soleus-Komplexes. Des Weiteren wird die orale Gabe von antiflammatorischen Medikament und die Injektion von Kortikosteroiden in die retrocalcaneare Bursa empfohlen. Kennedy und Willis (1976) berichten über Nekrosen der Achillessehne nach Steroid-Injektionen. Direkt in die Sehne gesetzte Injektionen führen zu einer Schwächung der Sehne für mindestens 14 Tage, was unter Umständen zur Ruptur der Sehne führen kann.

Mehrere Autoren haben über die Behandlung von Fersenschmerz bei Athleten berichtet. Dabei werden verschiedene operative Zugangswege als geeignet beschrieben. Clancy (1980) fand eine gelenkähnliche Oberfläche am superioren Kalkaneus an der ein Kontakt zur Achillessehne besteht. Seiner Meinung nach entsteht eine Bursa aufgrund einer andauernden Überstrapazierung und einer knöchernden Vergrößerung aufgrund eines externen Druckes. Die Patienten, die nicht von einer konservativen Therapie profitierten, hatten eine Cavus-Missbildung und profitierten von einer offenen Osteotomie.

Schepsis und Leach (1987) beschrieben einen chirurgischen Zugang mit einen 1 cm langen medialen Längsschnitt entlang der Achillessehne, der im Bedarfsfall J-förmig weitergeführt werden kann. Das chirurgische Verfahren behandelt die vorgefundene Pathologie, die begleitende Sehnenscheidenentzündung oder Tendinitis wird durch die Entfernung der Sehnenscheide therapiert.

Jones und James (1984) berichten über 10 Patienten (Alter von 21 bis 42 Jahren), die nicht von einer konservativen Therapie profitierten, und deshalb eine partielle calcaneare Exostosenentfernung mit Bursektomie durchgeführt wurde. Der chirurgische Eingriff erfolgte durch einen beidseitigen Längsschnitt neben der Achillessehne, die knöcherne Erhebung wurde vorsichtig mit einer Kürette und einem Rongeur entfernt, so dass hinter der Achillessehne kein störender Knochen mehr vorhanden war.

McGarvey et al. (1998) beschreiben ein Verfahren, bei dem in der Mittellinie 2 cm proximal des Achillessehnenansatzes ein Schnitt bis 4 cm distal des Ansatzes verlängert wird. Zentral wird ein vollständiges Sehnensplitting über die gesamte Hautinzision durchgeführt. Des Weiteren erfolgt ein Debridement des entzündeten oder nekrotischen Gewebes sowie die Entfernung des knöchernen Gewebes. Durch eine aggressive Resektion der Bursa wird sicher gestellt, dass der Rand der Resektion adäquat ist und so ein erneuter Eingriff vermieden wird.

Die große Anzahl unterschiedlicher intraoperativer Zugänge zum retroachillären Raum, weist bereits auf die klinische Problematik hin. Trotz des nahe subkutan gelegenen Operationsgebietes, ist die komplette Einsicht nicht einfach. Dies kann durch das hier vorgeschlagene operative Vorgehen erheblich verbessert werden.

Es hat zahlreiche Komplikationen bei den offenen Verfahren gegeben, so wurden Hautrisse (Angermann 1990), Achillessehnen-Avulsionen (Le Ta 1961), Schwächung des Kalkaneus bei Entfernung eines posterio-superioren Knochenstückes (Periman 1992), rezidivierende Schmerzen (Nesse 1993), Kelloidbildung und Narbensensationen (Learch et al. 1993), Hypästhesie im Bereich der Narbe (Pauker et al. 1992) und schließlich Sensationen im Bereich der Ferse (Nesse 1993) dokumentiert. Es ist zu erwarten, dass durch ein endoskopisches Verfahren die Mehrzahl dieser Komplikationen vermieden werden können.

In der Chirurgie des Sprunggelenkes haben die arthroskopischen Verfahren die offenen Verfahren vielfach verdrängt. Die Vorteile der arthroskopischen Verfahren liegt in einer direkten Visualisation, der reduzierten Morbilität, dem reduzierten postoperativem Schmerz, der früheren zweckmäßiger Rehabilitation und der Möglichkeit einer ambulanten Behandlung (Jerosch et al. 1994, 1996, Jerosch 1999, 2000). Die kleinen Zugangswege für die Arthroskopie sind mit einer geringeren Komplikationsrate an Wund- und Weichteilproblemen verbunden. Diese Vorteile der arthroskopischen Operationen sind auch in Fällen von calcanearen Resektionen vorhanden (van Dijk 2001). Chirurgen, die mit dem Arthroskop vertraut sind, werden der endoskopischen Technik den Vorzug gegenüber den offenen Verfahren geben.

Fazit und klinische Relevanz

- Es besteht Bedarf, die Ergebnisse der konventionellen offenen OP-Technik zu verbessern:
  - Nicht zufriedenstellender Anteil guter Ergebnisse
  - Relativ hohe Inzidenz von Komplikationen
  - Viele unterschiedliche Zugangswege
- Der minimalinvasive Ansatz mit Hilfe der EKP könnte hierzu einen Beitrag leisten
- Die Übersicht ist nach einer kurzen Lernphase besser als bei der offenen Technik
- Es wird mehr Pathologie erkennbar als bei der offenen Technik
- Die nächsten Jahre und die Ergebnisse anderer Operateure werden zeigen müssen, ob dieser Ansatz erfolgreich ist.

Literatur

1. Angermann P (1990) Chronic retrocalcaneal bursitis treated by resection of the calcaneus. Foot Ankle 1990, 10: 285-287
2. Burhenne II, Connell DG (1986) Xeroradiography in the diagnosis of the Haglund syndrome. J Can Assoc Radiol 37: 157-160
3. Canoso JJ, Liu N, Trail MR, et al (1988) Physiology of the retrocalcaneal bursa, Ann Rheum Dis 47: 910-912
4. Clancy WO (1980) Runners' injuries. Part two. Evaluation and treatment of specific injuries. Am J Sports Med 8: 287-289
5. Fiamengo SA, Warren RF, Marshall JL et al (1982) Posterior heel pain associated with a calcaneal step and Achilles tendon calcification. Clin Orthop 167: 203-211
6. Fowler A, Philip JF (1945) Abnormality of the calcaneus as a cause of painful heel: its diagnosis and operative treatment. Br J Surg 32: 494-498
7. Frey C, Rosenberg Z, Shereff MJ (1989) The retrocalcaneal bursa: anatomy and bursography. Am Orthop Foot and Ankle Society Specialty Day Meeting, Las Vegas, February
8. Goss CM (1959) Gray's anatomy, ed 27. Lea & Febiger, Philadelphia, pp 544-553
9. Haglund P (1928) Beitrag zur Klinik der Achillessehne. Zeitschr Orthop Chir 49: 49-58
10. Hartmann HO (1981) The tendon sheaths and synovial bursae of the foot. Foot Ankle 1: 247-296
11. Heneghan JA, Pavlov H (1984) The Haglund painful heel syndrome. Experimental investigation of cause and therapeutic implications. Clin Orthop 187: 228-234
12. Ippolito E, Ricciardi-Pollini PT (1984) Invasive retrocalcaneal bursitis: a report on three cases. Foot Ankle 4: 204-208
13. Jerosch J, Steinbeck J, Schröder M, Halm H (1994) Arthroscopic treatment of anterior synovitis of the ankle in athletes. Knee Surg, Sports Traumatol, Arthroscopy 2: 176-181
14. Jerosch J, Steinbeck J, Schröder M, Reer R (1996) Arthroscopicaly assisted arthrodesis (AAA) of the ankle joint. Arch Orthop Trauma Surg 115: 182-189
15. Jerosch J (1999) Arthroskopische Operationen am oberen Sprunggelenk. Indikationen, Technik, Ergebnisse, Komplikationen. Orthopäde 28: 538-549
16. Jerosch J (2000) Endoscopic release of plantar fasciitis – a benign procedure? Foot Ankle Int 21: 511-513
17. Jerosch J, Nasef NM (2003) Endoscopic calcaneoplasty – rationale, surgical technique and early results: a preliminary report. Knee Surg Sports Traumatol Arthrosc 11:190-195
18. Jerosch J, Nasef NM, Schunck J (2003) Indikation, OP-Technik und Ergebnisse der Endoskopischen Kalkaneoplastik (EKP). 20. Kongress der Deutschsprachigen Arbeitsgemeinschaft für Arthroskopie, 3./4. Oktober 2003, Dresden
19. Jones DC, James SL (1984) Partial calcaneal osteotomy for retrocalcaneal bursitis. Am J Sports Med 12: 72-73
20. Keck SW, Kelly PJ (1965) Bursitis of the posterior part of the heel: evaluation of surgical treatment of 18 patients. J Bone Joint Surg 47A: 267-273
21. Kennedy JC, Willis RB (1976) The effects of local steroid injections on tendons: a biomechanical and microscopic correlative study. Am J Sports Med 4: 11-21
22. Le TA, Joseph PM (1981) Common exostectomies of the rearfoot. Clin Pediatr Med Surg 8, 1991: 601-623
23. Leach RE, James S, Wasilewski S (1981) Achilles tendinitis, Am J Sports Med 9: 93-98
24. Leach Rechts, Dilorio E, Harney RA (1983) Pathological hindfoot conditions in the athlete. Clin Orthop 177: 116-121
25. Mann RA (ed) (1986) DuVries surgery of the foot, ed 5. Mosby, St. Louis
26. McGarvey WC, Sparks M, Baxter DE (1998) Causes of heel pain. The rational approach to diagnosis,

management, and salvage of complications. Foot Ankle Clin 3:175–187
27. Nesse E, Finsen V (1993) Poor results after resection for Haglund's heel. Analysis of 35 heels treated by arthroscopic removal of bony spurs. J Bone Joint Surg 5B: 437–440
28. Ogilvie-Harris DJ, Mahomed N, Demaziere A (1993) Anterior impingement of the ankle treated by arthroscopic removal of bony spurs. J Bone Joint Surg 75B: 437–440
29. Pauker M, Katz K, Yosipovitch Z (1992) Calcaneal osteotomy for Haglund's disease. J Foot Surg 31: 558–589
30. Pavlov H, Heneghan MA, Hersh A et al (1982) The Haglund syndrome: initial and differential diagnosis. Radiology 144: 83–88
31. Periman MD (1992) Enlargement of the entire posterior aspect of the calcaneus: Treatment with the Keck and Kelly Calcaneal osteotomy. J Foot Surg 31: 424–433
32. Ruch JA (1974) Haglund's disease. J Am Pediatr Assoc 64: 1000–1003
33. Schepsis AA, Leach RE (1987) Surgical management of Achilles tendinitis. Am J Sports Med 15: 308–315
34. Schnieder W, Niehus W, Knahr K (2000) Haglund's syndrome: Disappointing results following surgery: A clinical and radiographic analysis. Foot Ankle Int Jan 21(1): 26–30
35. Stephens MM (1994) Haglund's deformity and retrocalcaneal bursitis. Orthop Clin North Am 25: 41–46
36. van Dijk CN, van Dyk CE, Scholten PE, Kort NP (2001) Endoscopic Calcaneoplasty. Am J Sports Med 29: 185–189

Endoskopisches Release der Plantarfaszie (ERPF)
Indikation, OP-Technik und Ergebnisse

J. Jerosch, J. Schunck, D. Liebsch, T. Filler

Einleitung

Der plantare Fersenschmerz ist in Fußambulanzen ein relativ häufig auftretendes klinisches Problem, welches den Patienten zum Teil erheblich belastet. Die Therapie ist dabei allerdings keineswegs einheitlich und auch nicht immer erfolgreich.

Es wird allgemein anerkannt, dass der plantare Fersenschmerz als Traktionsperiostitis der plantaren Faszie u. U. in Kombination mit degenerativen Veränderungen oder gar Rupturen der Faszie anzusehen ist, wobei sogar lokale nervale Strukturen in die Pathogenese einbezogen sein können (Chandler/Kibler 1993, Sadat-Ali 1998). Zur bildgebenden Diagnostik werden neben dem Röntgenbild auch die Sonographie (Cardinal 1996, Kane et al. 1998, Wall 1993), die Szintigraphie (Tudor et al. 1997) oder gar die Kernspintomographie (Kier 1994) empfohlen.

Die konservativen therapeutischen Ansätze reichen von Orthesen (de Souza/Reed 1997, Mizel 1996, Powell et al. 1998, White 1997), über balneophysikalische Maßnahmen und Injektionen (Chandler 1998, Chandler/Kibler 1993, Gill/Kiebzak 1996, Sollitto et al. 1997, Wolgin et al. 1994) bis hin zu Stoßwellen- oder Laserbehandlungen (Basford et al. 1998, Krischek 1998).

Bei Versagen der konservativen Maßnahmen und entsprechendem Leidensdruck des Patienten kann ein operatives Release der Faszie indiziert sein (Daly et al. 1992, Graves et al. 1994). Mit zunehmender Erfahrung in den endoskopischen Operationsverfahren wird von verschiedenen Autoren hier auch die endoskopische Vorgehensweise empfohlen (Barrett/Day 1991, Brekke/Green 1998, Hawkins et al. 1995, Sammarco/Helfrey 1996, Tomczak/Haverstock 1995).

Ziel der vorliegenden Untersuchung ist es, die anatomischen Gegebenheiten, die Indikation, die OP-Technik sowie die Ergebnisse des endoskopischen Releases der Plantarfaszie darzustellen.

Material und Methode

■ **Anatomische Untersuchungen:** An 5 Thiel-fixierten Präparaten wurde eine biportale Technik zum endoskopischen Release der Plantarfaszie erprobt. Ziel war es hierbei zum einen, die Relation zwischen Plantarfaszie und plantarem Fersensporn zu evaluieren; zum anderen wurde eine Technik etabliert, bei welcher nur 50–70% der medialen Plantarfaszie vom Kalkaneus abgelöst wurde.

■ **Radiologische Untersuchungen.** Bei 4 Patienten mit dem klinischen Bild einer Plantarfasciitis wurde eine Computertomographie durchgeführt. Die Untersuchung erfolgte in Spiraltechnik mit einem 4-Zeilen-MS-CT (Aquillion, Toshiba, Deutschland) in 1 mm Schichtdicke, 5,5 mm Tischvorschub und 3 mm Rekonstruktionsschichtdicke. Aufgrund der primär sehr dünnen Schichtdicke ergeben sich exzellente coronare und sagittale MPR-Rekonstruktionen, die automatisiert über den CT-Rechner erstellt werden. Prinzipiell ist auch eine Untersuchung mit einem Single-Slice-CT möglich, entscheidend ist die Anwendung sehr dünner Schichtdicken.

Zusätzlich wurden aus dem axialen Rohdatensatz 3D-Rekonstruktionen an einer Nachbearbeitungskonsole erstellt. Die 3D-Rekonstruktionen sind in sämtlichen Raumrichtungen rotierbar, so dass sich multidirektionale Ansichten des Calcanues ergeben.

Die Untersuchungsdauer beträgt nach der Lagerung des Patienten etwa 20–30 Sekunden, mit einem Single-Slice-CT knapp 1 Minute. Der zusätzliche Rechneraufwand für die coronaren und sagittalen MPR-Rekonstruktionen sowie für die 3D-Rekonstruktionen beträgt nur wenige Minuten.

Da der Fuß ein geringes Untersuchungsvolumen hat, können die Untersuchungsparameter (kV mit 100 und die MAS mit 50) sehr gering gehalten werden, so dass insgesamt eine relativ geringe Strahlenbelastung mit 100 mGy resultiert.

■ **Patienten.** Über einen Zeitraum von 5 Jahren wurde diese Technik bei 10 männlichen und 7 weiblichen Patienten mit dem klinischen Bild einer Plantarfasziitis durchgeführt. Das mittlere Alter der Patienten betrug 35 Jahre (24–56 Jahre). Alle Patienten durchliefen zunächst konservative Therapiemaßnahmen von zumindest 6 Monaten.

■ **Operationstechnik.** Die ersten 5 Patienten wurden in Bauchlage unter Zuhilfename eines Bildwandlers operiert. Die übrigen Patienten in Rückenlage ohne intraoperative Bildwandlerkontrolle. Mit Hilfe einer Spinalnadel wurde zunächst der Ansatzbereich der Plantarfaszie am Kalkaneus von lateral palpiert (Abb. 1). In diesem Bereich wurde eine oberflächliche Stichinzision angelegt, welche mit einer stumpfen Klemme bis zum Kalkaneus erweitert wurde.

Mit dem stumpfen Troikar im Arthroskopieschaft wurde der Unterrand des Kalkaneus palpiert. Der Arthroskopieschaft wurde dann zur medialen Seite soweit vorgeschoben, dass er unter der Haut zu palpieren ist (Abb. 2). Die Hautinzision erfolgte oberflächlich und das Subkutangewebe wurde mit einer Klemme gespreizt. Von medial wurde entweder ein Shaver oder ein bipolares Resektionsinstrument eingeführt, um zunächst den plantaren Fersensporn zu identifizieren und von Weichteilgewebe zu befreien. Die Plantarfaszie setzt nicht an der Spitze des Spornes, sondern unter dem Sporn an. Falls erforderlich, wurde der Sporn mit einer Kugelfräse in biportaler Technik entfernt (Abb. 3). Dies wurde von uns immer angestrebt, um die Patientencompliance zu erhöhen (Abb. 4). Nach Resektion des Spornes erfolgte die Identifikation der Plantarfaszie; wobei je-

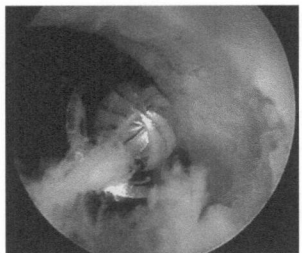

Abb. 3. Kugelfräse am plantaren Sporn

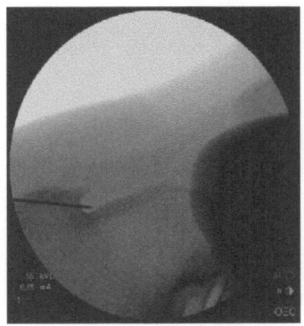

Abb. 1. Identifikation des plantaren Spornes mit der Nadel

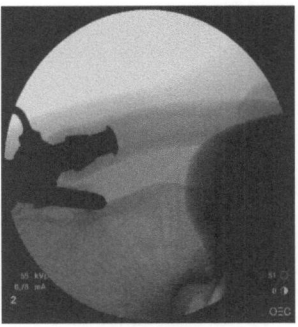

Abb. 2. Arthroskop im endoskopischen OP-Gebiet

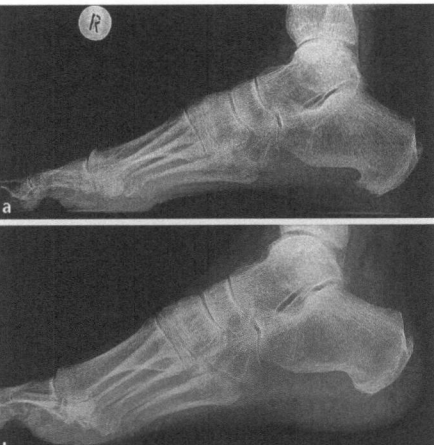

Abb. 4. Seitliches Röntgenbild vor (**a**) und nach (**b**) der Entfernung des plantaren Sporns

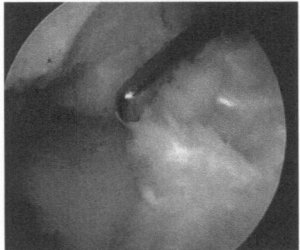

Abb. 5. Zustand nach partiellen Release der Plantarfaszie

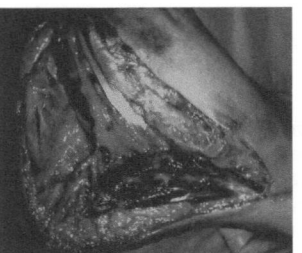

Abb. 6. Anatomischer Situs im Bereich des medialen Kalkaneus

weils angestrebt wurde, nur etwa 50% des medialen Ansatzes der Plantarfaszie zu lösen (Abb. 5). Abschließend Einlage einer Redondrainage ohne Sog-Verschluss der Stichinzisionen mit Einzelknopfnähten.

■ **Nachbehandlung.** Konsequente Hochlagerung des Beines zunächst für 2–3 Tage und lediglich Teilbelastung für 3 Wochen. Da die Patienten nur kurzzeitig stationär lagen, war dieses nicht immer zu überprüfen. Bei den klinischen Nachkontrollen und den Nachuntersuchungen hatte man jedoch nicht immer das Gefühl, dass diesen Empfehlungen gefolgt wurde.

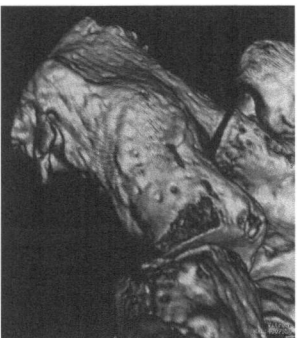

Abb. 7. 3D-Rekonstruktion des Kalkaneus mit der Darstellung von zwei plantaren Fersoenspornen

Ergebnisse

■ **Anatomische Untersuchung.** Die anatomische Studie belegte, dass der Eingriff technisch möglich ist. Hierbei ist jedoch auf die anatomische Nähe der neurovaskulären Strukturen zu achten. Dies gilt insbesondere für den Endast des N. tibialis, welcher zum M. abductor digiti minimi zieht (Abb. 6). Bleibt man mit dem endoskopischen OP-Feld jedoch am plantaren Fersensporn sowie dem proximalen Ansatz der Plantarfaszie, ist eine Verletzung des Nerven zu umgehen. Weiterhin fiel bei der anatomischen Untersuchung auf, dass in den Fällen, bei denen ein plantarer Fersensporn vorhanden ist, dieser oftmals zweigeteilt vorhanden ist.

■ **Radiologische Untersuchung.** Die Dünnschicht -Spiral-CT des Calcaneus mit anschließender multidirektionaler 3D-Rekonstruktion zeigt entsprechend der anatomischen Beobachtungen, dass es sich bei dem sogenannten plantaren Fersensporn nicht um einen sondern um zwei Sporne handelt (Abb. 7). Diese projizieren sich

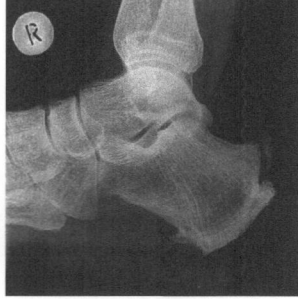

Abb. 8. Das seitliche Röntgenbild zeigt nur einen Fersensporn

im seitlichen Röntgenbild übereinander (Abb. 8) und sind somit nicht zu differenzieren. Auch ein konventionelles CT erlaubt nicht die sichere Differenzierung der beiden ossären Ansatzsporne. Aufgrund der guten Verfügbarkeit und der niedrigen Strahlenbelastung kann durchaus – soweit therapeutisch relevant – eine Spiral-CT des Calcaneus mit 3D-Rekonstruktion eine bessere Übersicht über die Situation ergeben.

■ **Klinische Ergebnisse.** Bei den ersten 5 Patienten wurde der Eingriff unter Bildwandlerkontrolle durchgeführt; bei den weiteren Patienten erfolgte die Resektion ohne intraoperative BV-Kontrolle. Bei allen Patienten konnte der Eingriff wie geplant durchgeführt werden. Die endoskopischen Portale heilten ohne Probleme. Die OP-Zeit betrug im Rahmen der Lernkurve mit OP-Zeiten zwischen 21 und 74 Minuten (MW: 41 Minuten) noch länger als in der offenen Technik. Der Nachuntersuchungszeitraum betrug zwischen 4 und 48 Monate (MW: 18,5 Monate). Bei 13 der 17 Patienten kam es zu einer klinischen Verbesserung und sie würden den Eingriff erneut durchführen lassen. 7 Patienten zeigten ein gutes und 6 ein sehr gutes Ergebnis im Ogilvie-Harris-Score. Bei 3 Patienten war der plantare Kalkaneussporn nur unzureichend reseziert. Dieses korrelierte jedoch nicht mit einem schlechteren Ergebnis.

Die postoperative Dauer der Beschwerden reichte von 2 Wochen bis 3 Monaten. Hierbei wiesen die Patienten, die initial konsequenter teilbelastet haben, eine kürzere Heilungsdauer auf.

Bei 2 Patienten war das initiale Ergebnis nicht zufriedenstellend. Die Ursache hier lag in einer ossären Ermüdungsreaktion des Kalkaneus (Abb. 9). Diese Komplikation wurde durch Entlastung über 6 Wochen symptomatisch behandelt. Nach Wiederaufnahmen der Belastung waren die beiden Patienten dann nach insgesamt 4 bzw. 6 Monaten subjektiv mit dem Ergebnis zufrieden.

Bei 2 weiteren Patienten stellten sich sekundäre Überlastungsprobleme an der lateralen Fußsäule ein. Diese waren bei starker körperlicher Belastung permanent vorhanden und therapeutisch nur schwer zu beeinflussen.

In unserem Patientengut fanden sich keine Infektionen oder neurovaskulären Komplikationen. Insbesondere traten keine sensiblen oder motorischen Ausfälle am lateralen Fußrand auf.

Diskussion

Die Basis der Behandlung der plantaren Fasziitis bilden die Belastungspause und eine lokale antiinflammatorische Therapie. Unterstützt wird diese Therapie durch die systemische Gabe von nichtsteroidalen Antiphlogistika und sollte durch eine Einlagenversorgung ergänzt werden. Hier sind eine Vielzahl unterschiedlicher Formen und Materialien bekannt. Ziel der Einlagenversorgung ist eine Umverteilung des Drucks vom überlasteten schmerzhaften Bereich auf den nicht empfindlichen Teil der Ferse. Daher ist eine alleinige Weichbettung der gesamten Ferse häufig unzulänglich. Die Weichbettung sollte nach vorne rinnenförmig auslaufen, da die Fascie ebenfalls länglich nach vorne verläuft. Eine kreisförmige Aussparung des sogenannten Fersensporns ist oftmals nicht hilfreich, da sie als Hypomochlion an ihrem vorderen Rand zu einem vermehrten Zug an der Fascie führt und die Schmerzen verstärkt. Eine mediale Abstützung am Sustentaculum tali ist sinnvoll, um gegebenenfalls eine zu starke Valgusachse des Rückfußes zu korrigieren und die entstehenden Kräfte von der Faszie auf gesunde Strukturen zu verteilen.

Bei anhaltenden Beschwerden trotz der Ausschöpfung dieser nichtinvasiven Maßnahmen ist die Infiltration mit einem Corticoid/Lokalanästhesie-Gemisch indiziert. Hierbei werden bis zu 2-3 Infiltrationen im Abstand von etwa 12 Wochen vorgenommen, in schwierigen Fällen gegebenenfalls unter Röntgenkontrolle.

Alle Autoren verweisen jedoch auf den relativ langen Behandlungsverlauf, der dem Patienten erläutert werden muss. Gleichfalls gilt schon beim ersten Gespräch mit dem Patienten zu bedenken, dass die Therapie nicht in allen Fällen zu befriedigenden Ergebnissen führt.

Die Behandlung der Fasziitis plantaris mit der extrakorporalen Stoßwellentherapie ist von Heller (1999) sehr gut zusammenfassend dargestellt worden. Der Wirkungsmechanismus die-

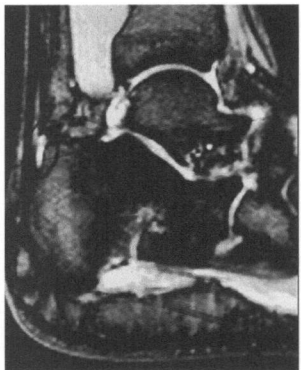

Abb. 9. Ermüdungsbruch des Kalkaneus nach endoskopischer Resektion

ser Methode ist letzlich unklar. Es existieren viele Studien mit vielen unterschiedlichen Geräten, Impulsraten und Energiestärken. Die Wirksamkeit scheint abhängig von Dauer und Stärke der Beschwerden zu sein. Erfolgsquoten von bis zu 88% werden beschrieben. Krischek wies 1998 daraufhin, dass der wahrscheinlich größte Effekt bei 3 × 500 Applikationen mit LA auftritt. Neuere Untersuchungen von Maier et al. (2000) wiesen daraufhin, dass Patienten mit einem Calcaneusödem eine bessere Prognose in der ESWT haben.

Erst nach Ausschöpfung sämtlicher konservativer Therapiemaßnahmen und weiterhin bestehenden Beschwerden sollte die Operation erwogen werden. Hierbei kommen die offene konventionelle Fasziotomie, die endoskopische Fasziotomie, die bildwandlergestützte Fasziotomie, die Neurolyse oder Denervation, die Calcaneusosteotomie oder die Calcaneusanbohrung evtl. mit Anhebung des Fettpolsters als Methoden zur Anwendung.

Bei der Entscheidung zur Operation müssen immer auch die möglichen resultierenden Komplikationen berücksichtigt werden. Möglich sind Wundheilungsstörungen, Nervenläsionen, Gefäßverletzungen, hypertrophe Narbenbildung und Calcaneusfrakturen (Manoli et al. 1992). Außerdem sind Residuen nach Operation für Arzt und Patient gleichermaßen frustran.

Die Erfolgsaussichten der klassischen offenen Fasziotomie wurden u.a. durch Vohra et al. (1999) aufgezeigt. Sie erzielten in 85% gute Ergebnisse bei 48 Patienten im 10-Jahresverlauf, weisen jedoch auf teilweise sehr lange Nachbehandlungszeiten bis zu einem Jahr hin.

Blanco et al. (2001) kamen sogar auf 100% gute Ergebnisse bei 38 Füßen nach einem Jahr. Das Problem der mikrochirurgischen Technik ist jedoch, die genaue Ausdehnung der Fasziotomie zu bestimmen, worauf Hawkins et al. (1995) hinwiesen.

Sicherlich ist bei den gedeckten endoskopischen Techniken das Risiko zu bedenken, eine iatrogene Verletzung von Strukturen im OP-Feld zu verursachen. Hierzu haben Reeve et al. (1997) eine interessante anatomische Studie durchgeführt. Sie zeigten auf, dass die mittlere Distanz zwischen Arthroskop und dem Nerven zum M. abductor digiti minimi an der medialen Begrenzung der Plantarfaszie nur etwa 6 mm beträgt. Dieses entspricht auch unseren Erfahrungen im Rahmen der anatomischen Studie. Beim Release der Plantarfaszie wurde der Nerv nicht verletzt.

Kinley et al. (1993) verglichen in einer prospektiven Studie die konventionelle offene mit der endoskopischen Technik bei 92 Eingriffen. 66 Operationen wurden in endoskopischer und 26 in offener Technik durchgeführt. Die Patienten mit endoskopischer Operation hatten weniger postoperative Beschwerden und nahmen ihre Arbeit 4 Wochen früher auf. Ungünstige Prädiktoren waren die präoperative Beschwerdedauer, das Ausmaß der konservativen Therapie sowie Übergewicht.

Diese Erfahrung der früheren Wiederaufnahme der Arbeit können wir anhand unserer Beobachtungen nicht unterstützen. Wie oben dargestellt versuchen wir zur Zeit bewusst, die Patienten über einige Wochen teilbelasten zu lassen, da auch das endoskopische Vorgehen, die grundlegende Biomechanik des Fußes natürlich nicht ändert.

Beim Lösen der Faszie ist u. E. besonders darauf zu achten, dass diese nur subtotal erfolgt. In einer biomechanischen Untersuchung evaluierten Murphy et al. (1998) den Effekt des plantaren Releases auf die mediale und laterale Säule sowie auf das Quergewölbe des Fußes. Sie konnten zeigen, dass ein komplettes Release zu einer deutlichen Abflachung der Strukturen führt. Auch Arangio et al. (1997) wiesen im Rahmen einer biomechanischen Modellrechnung auf eine ähnliche Problematik hin. Thordarson et al. (1997) zeigten, dass bereits ein partielles Release zu einer deutlichen Abschwächung der gewölbestabilisierenden Funktion führt. Brugh et al. (2002) wiesen darauf hin, dass maximal 50% der medialen Plantarfaszie gelöst werden sollten, da ansonsten statistisch signifikant häufiger eine lateraler Fußschmerz in den Folgemonaten entsteht.

Sellman (1994) berichtete über sponate Rupturen der Plantarfaszie nach Kortikoid-Injektionen. In einem großen Teil dieser Patienten kam es zu sekundären Problemen bis hin zu Frakturen im Bereich der Metatarsalia. Über ähnliche Erfahrungen berichteten Acevedo und Beskin (1998).

Erstaunlicherweise findet sich nach operativem Release unseres Wissens nach nur eine Literaturmitteilung über eine basisnahe Stressfraktur des Metatarsale III (Sammarco/Idusuyi 1998).

Da uns die biomechanischen Folgen einer spontanen Ruptur und operativen Durchtrennung der Plantarfaszie vergleichbar scheinen, ist es schwer verständlich, warum nach operativer

Therapie - ganz im Gegensatz zur Komplikation bei der konservativen Therapie - wenig über Sekundärfolgen berichtet wurde.

Smith et al. (2001) berichten über eine Resektion der Plantarfaszie mit ein Ho-YAG-Laser. Mit dieser gedeckten Technik erscheint es uns zum einen schwierig, nur die medialen 50% der Plantarfaszie zu durchtrennen und zum anderen die benachbarten Gefäß-Nervenstrukturen zu schonen. Die Autoren berichten auch nicht über Ergebnisse oder Komplikationen ihrer Technik.

Fazit und klinische Relevanz

Die Technik des endoskopischen Releases der Plantarfaszie (ERPF) ist standardisiert und reproduzierbar durchführbar. Sie führt zu guten mittelfristigen Ergebnissen. Ein Stabilitätsverlust der plantaren Verspannung sollte jedoch unbedingt vermieden werden. Im Rahmen der frühen Rehabilitationsphase erscheint es uns wichtig, trotz des minimalinvasiven Vorgehens nur eine vorsichtige Belastungssteigerung durchzuführen.

Literatur

Acevedo JI, Beskin JL (1998) Complications of plantar fascia rupture associated with corticosteroid injection. Foot Ankle Int 19: 91-97

Arangio GA, Chen C, Kim W (1997) Effect of cutting the plantar fascia on mechanical properties of the foot. Clin Orthop 339: 227-231

Barrett SL, Day SV, Pignetti TT, Robinson LB (1995) Endoscopic plantar fasciotomy: a multi-surgeon prospective analysis of 652 cases. J Foot Ankle Surg 34: 400-406

Barrett SL, Day SV (1991) Endoscopic plantar fasciotomy for chronic plantar fasciitis/heel spur syndrome: surgical technique - early clinical results. J Foot Surg 30: 568-570

Basford JR, Malanga GA, Krause DA, Harmsen WS (1998) A randomized controlled evaluation of low-intensity laser therapy: plantar fasciitis. Arch Phys Med Rehabil 79: 249-254

Batt ME, Tanji JL, Skattum N (1996) Plantar fasciitis: a prospective randomized clinical trial of the tension night splint. Clin J Sport Med 6: 158-162

Bedi HS, Love BR (1998) Differences in impulse distribution in patients with plantar fasciitis. Foot Ankle Int 19: 153-156

Brekke MK, Green DR (1998) Retrospective analysis of minimal-incision, endoscopic, and open procedures for heel spur syndrome. J Am Podiatr Med Assoc 88: 64-72

Brugh AM, Fallat LM, Savoy-Moore RT 2002 Lateral column symptomatology following plantar fascial release: a prospective study. J Foot Ankle Surg Nov/Dec, 41(6): 365-371

Cardinal E, Chhem RK, Beauregard CG, Aubin B, Pelletier M: Plantar fasciitis: sonographic evaluation. Radiology 201 (1996) 257-259

Chandler TJ (2002) Iontophoresis of 0.4% dexamethasone for plantar fasciitis. Clin J Sport Med 200, Jan 8(1): 68

Chandler TJ, Kibler WB (1993) A biomechanical approach to the prevention, treatment and rehabilitation of plantar fasciitis. Sports Med 15:344-352

Daly PJ, Kitaoka HB, Chao EY (1992) Plantar fasciotomy for intractable plantar fasciitis: clinical results and biomechanical evaluation. Foot Ankle 13: 188-195

de Souza H, Reed L (1997) An inexpensive „orthosis" for plantar fasciitis. Med J Aust 167: 509

Gill LH, Kiebzak GM (1996) Outcome of nonsurgical treatment for plantar fasciitis. Foot Ankle Int 17: 527-532

Graves RH 3rd, Levin DR, Giacopelli J, White PR, Russell RD (1994) Fluoroscopy-assisted plantar fasciotomy and calcaneal exostectomy: a retrospective study and comparison of surgical techniques. J Foot Ankle Surg 33: 475-481

Hawkins BJ, Langermen RJ Jr, Gibbons T, Calhoun JH (1995) An anatomic analysis of endoscopic plantar fascia release. Foot Ankle Int 16: 552-558

Heller KD (1999) Extracorporeal shockwave therapy in heel spur - analysis of the literature. Z Orthop Ihre Grenzgeb. Mar/Apr 137(2): 13-15

Kane D, Greaney T, Bresnihan B, Gibney R, FitzGerald O (1998) Ultrasound guided injection of recalcitrant plantar fasciitis. Ann Rheum Dis 57: 383-384

Kibler WB, Goldberg C, Chandler TJ (1991) Functional biomechanical deficits in running athletes with plantar fasciitis. Am J Sports Med 19: 66-71

Kier R (1994) Magnetic resonance imaging of plantar fasciitis and other causes of heel pain. Magn Reson Imaging Clin N Am 2: 97-107

Kinley S, Frascone S, Calderone D, Wertheimer SJ, Squire MA, Wiseman FA (1993) Endoscopic plantar fasciotomy versus traditional heel spur surgery: a prospective study. J Foot Ankle Surg 32: 595-603

Krischek O, Rompe JD, Herbsthofer B, Nafe B (1998) Symptomatic low-energy shockwave therapy in heel pain and radiologically detected plantar heel spur. Z Orthop 136: 169-174

Maier M, Durr HR, Kohler S, Staupendahl D, Pfahler M, Refior HJ, Meier M (2000) Analgesic effect of low energy extracorporeal shock waves in tendinosis calcarea, epicondylitis humeri radialis and plantar fasciitis. Z Orthop Ihre Grenzgeb, Jan/Feb, 138(1): 34-38

Manoli A 2nd, Harper MC, Fitzgibbons TC, McKernan DJ (1992) Calcaneal fracture after cortical bone removal. Foot Ankle. Nov/Dec, 13(9):523-525

Mizel MS, Marymont JV, Trepman E (1996) Treatment of plantar fasciitis with a night splint and shoe modification consisting of a steel shank and anterior rocker bottom. Foot Ankle Int 17: 732–735

Murphy GA, Pneumaticos SG, Kamaric E, Noble PC, Trevino SG, Baxter DE (1998) Biomechanical consequences of sequential plantar fascia release. Foot Ankle Int 19: 149–152

Powell M, Post WR, Keener J, Wearden S (1998) Effective treatment of chronic plantar fasciitis with dorsiflexion night splints: a crossover prospective randomized outcome study. Foot Ankle Int 19: 10–18

Reeve F, Laughlin RT, Wright DG: Endoscopic plantar fascia release: a cross-sectional anatomic study. Foot Ankle Int 1997 Jul, 18(7):398–401

Sadat-Ali M (1998) Plantar fasciitis/calcaneal spur among security forces personnel. Mil Med 163: 56–57

Sammarco GJ, Helfrey RB (1996) Surgical treatment of recalcitrant plantar fasciitis. Foot Ankle Int 17: 520–526

Sammarco GJ, Idusuyi OB (1998) Stress fracture of the base of the third metatarsal after an endoscopic plantar fasciotomy: a case report. Foot Ankle Int 19: 157–159

Sellman JR (1994) Plantar fascia rupture associated with corticosteroid injection. Foot Ankle Int 15: 376–381

Smith WK, Noriega JA, Smith WK Jr (2001) Resection of a plantar calcaneal spur using the holmium:yttrium-aluminum-garnet (Ho:YAG) laser. J Am Podiatr Med Assoc, Mar, 91(3):142–6

Sollitto RJ, Plotkin EL, Klein PG, Mullin P (1997) Early clinical results of the use of radiofrequency lesioning in the treatment of plantar fasciitis. J Foot Ankle Surg 36: 215–219

Thordarson DB, Kumar PJ, Hedman TP, Ebramzadeh E (1997) Effect of partial versus complete plantar fasciotomy on the windlass mechanism. Foot Ankle Int 18: 16–20

Tomczak RL, Haverstock BD (1995) A retrospective comparison of endoscopic plantar fasciotomy to open plantar fasciotomy with heel spur resection for chronic plantar fasciitis/heel spur syndrome. J Foot Ankle Surg 34: 305–311

Tudor GR, Finlay D, Allen MJ, Belton I (1997) The role of bone scintigraphy and plain radiography in intractable plantar fasciitis. Nucl Med Commun, Sep;18(9):853–856

Wall JR, Harkness MA, Crawford A (1993) Ultrasound diagnosis of plantar fasciitis. Foot Ankle 14: 465–470

White AD (1997) An inexpensive „orthosis" for plantar fasciitis. Med J Aust 166: 616

Vohra PK, Giorgini RJ, Sobel E, Japour CJ, Villalba MA, Rostkowski T (1999) Long-term follow-up of heel spur surgery. A 10-year retrospective study. J Am Podiatr Med Assoc, Feb; 89(2):81–88

Wolgin M, Cook C, Graham C, Mauldin D (1994) Conservative treatment of plantar heel pain: long-term follow-up. Foot Ankle Int 15: 97–102

Sprunggelenksendoprothetik

Die prothetische Versorgung des rheumatischen Spunggelenks
Mittelfristige Ergebnisse mit der zementfreien S.T.A.R.-Prothese

S. Schill, H. Thabe

Vorbemerkungen

Unser differentialtherapeutisches Konzept in den fortgeschrittenen LDE-Stadien 4 und 5 umfasst neben der Arthrodese auch die prothetische Versorgung des oberen Sprungelenkes. Die kritischen Ergebnisse mit zementiert verankerten Sprunggelenksprothesen der ersten Generation lassen die Arthrodese vorteilhaft erscheinen. Die Nachteile der Sprunggelenksarthrodese liegen jedoch in der langen Ruhigstellung, der erhöhten mechanischen Belastung der subtalaren Gelenke und dem Pseudarthroserisiko.

Die Sprunggelenksprothese gewährleistet eine schnelle Mobilisierung mit Verbesserung des Gangbilds. Entscheidend für die Rheumatienten ist der Erhalt der Abrollvorgänge und Korrekturmöglichkeiten im Sprunggelenk.

Wir berichten über 33 zementfreie Sprunggelenksprothesen, die in den Jahren 1992 bis 1999 implantiert wurden. In allen Fällen war die Diagnose einer chronischen Polyarthritis gesichert. Zum Operationszeitpunkt lag der Altersgipfel bei 51 Jahren. Der mittlere Nachuntersuchungszeitraum liegt bei 5,1 Jahren (2-9 Jahre).

Die Nachuntersuchung basierte auf dem Kofoed Ankle Score mit den Parametern Schmerz, Mobilität und Funktion. Zum Zeitpunkt der aktuellen Nachuntersuchung erreichten 27 Patienten mit S.T.A.R.-Prothesenversorgung eine gute und sehr gute Ergebniswertung. Dies entspricht einer Steigerung des Gesamtscores von präoperativ 44,7 auf durchschnittlich 86,2 Punkte postoperativ.

Die Beweglichkeit der operierten Sprunggelenke verbesserte sich für Extension/Flexion auf durchschnittlich plus 10°.

Die Röntgenverlaufskontrolle zeigte in 3 Fällen (9%) der zementfrei implantierten S.T.A.R.-Prothesen eine minimale „radiolucent line" vornehmlich der Tibiabasisplatte. Revisionspflichtige Komplikationen betrafen in zwei Fällen das Kunststoffgleitkernsystem. In beiden Fällen musste, aufgrund eines Gleitkernbruches bzw. Restinstabilität bei zu niedriger Gleitkernhöhe ein Gleitkernwechsel durchgeführt werden. Ein Einsinken der Taluskomponente auf dem Boden einer sekundären Talusnekrose erforderte einen zementierten Wechsel der Talusprothese.

Die aktuellen Nachuntersuchungsergebnisse zeigen im Literaturvergleich, dass die Sprunggelenksendoprothese eine ernst zunehmende Alternative zur Arthrodese ist. Voraussetzung für den erfolgreichen Einsatz der Sprunggelenksendoprothetik ist eine sorgfältige Indikationsstellung, eine exakte Operationstechnik unter Verwendung moderner Implantate und eine adäquate Nachbehandlung.

Einleitung

Die Häufigkeit des entzündlich-rheumatischen Sprunggelenk- und Rückfußbefalls liegt nach Literaturangaben zwischen 10 und 50% [28]. Klinisch imponiert eine schmerzhafte Gelenk- und Sehnenschwellung mit Belastungs- und Bewegungsschmerz. Die Funktionsdefizite des arthritschen Sprungelenks können der entscheidend limitierende Faktor für die Mobilität des Rheumapatienten werden.

Unser Konzept in den fortgeschrittenen LDE-Stadien [21] 4 und 5 umfasst neben der Arthrodese auch die prothetische Versorgung des oberen Sprungelenkes. Die Nachteile der Sprunggelenksarthrodese liegen in der langen Ruhigstellung, der erhöhten mechanischen Belastung der subtalaren Gelenke und dem Pseudarthroserisiko [1, 5, 7, 22]. Es resultiert ein hölzernes Gangbild mit Verlust der Korrekturmöglichkeiten im Sprunggelenk, welche zunehmend durch die Nachbargelenke kompensiert werden müssen

[17]. Die Arthrodese verbleibt als operative Rückzugsmöglichkeit bei schweren Destruktionen mit knöchernen Substanzverlusten und Instabilitäten.

Die Endoprothese ist heute eine sichere Alternative zu gelenkversteifenden Verfahrensstrategien, solange die lokalen Knochen- und Weichteilverhältnisse eine rekonstruktive Versorgung erfolgversprechend machen. Gerade für den Rheumapatienten ermöglicht die Endoprothese eine schnelle Mobilisierung mit Verbesserung des Gangbilds und Erhalt der Abrollvorgänge und Korrekturmöglichkeiten im Sprunggelenk.

Trotz dieser Vorteile wurde der künstliche Ersatz des Sprunggelenks lange Zeit als experimentell eingestuft und die Arthrodese als Methode der Wahl empfohlen. Ursächlich waren die ungünstigen Ergebnisse mit zementierten OSG-Prothesen der ersten Generation (Tabelle 1). Nach anfänglich optimistischen Resultaten, zeigten diese Modelle im mittelfristigen Verlauf nicht akzeptable Lockerungsraten zwischen 10 und 30% [9–12, 19, 26, 29].

Es handelte sich bei diesen Modellen um zementiert verankerte Polyethylen-Metall-Gleitpaarungen. Hauptfehlerquellen dieser Implantatgeneration sind die mangelhafte Anpassung an die Anatomie und Kinematik des Sprunggelenks mit teilweiser formschlüssiger Gelenkführung, und die zementierte insbesondere tibial stielgeführte Verankerung der Komponenten.

Am oberen Sprunggelenk stehen nur kleine Knochenkontaktflächen zur Verankerung der Prothesenkomponenten zur Verfügung. Histologisch-anatomische Untersuchungen der Tibia haben zeigen können, dass lediglich eine 1–1,5 cm breite subchondrale Knochenlamelle zur Implantatverankerung zur Verfügung steht [14]. Exzessive knöcherne Resektionen mit Stielverankerung im lockeren Fettmark müssen daher scheitern. Eine suffiziente Zement-Spongiosa-Verzahnung wird durch die dichte Knochenstruktur des talus erschwert. Die zementierte Verankerung von Sprunggelenksprothesen wird in der Literatur kritisch bewertet [13, 15, 29]. Eine biologische Fixation zementfreier Implantate konnte in vergleichenden Arbeiten deutlich bessere Ergebnisse erzielen [13, 27, 32]. Voraussetzung für die zementfreie Fixation ist eine gutes Knochenlager ohne nekrotische Veränderungen und eine sparsame Knochenresektion mit breitflächiger Implantatverankerung. Durch die Hydroxy-apatit-Beschichtung der Implantate konnte die initiale Osteointegration weiter verbessert werden [30].

Die zweite Generation von Sprunggelenksprothesen sind zementfrei implantierte, nichtgeführte, kongruent zylindrische 3-Komponenten-Systeme [2, 3, 13]. Die anatomisch geformte Taluskappe schließt die subtalaren Facetten ein. Der Kunststoff-Gleitkern erleichtert die Drehung in der Sprunggelenksgabel und die Kraftwirkung an der Prothesen-Knochen-Grenzfläche wird auf axiale Kompressionskräfte reduziert. Dies ermöglicht eine widerstandfreie physiologische Roll-Gleitbewegung des tibiotalaren Gelenkes und schütz die Implantat-Verankerung vor Scher-und Rotationskräften [13].

Entscheidend für den Erfolg der Sprunggelenksprothetik ist eine gute Indikationsstellung, das Prothesendesign, die Operationstechnik und eine adäquate Nachbehandlung.

Unsere Indikationen für die Sprunggelenksprothetik sind:
- Schmerzhaft-entzündlich veränderte Sprunggelenke mit zumindest noch minimal erhaltener Gelenkfunktion.
- Intakte Bandstabilität und gutes Knochenlager ohne nekrotische Veränderungen des Talus.
- Tibiotalare varus/valgus Achsabweichung unter 20°
- Erhaltene Korrekturmöglichkeiten der Rückfußfehlstatik.

Tabelle 1. Literaturübersicht Sprunggelenksprothesen der ersten Generation

Autoren	Prothese	NUZ (Jahre)	Radiolucentlines (%)	Revisonen (%)
Carlsson AS (1994) [4]	Bath-Wessex n=53	5	54	10,7
Jensen NC (1992) [10] Tillmann K (1997) [30] Schill S (1998) [27]	T.R.P n=190	5–12	31–54	2–25,4
Wynn AH (1992) [30]	Beck-Steffee n=36	10–13	90	27,7
Kitaoka HB (1994) [11, 12] Unger AS (1988) [31]	Mayo n=182	2–17	65	21–36

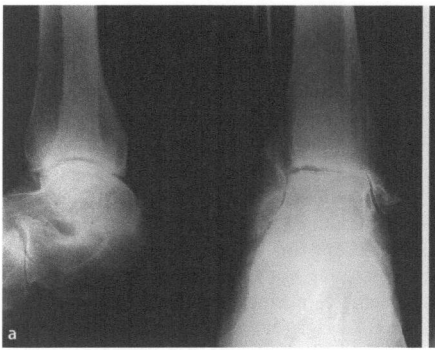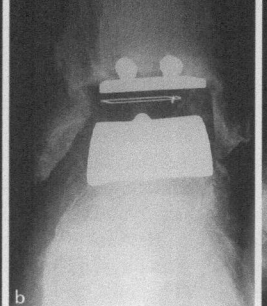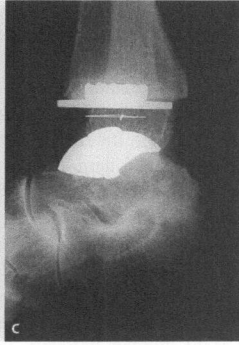

Abb. 1 a–c. a Röntgenbild ap. und seitlich vor Implantation einer S.T.A.R.-Prothese; b Röntgenbild ap. nach zementfreier S.T.A.R.-Prothesenversorgung; c Röntgenbild seitlich nach zementfreier S.T.A.R.-Prothesenversorgung

Material und Methodik

Im Zeitraum 1992 bis 1999 wurden 31 Patienten mit 33 zementfreien S.T.A.R.-(Scandinavian Total Ankle Replacement Link®) Sprunggelenksprothesen versorgt (Abb. 1). Zur Korrektur der Rückfußstatik wurde die prothetische Versorgung des oberen Sprunggelenks sechsmal mit einer subtalaren double Arthrodese (talocalcanear und talonavilular) kombiniert.

In allen Fällen war die Diagnose einer chronischen Polyarthritis gesichert. Die Erkrankungsdauer betrug durchschnittlich 9,8 Jahre. Zum Operationszeitpunkt lag der Altersgipfel bei 51 Jahren. Operiert wurden 27 Frauen und 2 Männer. Im Rahmen der aktuellen Kontrolluntersuchung konnten 28 Patienten mit 29 Sprunggelenken klinisch und radiologisch nachuntersucht werden. Eine Patientin war verstorben und zwei Patienten konnten nicht erreicht werden. Der mittlere Nachuntersuchungszeitraum liegt bei 5,1 Jahren (2–9 Jahre).

Die Nachuntersuchung basierte auf dem Kofoed Ankle Score [14] mit den Parametern Schmerz, Mobilität und Funktion. Zum Zeitpunkt der aktuellen Nachuntersuchung erreichten 27 Patienten mit S.T.A.R.-Prothesenversorgung eine gute und sehr gute Ergebniswertung. Dies entspricht einer Steigerung des Gesamtscores von präoperativ 44,7 auf durchschnittlich 86,2 Punkte postoperativ (Abb. 2).

Die günstige Entwicklung des Gesamtscores spiegelt sich auch in den Einzelparametern Schmerz und Sprunggelenksfunktion wieder.

14 Patienten mit zementfrei implantierten S.T.A.R.-Prothesen waren schmerzfrei und zehn

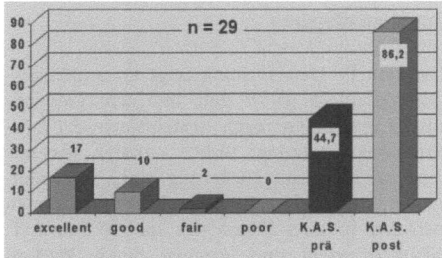

Abb. 2. Ergebnisse im Kofoed-Ankle-Score nach zementfreier S.T.A.R.-Prothesenversorgung

Patienten klagten noch über geringe Anlaufschmerzen. Es verbleiben vier operierte Sprunggelenke mit Belastungsschmerzen bei unebenen Bodenverhältnissen und eine Patientin mit kontinuierlichen Belastungsschmerzen. Bezogen auf die visuelle Analogskala ergab sich eine signifikante Schmerzreduktion von präoperativ 8,2 auf durchschnittlich 2,2 Punkte zum Zeitpunkt der aktuellen Nachuntersuchung. Die Beweglichkeit der operierten Sprunggelenke verbesserte sich für Extension/Flexion auf durchschnittlich plus 9,5°, womit ein mittlerer Bewegungsumfang von 36° erreicht wurde. Demgegenüber verminderte sich der Bewegungsradius der subtalaren Gelenke um durchschnittlich drei Grad. Ursächlich hierfür waren die kombinierten subtalaren und talonavikularen Arthrodesen zur Korrektur des Rückfußalignements.

Die Röntgenverlaufskontrolle zeigte in 3 Fällen (9%) der zementfrei implantierten S.T.A.R.-Prothesen eine minimale „radiolucent line" vornehmlich der Tibiabasisplatte. Ein Einsinken der Taluskappe wurde einmal beobachtet. Revisionspflichtige Komplikationen betraf en in zwei Fällen das Kunststoffgleitkernsystem. In beiden Fällen musste, aufgrund eines Gleitkernbruches bzw. Restinstabilität bei zu niedriger Gleitkernhöhe ein Gleitkernwechsel durchgeführt werden. Die bereits erwähnte Sinterung der Taluskappe auf dem Boden einer sekundären Talusnekrose erforderte einen Wechsel der Taluskomponente mit zementierter Verankerung.

Vier Patienten entwickelten lokale Wundheilungsstörungen mit oberflächlichen Hautnekrosen, welche durch entsprechende Wundbehandlung oder Sekundärnähte zur Abheilung gebracht werden konnten. Septische Komplikationen haben wir bisher nicht beobachten müssen.

Zusammenfassung

Die aktuelle Untersuchung zeigt im mittelfristigen Verlauf in 93,5% gute und sehr gute klinische Ergebnisse nach zementfreier S.T.A.R.-Prothesenversorgung. Bisher mussten wir nur eine radiologische Lockerung einer Taluskomponente verzeichnen. Die weiteren Revisionen betrafen in zwei Fällen das mobile Kunstoff-Gleitkernsystem und konnten durch Wechsel der Gleitkerne erfolgreich behoben werden.

Der Literaturvergleich [8, 15, 18, 26, 28] betätigt der S.T.A.R.-Sprunggelenksprothese im mittelfristigen Verlauf gute klinische Ergebnisse mit minimalen revisionspflichtigen Lockerungsraten (Tabelle 2). Die Endoprothese ist somit eine ernst zunehmende Alternative zur Arthrodese. Voraussetzung für den erfolgreichen Einsatz der Sprunggelenksendoprothetik ist eine sorgfältige Indikationsstellung, eine exakte Operationstechnik unter Verwendung moderner Implantate und eine adäquate Nachbehandlung. Eine absolute Kontraindikation ist die beginnende oder manifeste Talusnekrose. Der Aufbau der Sprunggelenksprothesenverankerung auf einem unsicheren Talusgrund führt zum Fehlschlag, ebenso wie eine Destruktion der Sprunggelenksgabel durch Instabilität der tibiofibularen Bandverbindung. Eine starke Varus- oder Valgusfehlstellung im unteren Sprunggelenk muss bei Versorgung mit einer oberen Sprunggelenksendoprothese in eine belastungsfähige Neutralstellung korrigierbar sein oder korrigiert werden, sodass die Belastung der Prothesenpartner in einer harmonischen Rollbewegung im oberen Sprunggelenk möglich wird. Kann diese Forderung bei der Implantation nicht gewährleistet werden, muss auf eine prothetische Versorgung zugunsten der primären Arthrodese verzichtet werden. Nur eine „saubere" Indikationsstellung gewährleistet den Erfolg der totalendoprothetischen Versorgung des oberen Sprunggelenkes. Gerade für Patienten mit Erkrankungen des rheumatischen Formenkreises ist die Sprunggelenksprothese heute ein sicheres und zuverlässiges Operationsverfahren.

Tabelle 2. Literaturübersicht S.T.A.R-Sprunggelenksprothese

Autoren	(n)	NUZ (y)	Lockerung	Ergebnis sehr gut/gut
Kofoed H (1999) [15]	60	6,5	1	90%
Wood P (2000) [32]	100	2,7	1	94,7%
Schernberg F (1997) [26]	131	1–7	5	88%
Schill S (1998) [27]	22	1–6	0	94,7%
Hintermann B (1999) [8]	34	2	0	91%

Literatur

1. Abdo RV, Wasilewski SA (1992) Ankle arthrodesis: a long-term study. Food & Ankle 13: 307–312
2. Alvine FG (1991) Total ankle arthroplasty: new concepts and approaches. Contemp Orthop, United States, Apr, 22(4): 397–403
3. Buechel FF, Pappas MJ (1992) Survivorship and clinical evaluation of cementless, meniscal-bearing total ankle replacements. Semin Arthroplasty, United States, Jan, 3(1): 43–50
4. Carlsson AS, Henricson A, Linder L, Nilsson JA, Redlund Johnell I (1994) A survival analysis of 52 Bath-Wessex ankle replacements. Foot 4: 34–40
5. Cracchiolo 3 rd. A, Cimino WR, Lian G (1992) Arthrodesis of the ankle in patients who have rheumatoid arthritis. J Bone J Surg. 74A: 903–909
6. Gould JS, Alvine FG, Mann RA et al (2000) Total ankle replacement: a surgical discussion, Part I. Replacement systems, indications, and contraindications. Am J Orthop, United States, Aug, 29(8): 604–609
7. Günter U, Zacher J (2000) Die Pseudarthrose nach Arthrodese – Eine Analyse der Indiaktionen und Methoden bei 64 Sprunggelenken. Orthop Praxis 36, 8: 490–496
8. Hintermann B (1999) Short- and mid-term results with the STAR total ankle prosthesis. Orthopäde, Germany, Sep, 28(9): 792–803

9. Jarde O, Gabrion A, Meire P et al (1997) Complications and failures of total ankle prosthesis. Apropos of 21 cases. Rev Chir Orthop Reparatrice Appar Mot, France 83(7): 645-651
10. Jensen NC, Kroner K (1992) Total ankle joint replacement: a clinical follow up. Orthopedics, United States, Feb, 15(2): 236-239
11. Kitaoka HB, Patzer GL (1996) Clinical results of the Mayo total ankle arthroplasty. J Bone Joint Surg Am, United States, Nov, 78(11): 1658-1664
12. Kitaoka HB, Patzer GL, Ilstrup DM et al (1994) Survivorship analysis of the Mayo total ankle arthroplasty. J Bone Joint Surg Am, United States, Jul, 76(7): 974-979
13. Kofoed H (1999) The evolution of ankle arthroplasty. Orthopäde, Germany, Sep, 28(9): 804-811
14. Kofoed H (1995) Cylindrical cemented ankle arthroplasty: a prospective series with long-term follow-up. Foot Ankle Int, United States, Aug, 16(8): 474-479
15. Kofoed H, Lundberg-Jensen A (1999) Ankle arthroplasty in patients younger and older than 50 years: a prospective series with long-term follow-up. Foot Ankle Int, United States, Aug, 20(8): 501-506
16. Kofoed H, Sorensen TS (1998) Ankle arthroplasty for rheumatoid arthritis and osteoarthritis: prospective long-term study of cemented replacements. J Bone Joint Surg Br (England), Mar, 80(2): 328-832
17. Kofoed H, J Stürup (1994) Comparison of ankle arthroplasty and arthrodesis. A prospective series with long-term follow-up. Foot 5: 27-31
18. Kostli A, Huber M, Huber H (1999) Short-term follow-up of a series of 21 uncemented total ankle prostheses. Swiss Surg (Switzerland), 5(6): 265-270
19. Lachiewicz PF (1995) Rheumatoid arthritis of the ankle: the role of total ankle arthroplasty. Semin Arthroplasty, United States, Jul, 6(3): 187-192
20. Lachiewicz PF (1994) Total ankle arthroplasty. Indications, techniques, and results. Orthop Rev, United States, Apr, 23(4): 315-320
21. Larsen A, Dahle K, Eek M (1977) Radiographic evaluation of rheumatoid arthritis and related conditions by standard reference films. Acta Radiol 18: 481-491
22. Moran CG, Pinder IM, Smith SR (1991) Ankle arthrodesis in rheumatoid arthritis. Acta Orthop. Scand. 62: 538-543
23. Neufeld SK, Lee TH (2000) Total ankle arthroplasty: indications, results, and biomechanical rationale. Am J Orthop (United States), Aug, 29(8): 593-602
24. Pyevich MT, Saltzman CL, Callaghan JJ, Alvine FG (1998) Total ankle arthroplasty: a unique design. Two to twelve-year follow-up. J Bone Joint Surg Am, Oct, 80(10): 1410-1420
25. Schernberg F (1998) A european multicenter study of cementless ankle prosthesis. In: Kofoed H (ed) Current Status of Ankle Arthroplasty. Springer, pp 41-47
26. Schill S, Biehl C, Thabe H (1998) Prothetische Versorgung des Sprunggelenks - Mittelfristige Ergebnisse nach TR- und STAR-Prothesen. Orthopäde 27: 183-187
27. Takakura Y, Tanaka Y, Sugimoto K, Tamai S, Masuhara K (1990) Ankle arthroplasty. A comparative study of cemented meta and uncemented ceramic prosthesis. Clin Orthop 252: 208-216
28. Tillmann K (1977) Der rheumatische Fuß und seine Behandlung. Bücherei des Orthopäden, Band 18. Enke, Stuttgart
29. Tillmann K, Schirp M, Schaar B, Fink B (1998) Cemented and uncemented ankle endoprosthesis. Clinical and pedobarographic results. In: Kofoed H (ed) Current Status of Ankle Arthroplasty. Springer, pp 22-28
30. Unger AS, Inglis AE, Mow CS (1998) Total ankle arthroplasty in rheumatoid arthritis: a long term follow-up study. Foot Ankle 8: 173-179
31. Wood P (2000) 100 consecutive total ankle replacements (S.T.A.R.). 2nd Combined Meeting of Foot and Ankle Surgeons (CoMFAS), Venice, September 19
32. Wood PLR, Frcs MB, Clough TM et al (2000) Clinical comparison of two total ankle replacements - Foot Ankle Int, United States, Jul, 21(7): 546-550
33. Wynn AH, Wilde AH (1992) Long-term follow-up of the Conaxial (Beck-Steffee) total ankle arthroplasty. Foot Ankle, United States, Jul/Aug, 13(6): 303-306
34. Zerahn B, Kofoed H, Borgwardt A (2000) Increased bone mineral density adjacent to hydroxy-apatite-coated ankle arthroplasty. Foot Ankle Int, United States, Apr, 21(4): 285-289

Postoperative Rehabilitation nach Implantation einer Sprunggelenksendoprothese

J. Heisel, J. Jerosch

Grundlegende Vorbemerkungen

Mit der 2. Generation der 3-Komponenten-Modelle von Alloplastiken des oberen Sprunggelenkes Anfang der 90er Jahre des letzten Jahrhunderts mit planer distaler Tibiagleitfläche, konvex gestalteter Talusgelenkfläche und Interposition eines Polyäthylen-Gleitkernes („low constrained"-Mechanismus mit meist zementfreier Fixation; Abb. 1) und – im Gegensatz zu den Kunstgelenken der ersten Generation [1] – zwischenzeitlich vorliegenden durchaus akzeptablen mittelfristigen Ergebnissen verliert die operative Behandlungsalternative der funktionsmindernden Arthrodese langsam zunehmend an Bedeutung. *Hauptindikation* für den gelenkersetzenden Eingriff sind hochschmerzhafte Destruktionen entzündlich-rheumatischer und posttraumatischer Genese. Wesentliche Argumente, die für den Gelenkersatz und gegen die irreversible Versteifung sprechen, sich sicherlich einerseits der weitgehende Funktionserhalt (klinisch im Durchschnitt 25–35° Bewegungsausschlag), die bleibende Federwirkung des OSG sowie vor allem die Reduktion der funktionellen Kompensation durch die angrenzenden Fußgelenke und das homolaterale Knie- und Hüftgelenk; letzteres scheint in erster Linie bei Rheuma-Patienten mit multiartikulären Störungen bedeutungsvoll [2–4, 7–10].

Zwischenzeitlich werden pro Jahre im deutschsprachigen Raum etwa *800–1000 Sprunggelenksprothesen* implantiert (bei über 150 000 Hüft- und über 50 000 Knieallloplastiken sicherlich wenig). Auf Grund der in den letzten Jahren zunehmend strengen Regularien unseres Gesundheitssystemes liegt die Dauer der stationären Behandlung im Akuthaus bei nur noch 8–14 Tagen; in aller Regel schließt sich eine teilstationäre oder stationäre Weiterbetreuung des betroffenen Patienten (sog. AHB) in einer speziellen Nachsorgeeinrichtung an.

Spezielle Nachbehandlungsstrategien

Postoperative Gelenkimmobilisation

Von einigen Autoren [4] wird eine temporäre Ruhigstellung des betroffenen Sprunggelenkes in einem gespaltenen Unterschenkel-Liegegips unmittelbar postoperativ bis zum Abschluss der Wundheilung empfohlen, dann sei für weitere 2–3 Wochen ein Unterschenkel-Gehgipsverband zu empfehlen. Wesentlicher Grund für diese Vorsichtmaßnahme waren die nicht selten berichteten postoperativen Wundheilungsstörungen bei seitlichem Zugangsweg im Verlauf der Sehne des M. tibialis anterior. Im Falle einer anterioren Schnittführung scheint diese Problematik kaum zu bestehen, so dass bei unkomplizier-

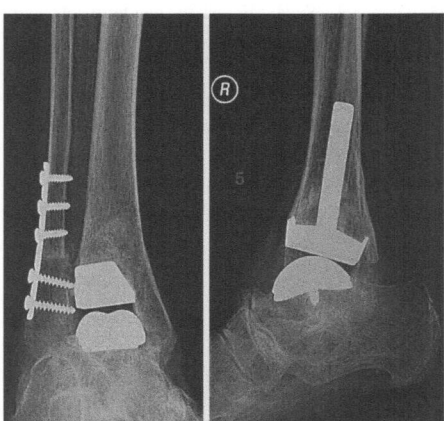

Abb. 1. Postoperatives Röntgenbild nach Implantation einer modernen oberen Sprunggelenksendoprothese rechts (*links:* a.p.-Strahlengang; *rechts:* seitlicher Strahlengang); zur optimalen Darstellung des OP-Situs wurde eine Wadenbeinosteotomie erforderlich, die abschließend mit einer Mondprofilplatte osteosynthetisch versorgt wurde

ten Durchblutungs- und Lokalverhältnissen auf eine derartig lange strenge Ruhigstellung verzichtet und diese allenfalls bis zum 4.-6. Tag nach dem Eingriff beibehalten werden sollte.

Dessen unbeschadet erfolgt die Mobilisation des Patienten aus dem Bett heraus an unterstützenden Gehhilfen unter Begleitung des Physiotherapeuten bereits ab dem 1. postoperativen Tag und wird dann, vor allem zur Thromboembolie-Prophylaxe, beschwerdeadaptiert schrittweise gesteigert.

Medikamentöse Maßnahmen

In aller Regel ist für die ersten 36-48 postoperativen Stunden eine adäquate höher dosierte *Schmerzabdeckung* zu empfehlen, die dann unter Berücksichtigung des subjektiven Beschwerdebildes reduziert durchaus für weitere 2-3 Wochen beibehalten werden kann [4]. Bei den auf Grund der besonderen Anatomie der Knöchelregion nicht selten längere Zeit fortbestehenden lokalen Umlaufstörungen mit teilweise nicht unerheblicher Schwellneigung sind die konventionellen NSAR (mit gleichzeitigem Magenschutzpräparat) und vor allem die Cox-2-Hemmer in jeweils therapeutischer Dosis mit schrittweisem Ausschleichen Mittel der Wahl.

Wie bei allen Fällen mit Implantation alloplastischen Fremdmaterials ist auch beim endoprothetischen Sprunggelenksersatz eine *perioperative Antibiotikaprophylaxe* mit einem breit abdeckenden Präparat (one shot oder über 24 Std. in aller Regel ausreichend) erforderlich. Eine postoperative medikamentöse *Ossifikationsprophylaxe*, wie v. a. beim künstlichen Hüftgelenksersatz üblich, ist in aller Regel entbehrlich.

Die medikamentöse *Thromboseprophylaxe* mit im Hochrisikobereich zugelassenen fraktionierten Heparinen oder ähnlich wirksamen Präparaten sollte grundsätzlich über mindestens 4 Wochen beibehalten werden, bei fortbestehendem deutlichen Risiko (ausgeprägte lokale Umlaufstörung, schmerzbedingt noch keine Vollbelastung möglich, auffällige Anamnese u. ä.) auch noch länger.

Physikalische Therapie

Auf Grund der oft über einen längeren Zeitraum bestehenden lokalen Schwellneigung sollte über mehrere Wochen eine *Hochlagerung* des betroffenen Beines beibehalten werden.

An weiteren Ödem-reduzierenden Maßnahmen kommen *lokale Kryotherapie* (3-4-mal täglich für 10-15 Min. innerhalb der ersten 2-4 Wochen; Abb. 2) sowie die möglichst tägliche lokale Applikation von *Retterspitz-Wickeln* in Frage. Des Weiteren ergänzen *manuelle Lymphdrainagen*, jeweils von kaudal in kranialer Richtung durchgeführt (3-5-mal/Woche für 30 Min; meist bis zur 4. postoperativen Woche, in Einzelfällen auch länger; Abb. 3) das physikalische Nachbehandlungsprogramm [5].

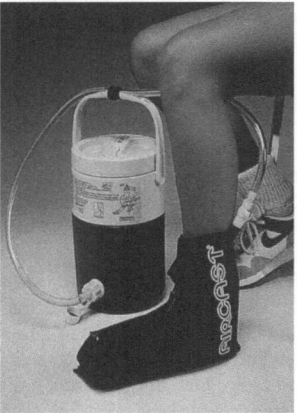

Abb. 2. Postoperative Kryotherapie des rechten Sprunggelenkes mit speziellem geschlossenem System (Fa. Aircast)

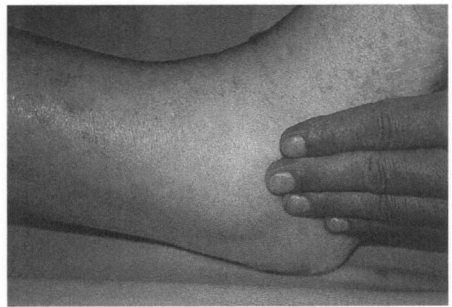

Abb. 3. Manuelle Lymphdrainage der Knöchelregion rechts

Bindegewebs-, Fußreflexzonenmassagen sowie *Güsse* bleiben als seltener angewendete, ergänzende Behandlungsstrategien zu erwähnen.

Krankengymnastische Mobilisation

Als wesentlicher Eckpfeiler der postoperativen Rehabilitation ist die funktionelle Nachbehandlung anzusehen [5]. Diese sollte optimaler Weise bereits nach Abklingen des operationsimmanenten Wundschmerzes beginnen mit eigenständigen Mobilisationsübungen für die Zehen des betroffenen Fußes sowie vorsichtigen, zunächst noch therapeutisch geführten Bewegungsübungen für das obere Sprunggelenk; außerdem sollten schrittweise auch Anspannungsübungen der Waden- und Oberschenkelstreckmuskulatur mit integriert werden. Die krankengymnastische Einzelbehandlung wird dann in der Rehabilitationsklinik wesentlich gesteigert auf 1-2-mal tägliche Sitzungen (20-30 Min.) mit dann auch aktiv unterstützten und aktiven Übungsteilen (Abb. 4). Auf Grund der jeweiligen individuellen Besonderheit des Falles erscheinen *krankengymnastische Gruppenprogramme* lediglich in der Spätphase der Rehabilitation – hier mit dem besonderen Augenmerk auf die Koordinationsschulung – praktikabel.

Ab dem 3.-4. Tag nach dem Eingriff kann dann auch mit der CPM-*Schienenbehandlung* begonnen werden (1-3-mal tgl. für 10-20 Min.; Abb. 5). Mit abgeschlossener Wundheilung, weitgehender Beschwerdefreiheit und einem Funktionsspiel mit bereits Dorsalextension im OSG über die Nullstellung hinaus kann dann auf dem individuell eingestellten *Motomed* (Abb. 6) wei-

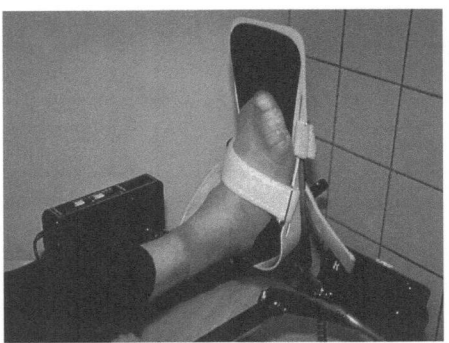

Abb. 5. Passive Mobilisation des rechten oberen Sprunggelenkes auf einer CPM-Motorschiene

tergeübt werden; erst ab der 4.-6. Woche und bereits gutem Funktionsausmaß ist eine Behandlung auf dem *Fahrradergometer* denkbar.

Die *Balneotherapie*, hier vor allem im *Bewegungsbad* als Einzel- oder Gruppentherapie, gehört nach abgeschlossener Wundheilung als unverzichtbarer Bestandteil ebenfalls zum funktionellen Nachbehandlungsprogramm (möglichst tgl. für 30 Min.). Hier stehen koordinative Übungen zur physiologischen Gangabwicklung im Vordergrund. Unter Ausnutzung des Auftriebsprinzips sowie des Reibungswiderstandes des Wassers kann hier auch in der postoperativen Frühphase mit einer bereits gezielten Aufschulung der muskulären Kraftentfaltung begonnen werden.

Das funktionelle Übungsprogramm wird abgerundet durch Einzelstrategien aus der *geräteunterstützten Physiotherapie* (*medizinische Trainingstherapie – MTT*); etwa ab der 4.-5. postoperativen Woche werden an Rollenzügen oder auch anderen Trainingsgeräten repetitive Übungen zur Verbesserung der muskulären Kraftentfaltung durchgeführt (1-2-mal tgl. für 20-30 Min.).

Auch über die stationäre Rehabilitation hinaus sollten Maßnahmen der Krankengymnastik und der Trainingstherapie konsequent (2-3-mal/Woche bis etwa zum 3.-4. postoperativen Monat) fortgesetzt werden.

In aller Regel kann das operierte Bein ab dem 2.-3. Tag nach dem Eingriff, auch ohne schützenden Gipsverband unter Einsatz zweier Unterarmgehstützen auf dem Boden aufgesetzt und in den Fußgelenken abgerollt werden. Mit abgeschlossener Wundheilung ist – auch bei Verwendung zementfreier Implantate – von ei-

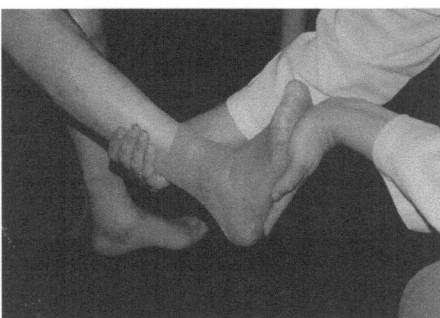

Abb. 4. Aktiv unterstützte krankengymnastische Mobilisation des rechten oberen Sprunggelenkes zur Verbesserung der Dorsalextension

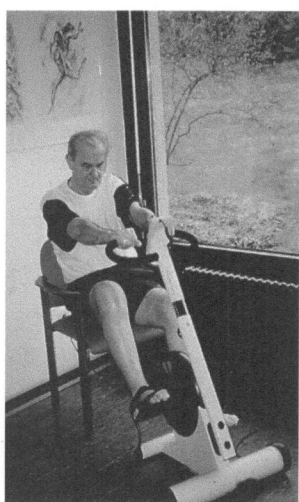

Abb. 6. Trainingstherapie auf dem Motomed-Standgerät zur Verbesserung von Extension/Flexion im oberen Sprunggelenk

Tabelle 1. Axiale Belastung der unteren Extremität bei Einsatz unterschiedlicher Gehhilfen

Verwendete Gehhilfen	Axiale Beinbelastung
2 Unterarmgehstützen (3-Punkte-Gang)	20–30 kp
2 Unterarmgehstützen (4-Punkte-Gang)	50–60% des Körpergewichtes
1 Unterarmgehstütze (kontralateral)	75% des Körpergewichtes
2 Handstöcke	70–80% des Körpergewichtes
1 Handstock (kontralateral)	80% des Körpergewichtes
Rollator	80–90% des Körpergewichtes

ner vollen axialen Belastbarkeit des Beines auszugehen. Temporär limitierend sind lediglich evt. durchgeführte additive operative Maßnahmen (subtalare oder talonavikulare Arthrodese, Osteosynthese des medialen und/oder lateralen Malleolus) oder ein noch deutliches subjektives Restschmerzbild. Lediglich zur Schonung der gelenkumspannenden Weichteile sollten beide Gehhilfen für 6 Wochen, dann noch eine kontralaterale Stütze für weitere 2–4 Wochen eingesetzt werden (Tabelle 1).

Ergotherapie – Hilfsmittelversorgung

Für die ersten Wochen der Rehabilitation mit noch beeinträchtigter Mobilität sind in Einzelfällen spezielle industriell vorgefertigte *Greifhilfen* oder auch *Schuh-* und/oder *Strumpfanziehhilfen* dienlich. Besondere ergotherapeutische Einzelprogramme gehören lediglich im Falle globaler Gelenkaffektionen im Rahmen von Erkrankungen des rheumatischen Formenkreises zum Standard-Nachbehandlungsprogramm.

Schuhzurichtungen

Eine orthopädische Schuhversorgung kommt lediglich bei globaler schwerer Fußdeformität mit multiplen (degenerativen oder entzündlichen) Gelenkaffektionen in Frage; in derartigen Fällen erscheint die Indikationsstellung zur OSG-Alloplastik zumindest fragwürdig [10]. Die Versorgung des Konfektionsschuhwerkes mit einem *individuell angepassten Fußbett* ist allerdings in vielen Fällen sinnvoll, darüber hinaus bei dem oftmals bestehenden restlichen Bewegungsdefizit im oberen Sprunggelenk eine spezielle *Sohlenzurichtung* zur Verbesserung des Abrollverhaltens.

Schlussfolgerungen

Eine konsequente medikamentöse, physikalische und bewegungstherapeutische Nachbehandlung ist auch nach endoprothetischem Ersatz des oberen Sprunggelenkes für ein dauerhaft gutes funktionelles Ergebnis unverzichtbar. Neben passiven und aktiven Behandlungsstrategien sind aber auch theoretische Informationen über den weiteren Umgang mit dem künstlichen Gelenk (Was ist erlaubt? Was ist verboten? [6]) von grundlegender Bedeutung.

Jährliche standardisierte ärztliche Kontrolluntersuchungen mit Dokumentation des jeweils aktuell klinischen und radiologischen Befundes im Endoprothesenpass sind weitere vordringliche Maßnahmen, auf die der Patient bereits in der frühen Rehabilitationsphase hingewiesen werden sollte.

Zusammenfassung

Zur Gewährleistung einer optimalen Funktionalität ist nach Implantation einer Endoprothese in das obere Sprunggelenk eine mehrwöchige intensive Rehabilitation unbedingt empfehlenswert. In das standardisierte Nachbehandlungsprogramm sind medikamentöse, physikalische, krankengymnastische, trainings- und ergotherapeutische Einzel- und Gruppenstrategien (Endoprothesenschule) integriert.

Literatur

1. Buchholz HW, Engelbrecht E, Siegel A (1973) Totale Sprunggelenksendoprothese Modell „St. Georg". Chirurg 44: 241
2. Buechel FF (1991) Total ankle replacement – state of the art. Foot and ankle 13: 2671
3. Fink B, Rüther W, Tillmann K (1999) Die OSG-Endoprothese. Entwicklung und Ergebnisse. Akt Rheumatol 24: 95
4. Hagena FW, Christ R, Kettrukat M (2003) Die Endoprothese am oberen Sprunggelenk. FussSprung 1: 48
5. Heisel J (2004) Physikalische Therapie in der Orthopädie. Thieme, Stuttgart
6. Jerosch J, Heisel J (1996) Endoprothesenschule. Rehabilitations- und Betreuungskonzepte für die ärztliche Praxis. Deutscher Ärzte-Verlag, Köln
7. Kofoed H (ed) (1998) Current status of ankle arthroplasty. Springer, Berlin Heidelberg New York Tokio
8. Kofoed H (1999) Die Entwicklung der Sprunggelenksendoprothetik. Orthopäde 28: 804
9. Strohecker T, David A (2002) Die Endoprothetik des oberen Sprunggelenkes – eine echte therapeutische Alternative bei posttraumatischer Arthrose? Unfallchirurg 105: 619
10. Schill S, Biehl C, Thabe H (1998) Prothetische Versorgung des Sprunggelenks. Mittelfristige Ergebnisse nach Thompson-Richards- und STAR-Prothesen. Orthopäde 27: 183
11. Thermann H, Saltzman CL (2002) Endoprothetischer Ersatz des oberen Sprunggelenks. Unfallchirurg 105: 496
12. Tillmann, K (2003) Endoprothetik am oberen Sprunggelenk. Indikation, Entwicklung aktueller Stand und Trends. Orthopäde 32: 179

Traumatologie

Konservative oder operative Therapie der Achillodynie und Achillessehnenruptur

K. Lerch, J. Grifka

Einleitung

Die Achillessehne (AS) ist mit 10–12 cm Länge und einem Durchmesser von ca. einem Zentimeter die stärkste Sehne des Menschen. Sie überträgt die große Zugkraft des M. triceps surae auf den Tuber calcanei. Bei Überbeanspruchung kann sich eine schwer zu behandelnde oder gar therapierefraktäre Tendinopathie entwickeln. Die Inzidenz der akuten AS-Ruptur hat sich in den vergangenen beiden Jahrzehnten je nach geographischer Lage verdoppelt bis vervierfacht [1, 12, 33]. 90% der Verletzungen ereignen sich zwischen dem 30. und 50. Lebensjahr, wobei die Altersverteilung einen Gipfel bei den 40-Jährigen aufweist. Das Verteilungsmuster verschiebt sich aufgrund der anhaltenden sportlichen Freizeitaktivität zunehmend in den Bereich jenseits der 40 Jahre. Männer sind häufiger betroffen. Der Anteil der veralteten Rupturen am Gesamtkollektiv beträgt ca. 10% [33]. Konservative und operative Behandlungsmethoden werden bei der Tendinopathie und frischen Ruptur eingesetzt. Ziel der Therapie bei der Ruptur ist es, ein normales Spannungsverhältnis mit einer straffen Kontinuität wiederherzustellen.

Achillodynie

Bei der Genese und Behandlung der Achillodynie sind noch viele Fragen offen. Es handelt sich um eine Tendinopathie, die durch Überbeanspruchung, lokalen Druck oder durch andere, zum Teil noch unbekannte Faktoren ausgelöst werden kann. Wir wissen noch nicht, was den Schmerz innerhalb oder um die Sehne auslöst [14]. Es scheinen dabei nicht nur strukturelle Veränderungen, sondern auch biochemische Reaktionen eine Rolle zu spielen. Das Schmerzmaximum liegt, wie die oft begleitend vorkommende, spindelförmige Sehnenverdickung im mittleren Sehnendrittel 3–6 cm proximal des calcanearen Ansatzes.

Böhm et al. [3] konnten zeigen, dass strukturell-degenerative Veränderungen des Sehnengewebes bei indirektem Trauma zur Ruptur führten, weil sie nicht mehr durch reparative Vorgänge ausreichend kompensiert werden konnten. Die histopathologischen Veränderungen wurden von Kannus und Joza [13] lichtund elektronenmikroskopisch sowie histochemisch untersucht. Sie unterscheiden 4 Typen degenerativer Veränderungen: hypoxisch degenerative Tendopathie, mukoide Degeneration, Tendolipomatosis, kalzifizierende Tendopathie.

Die konservative Therapie zielt u.a. auf die Schonung und Entlastung der schmerzhaften Sehne. Einlegen eines Fersenkeils oder Gel-Kissens in den Konfektionsschuh bis hin zur Versorgung mit Spezialschuhen mit Fersenerhöhung oder Gipsverbänden in 20° Spitzfußstellung sind üblich. Außerdem ist bei Achillodynien wegen der lokalen Sehnenschwellung und Druckschmerzhaftigkeit darauf zu achten, dass die Fersenkappe schuhinnenseitig gepolstert ist und nicht in die Ferse einschneidet. Dies kann auch durch die Kontur mit Aussparung der Sehne oder weichem Rand erreicht werden [10]. Kühlende lokale Maßnahmen, Querfriktion der Sehne, Iontophorese mit antiphlogistischen Salben und die systemische Einnahme von Antiphlogistika gehören häufig zur mitverordneten Begleittherapie. Die lokale Infiltration der Sehne mit Glukokortikoiden birgt Gefahren. Glukokortikoide lindern in der Regel die Beschwerden des Patienten. Sie führen jedoch zu einem Aufweichen und zu einer Atrophie des Sehnengewebes mit deutlich erhöhter Rupturgefahr.

Ob chirurgische Methoden gegenüber konservativen Therapieregimen einen Vorteil haben, ist nicht erwiesen [11]. Ziel der Operation ist es, degeneriertes Sehnengewebe und Verkalkun-

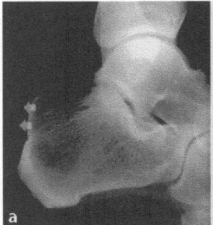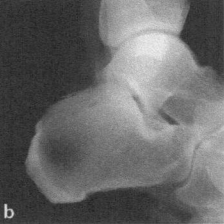

Abb. 1 a, b. Röntgenbild des Fersenbeines seitlich. *Links:* Haglund-Exostose präoperativ, die einen chronischen Druck auf die AS ausübt (↑↑), der sich in Dorsalextension noch verstärkt. *Rechts:* postoperativer Befund nach Exostosenabtragung und Sehnenexploration

gen zu entfernen, ebenso wie entzündete Schleimbeutel oder irritierende exophytäre Anbauten, wie zum Beispiel im Falle einer Haglund-Exostose (Abb. 1). Die flüssigkeitsvermehrte, entzündete Bursa (Bursa subcutanea calcanea, Bursa subachillae) ist sonographisch gut sichtbar [21].

Sicherlich spielt auch die Denervierung des betroffenen Sehnenanteils durch den operativen Eingriff, zum Beispiel beim Entfernen des Paratenons eine Rolle. Durch die iatrogene Verletzung des Sehnengewebes, vielleicht schon durch das alleinige Längsspalten der Sehne, werden reparative Mechanismen induziert, die zum Ausheilen der Sehne führen können.

In der Literatur werden unterschiedliche operative Verfahren bei der therapierefraktären Achillodynie dargestellt:
- Offene Tenotomie mit Exzision von abnormen Gewebeanteilen, Paratenon erhaltend [18].
- Offene Tenotomie mit Exzision von abnormen Gewebeanteilen, Paratenon entfernt [19].
- Offene Tenotomie mit Längsspalten der Sehne und Exzision von abnormen Gewebeanteilen, Paratenon erhaltend oder entfernend [26].
- Perkutanes Längsspalten der Sehne [20].

Makroskopisch sichtbare, intratendinöse, zystisch-mukoide Degenerationen werden beim Anfrischen der Sehne durch spindelförmige Exzision entfernt (Abb. 3–7).

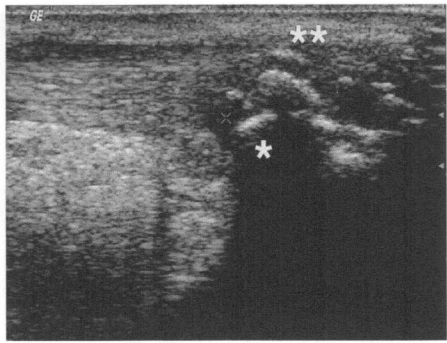

Abb. 2. Sonographischer Standardschnitt längsverlaufend über der AS. Die Haglund-Exostose ist als heller kortikaler Reflex in der Tiefe sichtbar (*). Die multiplen, scholligen intratendinösen Reflexe (**) nahe des Ansatzes der AS am Fersenbein entsprechen Kalkeinlagerungen

Achillessehnenruptur

Die Blutversorgung der AS erfolgt hauptsächlich über das Peritendineum externum und nimmt im mittleren Drittel aufgrund einer verminderten Gefäßdichte deutlich ab [15, 30]. In der vierten Lebensdekade kommt es neben der anatomischen auch zu einer altersabhängigen Reduktion der arteriellen Durchblutung. Degenerative Umbauvorgänge aufgrund der Mangeldurchblutung sind die Folge. Dies erklärt die Häufung der Rupturlokalisation in der Zone des mittleren Sehnendrittels 3 bis 6 cm proximal des Ansatzes am Fersenbein. Als zusätzliche begünstigende Faktoren gelten:
- Systemische Glukokortikoideinnahme
- Peri- oder intratendinöse Injektion von Glukokortikoiden [22]
- Achillodynie
- Immunsuppression, z.B. nach Organtransplantation, bei rheumatoider Arthritis
- Einnahme von Chinolonen [25, 29]
- Diabetes mellitus.

Viele Studien haben den hohen Stellenwert der Sonographie bei der Diagnostik der frischen Achillessehnenverletzung gezeigt [9], wobei der Befund (v.a. die Dehiszenz der Rupturenden) Einfluss auf die weitere Behandlung, operativ oder konservativ, hat. Da die Enden stark ausgefranst sind und teilweise noch mit- und ineinander verflochten sind, ist die genaue Lokalisation des Rupturendes nicht immer einfach (Abb. 9). Diese Messungenauigkeit muss unbe-

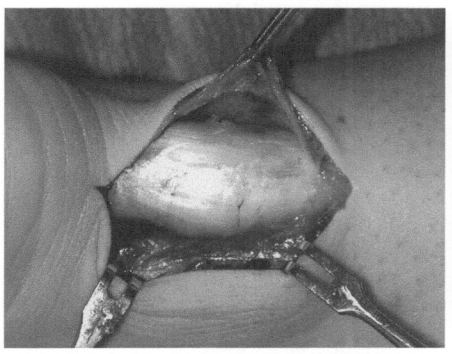

Abb. 3

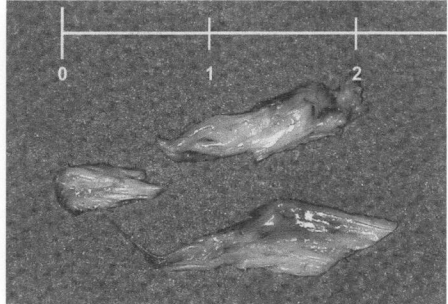

Abb. 6

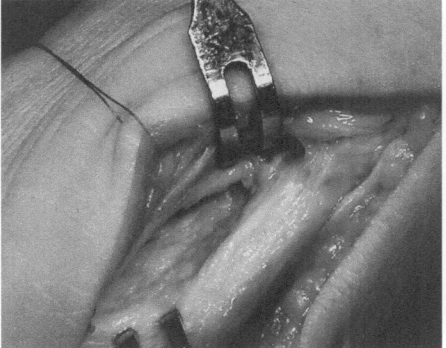

Abb. 4

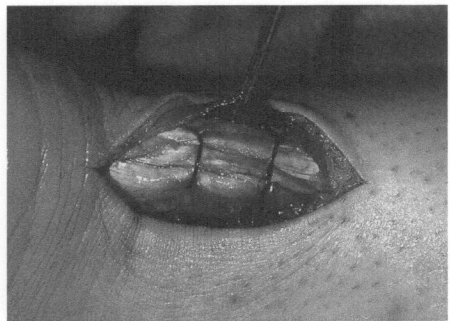

Abb. 7

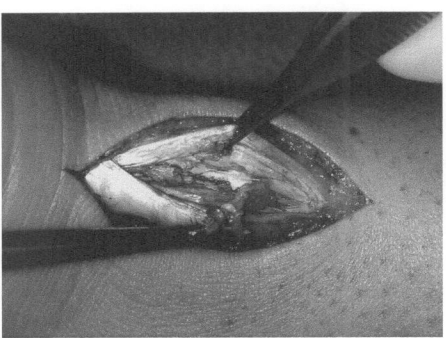

Abb. 5

Abb. 3–7. Intraoperative Befunde eines Patienten mit schwerer mukoid-zystischer Degeneration der AS. Die **Abb. 3** zeigt den Befund nach Längsinzision und Präparation des Peritendineums mit verdickter AS. Beim Längsspalten der Sehne werden intratendinöse Zysten (**Abb. 4**) eröffnet. Zusätzlich zeigt die Schnittfläche Areale mit mukoider Degeneration (**Abb. 5**). Die Sehne wurde zentral debridiert und die degenerativ veränderten Zonen spindelförmig exzidiert (**Abb. 6**). **Abb. 7** zeigt die Sehnenadaptation durch 2 U-Nähte. Der Sehnenquerschnitt wurde durch die Exzision um ca. 10% verringert

Akute, frische AS-Ruptur

Ein inadäquates, indirektes Trauma verursacht ein lautes Peitschenschlaggeräusch begleitet von einem stechenden Schmerz und anschließender Kraftlosigkeit im Wadenbereich. Die Klinik mit tastbarer Delle, positivem Thompson-Test und Pseudoparalyse der Wadenmuskulatur ist eindeutig. Die Sonographie als bildgebendes Verfahren visualisiert den Defekt und ermöglicht das Abschätzen der Dehiszenz zwischen den Rupturenden.

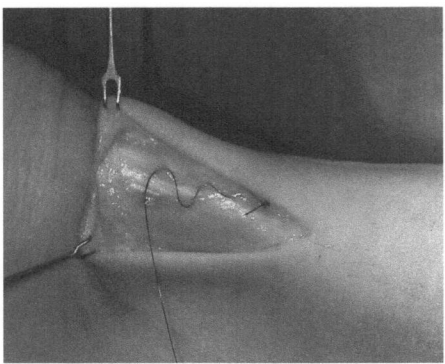

Abb. 8. Verschluss des Peritendineums durch fortlaufende Naht mit 4 × 0 PDS® nach Sehnenlängsspaltung und Debridement. Diese Schicht sollte als Gleitmembran und zur Sehnenernährung erhalten bleiben

dingt bei der Interpretation des sonographischen Befundes berücksichtigt werden.

Ziel der Behandlung ist es, durch langzeitiges Ruhigstellen in geringer Spitzfußstellung oder durch operative Adaptation der Sehnenenden die korrekte Sehnenlänge und damit die physiologische Sehnenvorspannung zu erhalten oder wiederherzustellen.

■ **Konservative Therapie.** Die Reparationsstadien nach AS-Ruptur lassen sich zeitlich gestaffelt folgendermaßen einteilen [16]:
■ *Stadium 1:* Wenige Stunden nach dem Riss nur geringe Einblutungen, in den ersten 3 Tagen zunehmende granulozytäre Infiltration.
■ *Stadium 2:* Am dritten Tag beginnende Fibroblasten- und Kapillareinsprossungen.
■ *Stadium 3:* Nach 14 Tagen Durchsetzung des gesamten Sehnengewebes mit kapillarreichem Granulationsgewebe, in der Folgezeit Differenzierung in junges Bindegewebe. Abbau des degenerierten Sehnengewebes und der Blutreste. Bildung von neuem Kollagen.
■ *Stadium 4:* Nach fünf bis sieben Monaten Abschluss der Umbauvorgänge, Ordnung der zunächst ungeordneten zu parallelgerichteten Fasern.

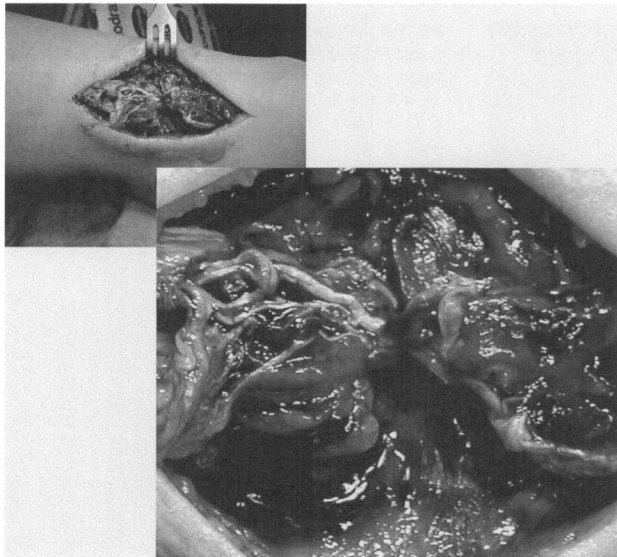

Abb. 9. Frische AS-Ruptur bei offener Versorgung mit den typischen, stark ausgefransten Sehnenenden nach Längsspalten des Peritendineums. Das Hämatom wurde bereits ausgespült

Lea und Smith berichteten bereits 1968 über die erfolgreiche, nicht operative Therapie der Achillessehnenruptur durch 8 Wochen Unterschenkelgips in Spitzfußstellung und Absatzerhöhung für weitere 4 Wochen [17]. Die erzielten Ergebnisse waren vergleichbar mit denen der operativen Therapie. In einer prospektiven randomisierten Studie wurden 1981 von Nistor 105 Patienten mit AS-Ruptur verglichen, die konservativ oder operativ behandelt wurden [23]. Die Autoren kamen damals zu dem Ergebnis, dass bei annähernd gleicher Komplikationsrate beider Verfahren der konservativen Behandlung der frischen Ruptur der Vorzug zu geben sei. Allerdings war durch die lange Spitzfußstellung bei allen Autoren eine Redressierung des Fußes aus dieser „Fehlstellung" notwendig. Die Rerupturrate wurde mit 5 bis 25% angegeben. Die zusätzlichen Nachteile im Hinblick auf das Ausmaß der Muskelatrophie, Koordination, Propriozeption führten zu einer zunehmend funktionellen Behandlung durch spezielle Orthesen (Spezialschuhe). Thermann konnte am Kaninchenmodell immunhistochemisch, sonographisch und funktionell die Gleichwertigkeit operativer Verfahren und der funktionellen konservativen Therapie nachweisen [32]. Das Prinzip der funktionellen Therapie besteht in der Adaptation der Sehnenstümpfe durch spezielle Schuhversorgung in 20° Spitzfußstellung mit Vermeidung der Dorsalextension im oberen Sprunggelenk während der Heilphase.

Da der M. gastrocnemius als zweigelenkiger Muskel auch das Kniegelenk überspannt, wurde lange Zeit zur „kompletten Ruhigstellung" ein Oberschenkelliegegips mit leichter Flexion im Kniegelenk angelegt. Für die Heilung der Achillessehne ist aber, wie tierexperimentelle Untersuchungen zeigten, keine absolute Ruhigstellung der Gastrocnemiusmuskulatur notwendig. Der funktionelle Reiz durch die freie Beweglichkeit im Kniegelenk scheint die Sehnenheilung eher zu fördern. Die intraoperative Überprüfung zeigt, dass die Zugkräfte, die durch Kniestreckung auf die AS übertragen werden, durch die 20° Plantarflexion des Fußes vollständig kompensiert werden. Auf die zusätzliche Ruhigstellung des Kniegelenkes kann somit verzichtet werden.

Voraussetzung für die konservative Therapie ist die Adaptation der Sehnenstümpfe in 20° Plantarflexion des Fußes bei der ersten sonographischen Kontrolle. Auf die Schwierigkeit, das Stumpfende exakt zu definieren, wurde bereits hingewiesen. Zunächst wird ein Unterschenkelspaltgips für 4–5 Tage angelegt mit begleitender Thromboseprophylaxe. Nach dieser Zeit sind Schmerzen, Hämatom und Weichteilschwellung soweit abgeklungen, dass der hohe, seitlich verstärkte Achillessehnenschuh mit 3 cm Fersenerhöhung angezogen werden kann. Je nach Schmerzsituation ist eine zunehmend volle Belastung möglich. Der Schuh ist bis zur 4. Woche Tag und Nacht zu tragen bzw. eine Nachtschiene in der gleichen Fußstellung anzuwickeln. Von der 4.–8. Woche werden die 1 cm dicken Absatzkeile in ca. 2 wöchigem Abstand reduziert. Die Physiotherapie erfolgt nach einem festen Zeitplan mit Stabilisations- und Koordinationsübungen, PNF, Querfriktion und zunehmendem Kraft- und Ausdauertraining. Von der 8.–12. Woche wird der Schuh tagsüber mit Rechtwinkelstellung des OSG getragen und zur Physiotherapie abgelegt. Ab der 12. Woche folgen aktive Dehnübungen sowie dosiertes Lauftraining.

Bei der Indikationsstellung zur konservativen Therapie sollten v. a. Risikofaktoren für eine adäquate Wundheilung (z. B. Diabetes mellitus, Immunsuppression) und sonstige Begleiterkrankungen, die das Operationsrisiko erhöhen würden, berücksichtigt werden. V. a. bei aktiven jungen Leuten besteht die Gefahr der zunehmenden Diastase der Sehnenstümpfe mit elongiertem Ausheilen der Sehne. Folge ist dann ein Kraftverlust aufgrund der unzureichenden Sehnenspannung. Die anfangs herrschende Euphorie bezüglich der konservativen Therapie hat sich zugunsten minimal-invasiver, operativer Verfahren verschoben, die eine sicherere Sehnenstumpfadaption gewährleisten.

■ **Operative Therapie.** Die Vielzahl der in der Literatur beschriebenen Nahttechniken zeigt, dass die operative Behandlung durchaus nicht immer eine einfache, d. h. eine Anfängeroperation darstellt. In einer Metaanalyse fand *Crolla* 60 verschiedene operative Methoden zur Behandlung der AS-Ruptur [7]. Die Techniken des operativen repairs lassen sich in zwei Hauptgruppen einteilen:

- ■ offene Nahttechniken (nach Krackow, Kirchmayer, Kessler, Bunnel, Kleinert)
- ■ perkutane Nahttechnik (nach Pässler, mit Zielgerät z. B. Achillon®).

Klinischer Befund, ein seitliches Röntgenbild und die Sonographie als präoperative bildgebende Diagnostik reichen für die Indikationsstellung und Planung der Operation aus.

Offene Naht. Die Operation erfolgt standardisiert in Bauchlage mit Oberschenkelblutleere nach einer intravenösen single-shot-Antibiose (z. B. Cefazolin). Zur Schonung des lateral der AS liegenden und mit der Vena saphena parva hinter dem Außenknöchel verlaufenden Nervus suralis (Abb. 12, sensible Versorgung der lateralen Ferse und des lateralen Fußrandes) wird die Längsinzision am medialen Rand der Sehne durchgeführt und in Abhängigkeit der Größe der Defektstrecke nach proximal verlängert. Subkutangewebe und die dünne Hüllschicht des Paratenons werden längs gespalten. Nach dem „Auskämmen" der aufgefaserten Sehnenenden und Hämatomausspülung erfolgt die Durchflechtungsnaht der Sehnenstümpfe mit einer End-zu-End-Adaptation.

Perkutane Naht. Bei dieser Technik werden die Durchflechtungs- oder Rahmennähte über Stichinzisionen perkutan angebracht. Der Vorteil besteht in der besseren Schonung der umliegenden Weichteile, insbesondere des für die Heilung wichtigen Peritendineums. Das Risiko einer Verletzung des N. suralis ist bei dieser Technik erhöht. Bei der Naht nach Pässler wird mit Hilfe einer Ahle über wenige Stichinzisionen eine 1,3 mm PDS-Kordel überkreuzend durch die Sehne gestochen und perkutan verknotet [5]. Um die Gefahr einer N. suralis-Schädigung zu verringern wurden Zielgeräte entwickelt. Die zentrale Zielvorrichtung des Achillon® wird über eine kleine Inzision innerhalb des Peritendineums nach proximal geschoben und die quer durch die Sehne gestochenen Fäden durch Zug am Gerät distal innerhalb der peritendinösen Hülle ausgeleitet. Dadurch verringert sich die Gefahr einer iatrogenen Schädigung des N. suralis.

Wundverschluss. Der schichtweise Wundverschluss muss sehr sorgfältig vorgenommen werden, weil die Sehne nur von einer 3-5 mm dicken Gewebeschicht bedeckt ist. Wunddehiszenzen sind Keimbrücken und führen schnell zu schweren Infektionen, die das Operationsergebnis gefährden. Entlang der als Leitschiene wirkenden AS können sich Infektionen ausdehnen, begünstigt durch das eingebrachte Nahtmaterial. Das Paratenon wird als erste Hüll- und Gleitschicht über der rekonstruierten Sehne verschlossen. Über der Defektzone kann das Paratenon nach Lösen von Verklebungen oder Vernarbungen reduziert sein, ein kontinuierlicher Verschluss dieser Hüllschicht ist dann v.a. bei verdickter Sehne im Rupturbereich erschwert. Monofiles resorbierbares Nahtmaterial hat ein besseres Gleitverhalten und kann in fortlaufender Nahttechnik zeitsparend eingesetzt werden. Der Verschluss der Subkutis geschieht mit einer invertierend gestochenen Einzelknopf-Koriumnaht, bei der die Knoten in der Tiefe zu liegen kommen. Eine Dochtwirkung duch vorstehendes Nahtmaterial lässt sich auf diese Weise vermeiden. Eng aneinanderliegende Einzelknopfnähte verschließen die Haut, wobei die Wundränder auf gleichem Niveau zu liegen kommen müssen. Der „wasserdichte" Wundverschluss ist eine wesentliche Voraussetzung für die infektfreie Wundheilung. Die Operation endet mit dem Anlegen eines gespaltenen, zirkulären Unterschenkelgipses in 20° Plantarflexion des Fußes. Auf eine ausreichend gute Polsterung im Wundbereich ist zu achten.

■ **Vor- und Nachteile der operativen/konservativen Therapie.** Sowohl die operativ funktionelle, als auch die konservativ funktionelle Behandlungsform führt zu einer stabilen Sehnenheilung mit einem Rerupturrisiko von ca. 1–2% [33]. Bei der konservativen Behandlung entfällt das Anästhesie- und Operationsrisiko. Voraussetzung ist eine gute Führbarkeit des Patienten. Nachteil

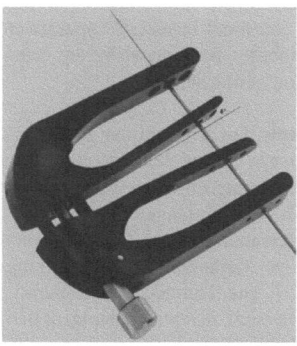

Abb. 10. Nahthilfsgerät Typ Achillon für die perkutane Technik. Die beiden zentralen Zielbügel werden innerhalb des Peritendineums vorgeschoben und durch die drei Lochreihen die Nähte vorgelegt. Durch das Zurückziehen des Gerätes werden die Fäden unter die Hüllschicht des Peritendineums gezogen und über die Inzision ausgeleitet. Das gleiche Manöver wird auf der Gegenseite durchgeführt und die Fadenenden wie bei drei Rahmennähten miteinander verknotet

der Methode ist die Gefahr der Ausheilung der Sehne in Elongation bei unzureichender Adaptation der Sehnenstümpfe mit Funktionsdefizit. Durch eine geringere Vorspannung kommt es dann zu einem Kraftverlust im Wadenbereich, der nur durch eine Verkürzungstenotomie wieder behoben werden kann. V.. junge aktive Patienten sind davon betroffen. Bei gleichzeitig vorliegenden Risikofaktoren bezüglich der Wundheilung, wie zum Beispiel Diabetes mellitus, kritische Weichteilverhältnisse, Glukokortikoid-Einnahme, pAVK, bekommt die konservative Therapieform mehr Gewichtung.

Bei der operativen Therapie wird durch die „fixierte Adaptation" der Sehnenstümpfe in der Regel eine korrekte Vorspannung der Sehne erreicht. Das Nahtmaterial selbst trägt sehr wenig zur primären Stabilität bei und dient nur der Fixierung bis zum Abschluss der Sehnenheilung. Der Vorteil der Operation ist also nicht die Verkürzung der Therapiedauer. Aufgrund der geringen Weichteildeckung über der Sehne und des oberflächlig liegenden Nahtmaterials können Wundheilungsstörungen schnell zu kritischen Infektionen führen, die dann schwere funktionelle Einbußen nach sich ziehen. Die beste Prophylaxe ist ein schonender Umgang mit dem Wundrand und ein wasserdichter, mehrschichtiger Wundverschluss.

Veraltete Ruptur

Obwohl das klinische Bild einer frischen Achillessehnenruptur eindeutig ist, wird diese Sehnenverletzung in bis zu 10% der Fälle nicht erkannt oder fehlinterpretiert. Ohne operative Versorgung oder adäquate Ruhigstellung besteht die Gefahr der Ausbildung einer instabilen Defektstrecke, deren Therapie und Nachbehandlung von der einer frischen Verletzung erheblich abweicht.

Auch bei der alten Ruptur zeigt die Sonographie die Lokalisation und Ausdehnung der zu überbrückenden Defektstrecke sowie die Länge des distalen Stumpfes. Wir fanden genauso wie andere Autoren [24] eine absolute Übereinstimmung der präoperativ erhobenen sonographischen Befunde mit dem intraoperativen Situs. Die Ergebnisse sind entscheidend für die Wahl des operativen Verfahrens.

Die Patienten berichten bei einer gezielten Befragung von dem oft viele Monate zurückliegenden, typischen Ereignis einer frischen AS-Ruptur. Als Fehldiagnosen werden genannt: Hämatom, Distorsion, Kontusion, Muskelfaserriss oder Partialruptur der AS. Diese Fehlinterpretationen haben gemeinsam, dass eine operative Behandlung oder adäquate konservative Therapie mit Ruhigstellung nicht erfolgt war. Die Rupturenden werden unter Belastung zunehmend dehiszent und es kommt zur Ausbildung einer insuffizienten Narbenzone, die sich über mehrere Zentimeter erstrecken kann. Die Zugkräfte des M. trizeps surae werden wegen der herabgesetzten Sehnenspannung nicht mehr oder nur unzureichend auf das Fersenbein übertragen. Die Kontraktion der Wadenmuskulatur wird teilweise benötigt, um die elongierte Sehne anzuspannen, bevor die Kraft auf das Fersenbein wirken kann. Bei der veralteten AS-Ruptur kann die Sehnenkontinuität nur durch eine offene operative Maßnahme mit Resektion der instabilen Narbe und Überbrücken der Defektzone mit Ersatzgewebe erreicht werden. Minimal invasive Methoden scheiden dabei aus. Ein konservatives Vorgehen mit prolongierter Ruhigstellung würde die Situation nicht verbessern, sondern bei erhöhtem Thromboserisiko lediglich die Atrophie der Wadenmuskulatur begünstigen. Der Thompson-Test ist nicht im selben Maße aussagekräftig wie bei der frischen Verletzung, bei der die Faserenden vollständig getrennt in der Hämatomzone liegen und der M. trizeps surae eine reflektorisch ausgelöste Pseudoparalyse aufweist. Bei der veralteten Ruptur kann die mit insuffizienter Narbe aufgefüllte Defektzone die durch Wadenkompression ausgelöste Verkürzung des Muskels teilweise übertragen und es kommt zu einer im Seitenvergleich abgeschwächten Plantarflexion des Fußes. Die Kraftentfaltung bei der aktiven Plantarflexion des Fußes ist jedoch im Vergleich zur Gegenseite spürbar herabgesetzt, da normalerweise 90% der Kraft vom M. triceps surae (M. soleus, M. gastrocnemius) aufgebracht wird und nur 10% auf weitere Synergisten (M. tibialis posterior, Mm flexores hallucis longi et digitorum, Mm peroneus longus et brevis) entfallen [33]. Beim eigenen Patientengut betrug die Kraft bei Flexion des Fußes im Durchschnitt 45% im Vergleich zur gesunden Gegenseite. Ursache dafür ist die Elongation der AS durch die insuffiziente Narbenzone zwischen den Rupturenden. Ein großer Anteil der Wadenkontraktion wird benötigt, um die Sehne adäquat anzuspannen, bevor es überhaupt zu einer Plantarflexion kommt. Dieses Phänomen kann sonographisch nachgewiesen werden. Auch konservativ behandelte AS-Rupturen heilen immer wieder in Verlängerung aus, was ebenfalls zu einer Kraftminderung mit Muskelatrophie führt [4]. Therapie der Wahl ist dann die operative Verkürzung durch Verschiebeplastik.

Bei der veralteten AS-Ruptur ist eine direkte Adaptation und Naht der angefrischten Sehenstümpfe nicht möglich, weil eine zu ausgedehnte Defektstrecke (eigenes Krankengut: 2–6 cm) zu überbrücken ist. Das Resultat wäre eine irreversible Spitzfußstellung. Aus diesem Grund muss unbedingt auf ein physiologisches Spannungsverhältnis bei der Wiederherstellung der Sehnenkontinuität geachtet werden. 10° Plantarflexion beim spannungsfreien Einnähen des Transplantates ermöglicht eine ausgewogene Sehnenspannung in Neutralstellung. Bei vorsichtiger Dorsalextension werden die Zugkräfte direkt, also ohne Dehnungsverlust auf die Wadenmuskulatur übertragen. Umgekehrt löst die Wadenkompression wieder eine angemessene Plantarflexion des Fußes aus (Thompson-Test).

In der Literatur sind folgende operative Techniken zur Defektüberbrückung beschrieben:
- Umkehrplastik nach „Lange" oder „Lindholm"
- Verschiebeplastik, z. B. Griffelschachtelplastik
- VY-Plastik mit End-zu End-Naht [34]
- Transfer des M. flexor hallucis longus und dessen Sehne [35, 36]
- Peroneus brevis-Plastik nach „Trillat" oder „Blauth" [31]
- Interposition von Fremdmaterialien, z. B. Marlex-Netz, Dünndarm-Submukosa [2, 6].

Entscheidend für die Wahl des Verfahrens ist das Ausmaß des Substanzdefektes nach Resektion des insuffizienten Narbengewebes. Sehnendefekte bis 6 cm Länge können mit ortsständigem, autologen Gewebe überbrückt werden. Mit 6 cm Länge ist für die Umkehrplastik die Grenze der überbrückbaren Defektstrecke erreicht. Größere Substanzverluste können nur mit einem Sehnentransfer rekonstruiert werden.

Nur in Ausnahmefällen wird der Operateur auf Fremdmaterial (z. B. PDS-Band, Marlex® Netz, lyophilisiertes homologes Gewebe) zurückgreifen müssen, um die Defektzone zu überbrücken. Das sollte nur geschehen, wenn der Defekt so groß ist, dass die Kontinuität mit den o.g. autologen, plastischen Verfahren nicht wiederhergestellt werden kann. Das Fremdmaterial dient dabei als „Vernarbungsschiene". Der Gebrauch von derart großen Mengen Fremdmaterial begünstigt das Angehen von Infektionen.

Die wesentlichsten Operationsschritte sind:
- Längsschnitt medial der AS, Darstellen des N. suralis, Präparation des Paratenons
- Resektion des Narbenanteils
- Anfrischen der Rupturenden, Reduktion des Sehnenkallus
- Überbrücken der Defektzone mit Faszienlappen oder zentralem Sehnenanteil
- Wiederherstellen der korrekten Sehnenlänge und einer physiologischen Sehnenspannung
- Möglichst intratendinöse Lage des Nahtmaterials
- Schichtweiser, dichter Wundverschluss (Paratenon, Subkutis, Kutis).

Die Umkehrplastik mit einem zentralen Sehnenstreifen in der Ein-Zügel-Technik ermöglicht eine stabile Überbrückung von Defekten im proximalen und mittleren Sehnendrittel und ist unserer Ansicht nach der Zwei-Zügel-Technik überlegen. Hinsichtlich des breiteren Hebedefektes ergeben sich keine Probleme. Jedoch erscheint uns die Präparation einfacher zu sein bei verminderter Gefahr eines Ausreißens im Bereich der Umschlagzone. Bei einem 2 cm breiten Streifen werden bis zu 40% des Sehnenumfanges vom Fasziengewebe bedeckt.

Auch im Rahmen der physiotherapeutischen Nachbehandlung ist die Sonographie das bildgebende Verfahren der Wahl. Der Heilverlauf der überbrückten Defektstrecke kann in Untersuchungsintervallen von 3–4 Wochen beurteilt werden, ebenso die Bildung des sogenannten Sehnenkallus. Die verlagerten Sehnenanteile und der Hebedefekt sind abgrenzbar, das eingebrachte Nahtmaterial kommt gut zur Darstellung. Wenn möglich sollte die Sonographie immer durch den gleichen Untersucher erfolgen. Auf die Durchführung einer Kernspintomographie kann prä- und postoperativ verzichtet und somit Kosten gespart werden. Sie liefert zusätzlich zu den sonomorphologischen Befunden keine weiteren Informationen. *Rominger et al.* beschreiben die große morphologische Übereinstimmung mit positiver signifikanter Korrelation zwischen Sonographie und Kernspintomographie bei der Achillessehnenheilung nach operativer Therapie [27] (Abb. 11).

Als Komplikationen werden wegen der nur geringen Weichteildeckung über dem Sehnengewebe und dem eingebrachten Nahtmaterial

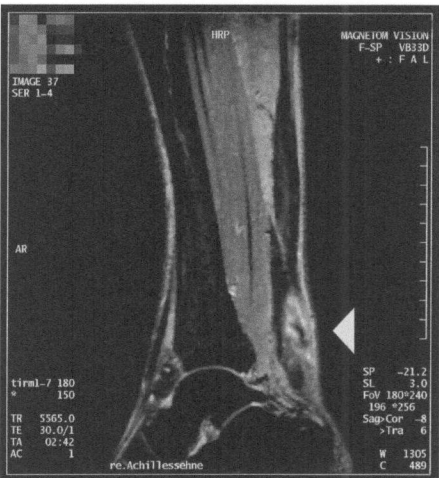

Abb. 11. Kernspintomographie Achillessehne rechts

gefürchtet: Wundrandnekrose, prolongierte Wundsekretion, Weichteildefekt und Infektion. Zur Deckung von ausgedehnteren Substanzverlusten über dem Sehnengewebe haben sich freie mikrochirurgische Lappenplastiken, wie zum Beispiel der Paraskapularlappen, der Radialislappen oder der M. latissimus dorsi Lappen, bewährt [28].

Umkehrplastik mit Faszienstreifen, Ein-Zügel-Technik. Es handelt sich um das am häufigsten angewandte Verfahren bei Rupturen im mittleren und proximalen Drittel der AS. In Neutralstellung des Fußes wird die Länge der Defektstrecke ausgemessen und dazu die geplante Überlappungszone mit dem distalen Sehnenstumpf von mindestens 2 cm hinzugerechnet. Nach Darstellen der Faszie des M. gastrocnemius wird ein ca. 2 cm breiter, zentraler Faszienstreifen aus dem dorsalen Sehnenspiegel präpariert und nach distal umgekippt. Der Umschlagspunkt darf nicht zu nah am proximalen Rupturende liegen, um ein Ausreißen des Streifens zu vermeiden. Auch diese Strecke muss beim Ausmessen des Faszienstreifen berücksichtigt werden. Sie sollte mindestens 1 cm betragen. Eck- bzw. Stoppernähte mit verzögert resorbierbarem Nahtmaterial (z. B. Polydioxanon PDS⁻ oder Poly-L-Lactid/Glycolid Panacryl® der Stärke 1) sichern die Umschlagzone zusätzlich gegen Ausreißen. Die durch Sehnenkallus verdickten Sehnenenden werden durch spindelförmige Exzision ausgedünnt, weil anderenfalls der zusätzlich darüber liegende Faszienstreifen zu sehr auftragen würde. Zentral gestochene Durchflechtungsnähte mit verzögert resorbierbarem Nahtmaterial sorgen für die grobe Adaptation mit dem distalen Sehnenstumpf. Der Fuß steht dabei in 10° Plantarflexion. Bei physiologischer Muskel- und Sehnenvorspannung löst der Thompson-Test durch die wiederhergestellte Kontinuität bei Wadenkompression wieder eine geringe Plantarflexion des Fußes aus. Die freien Überlappungsränder des Faszienstreifens werden zusätzlich mit resorbierbarem Nahtmaterial übernäht. Die Fäden und v. a. die Knoten sollten vorzugsweise intratendinös zu liegen kommen. Unter visueller Kontrolle der Nahtzone wird der Fuß vorsichtig nach dorsal extendiert. Der Faszienlappen muss einen festen Sitz aufweisen und die entstehenden Zugkräfte direkt auf die Wadenmuskulatur übertragen. Zur zusätzlichen Stabilisierung kann die medial der AS verlaufende Sehne des M. plantaris in den Faszienstreifen eingeflochten werden. Das freie Ende wird vernäht.

Griffelschachtelplastik mit zentralem Sehnenanteil. Diese spezielle Form der Verschiebeplastik kommt zur Anwendung bei Defekten im distalen Drittel der AS mit kurzem distalen Stumpf (Abb. 12). Aus dem Bereich des ausreichend langen proximalen Sehnenanteils wird der zentrale Sehnenanteil (ca. 50% des Sehnenquerschnitts) wie ein „Balken" herausgeschnitten und nach distal verschoben. Auch bei diesem Verfahren ist darauf zu achten, dass die Überlappungszone mindestens 2 cm betragen sollte. Mit Durchflechtungsnähten wird der distalisierte Sehnenanteil fixiert. Bei einem kurzen distalen Stumpf sollte eine zusätzliche transossäre Verankerung im Tuber calcanei vorgenommen werden.

Seltener auftretende, fersenbeinnahe Rupturen mit einer distalen Stumpflänge unter 2 cm werden mit einer Griffelschachtelplastik mit zusätzlicher transossärer Verankerung versorgt.

Die beste Präventivmaßnahme besteht in der frühzeitigen und sicheren Erkennung der frischen AS-Ruptur mit Einleitung der korrekten operativen oder konservativen Therapie. Klinischer Befund, die Sonographie und ein seitliches Röntgenbild des Fersenbeines als präoperative bildgebende Diagnostik reichen für die Diagnosesicherung und Behandlungsplanung bei AS-Ruptur aus.

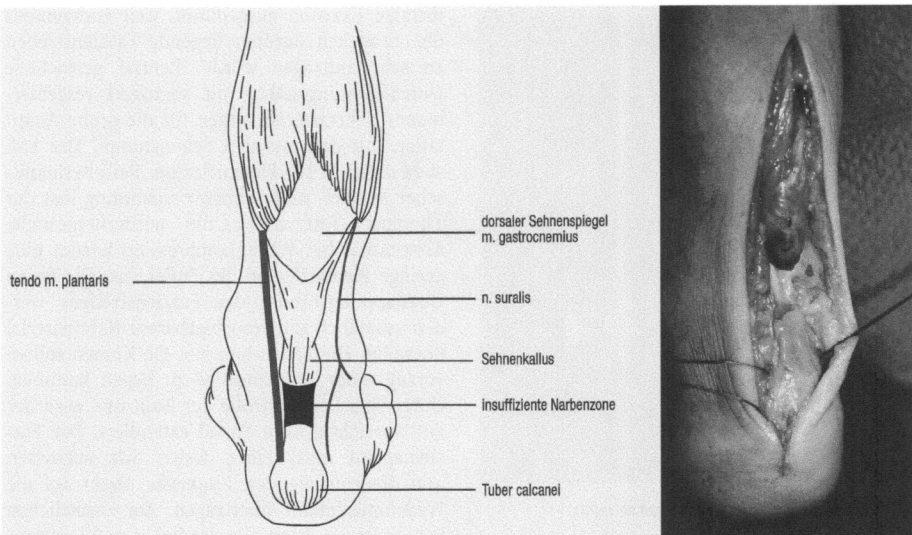

Abb. 12. Schemazeichnung und intraoperativer Befund bei alter AS-Ruptur mit kolbig aufgertriebenem, proximalen Stumpfende. Die insuffiziente Narbe wurde reseziert, die Defektstrecke beträgt ca. 3 cm. Da es sich um eine sehr weit distal gelegene Ruptur handelt, wurden 2 Fäden transossär im Tuber calcanei für die Durchflechtungsnaht nach Griffelschachtel-Plastik vorgelegt

Literatur

1. Ahmed IM, Lagopoulos M, McConnell P, Soames RW et al (1998) Blood supply of the achilles tendon. J Orthopaed Res 16: 591–596
2. Badylak SF, Tullius R, Kokini K, Shelbourne et al (1995) The use of xenogeneic small intestinal submucosa as a biomaterial for Achille's tendon repair in an dog model. J Biomed Mater Res 29: 977–985
3. Böhm E, Thiel A, Czieske S (1990) Die Achillessehnenruptur-Anamnestische und morphologische Untersuchungen sowie Überlegungen zur Atiologie. Sportverl Sportschaden 4: 22–28
4. Bohnsack M, Rühmann O, Kirsch L, Wirth CJ (2000) Die operative Achillessehnenverkürzung zur Korrektur der in Verlängerung ausgeheilten konservativ behandelten Achillessehnenruptur. Z Orthop 138: 501–505
5. Buchgraber A, Pässler HH (1997) Percutaneous repair of Achilles tendon rupture. Immobilization versus functional postoperative treatment. Clin Orthop 341: 113–122
6. Choksey A, Soonawalla D, Murray J (1996) Repair of neglected Achilles tendon ruptures with Marlex mesh. Injury 27: 215–217
7. Crolla RM, van Leeuwen DM, van Ramshorst B, van der Werken C (1987) Acute rupture of the tendo calcaneus. Surgical repair with functionell aftertreatment. Acta Orthop Belg 53: 492–494
8. Fletcher MDA, Warren PJ (2001) Sural nerve injury associated with neglected achilles ruptures. Brit J Sport Med 35: 131–132
9. Grechenig W, Clement HG, Fellinger M, Seggl W (1997) Wertigkeit der Sonographie der Achillessehne in der Traumatologie. Radiologe 37: 322–329
10. Grifka J (1997) Einlagen, Schuhzurichtungen, orthopädische Schuhe. Indikation, Verordnung, Ausführung. Enke Stuttgart, 3. Auflage
11. Hosey G, Kowalchick E, Tesoro D (1991) Comparison of the mechanical and histologic properties of Achilles tendons in NEW Zealand White rabbits secondarily repaired with Marlex mesh. J Foot Surg 30: 214–233
12. Houshian S, Tscherning T, Riegels-Nielsen P (1998) The epidemiology of achilles tendon rupture in an Danish county. Injury 29: 651–654
13. Kannus P, Joza L (1991) Histopathological changes preceding spontaneous rupture of a tendon. A controlled study of 891 patients. J Bone Joint Surg Am 73: 1507–1525
14. Khan KM, Cook JL, Maffulli N et al (2000) Where is the pain coming from in tendinopathy? It may be biochemical, not only structural, in origin. Br J Sports Med 34: 81–83
15. Lagergren CLA (1956) Vascular distribution in the Achilles tendon. Acta Chir Scand 116: 491–503
16. Lang J, Viernstein K (1966) Degeneration, Riß und Regeneration der Achillessehne. Z Orthop 101: 160–186

17. Lea RB, Smith L (1968) Rupture of the achilles tendon. Nonsurgical treatment. Clin Orthop 60: 115–118
18. Leach RE, Schepsis AA, Takai H (1992) Long-term results of surgical managment of Achilles tendinitis in runners. Clin Orthop 282: 208–212
19. Leppilahti J, Karpakka J, Gorra A et al (1994) Surgical treatment of overuse injuries to the Achilles tendon. Clin J Sport Med 4: 100–107
20. Maffulli N, Testa V, Capasso G (1997) Results of percutaneous longitudinal tenotomy for Achilles tendinopathy in middle- and long-distance runners. Am J Sports Med 25: 835–840
21. Mahlfeld K, Kayser R, Mahlfeld A, Graßhoff H, Franke J (2001) Wert der Sonographie in der Diagnostik von Bursopathien im Bereich der Achillessehne. Ultraschall in Med 22: 87–90
22. Mc Whorter J, Francis RS, Heckman RA (1991) Influence of local steroid injections on traumatized tendon properties. A biomechanical and histological study. Am J Sports Med 5: 435–439
23. Nistor L (1981) Surgical and non-surgical treatment of Achilles Tendon rupture. A prospective randomized study. J Bone Joint Surg Am J 63: 394–399
24. Paavola M, Paakkala T, Kannus P, Jarvinen M (1998) Ultrasonography in the differential diagnosis of Achilles tendon injuries and related disorders. A comparison between preoperative ultrasonography and surgical findings. Acta Radiol 39: 612–619
25. Petersen W, Laprell H (1998) Die „schleichende Ruptur der Achillessehne nach Ciprofloxacin induzierter Tendopathie. Ein Fallbericht. Unfallchirurg 101: 731–734
26. Rolf C, Movin T (1997) Etiology, histopathology and outcome of surgery in Achillodynia. Foot Ankle Int 18: 565–569
27. Rominger MB, Bachmann G, Schulte S, Zedler A (1998) Value of ultrasound and magnetic resonance imaging in the control of the postoperative progress after Achilles tendon rupture. Rofo-Fortschr Rontg 168: 27–35
28. Sauerbier M, Erdmann D, Brüner S, Pelzer M et al (2000) Die Deckung von Weichteildefekten und instabilen Narben über der Achillessehne durch freie mikrochirurgische Lappenplastiken. Chirurg 71: 1161–1166
29. Stahlmann R, Höffler D (2000) Unerwünschte Wirkungen und Risiken von Fluorochinolonen. Deutsches Ärzteblatt 45: 3022–3026
30. Stein V, Laprell H, Tinnemeyer S, Petersen W (2000) Quantitative assessment of intravascular volume of the human Achilles tendon. Acta Orthop Scand 71: 60–63
31. Thermann H (1999) Die Behandlung der Achillessehnenruptur. Orthopäde 28: 82–97
32. Thermann H, Beck A, Holch M, Biewener A, Bosch U, Frerichs O (1999) Die funktionelle Behandlung der frischen Achillessehnenruptur – Eine histologische, immunhistologische und sonographische Studie am Tiermodell. Unfallchirurg 102: 447–457
33. Thermann H, Hüfner T, Tscherne H (2000) Achillessehnenruptur. Orthopäde 29: 235–250
34. Us AK, Bilgin SS, Aydin T, Mergen E (1997) Repair of neglected Achilles tendon ruptures: Procedures and functional results. Arch Orthop Traum Su 116: 408–411
35. Wapner KL, Hecht PJ, Mills RH (1995) Reconstruction of neglected Achilles tendon injury. Orthop Clin North Am 26: 249–263
36. Wilcox DK, Bohay DR, Anderson JG (2000) Treatment of chronic achilles tendon disorders with flexor hallucis longus tendon transfer/augmentation. Foot Ankle Int 21: 1004–1010

Moderne Aspekte in der Behandlung von Calcaneusfrakturen

H. Zwipp, S. Rammelt

Das Fersenbein nimmt eine Sonderstellung unter den Fußknochen ein. Durch die spongiöse Binnenstruktur und die Beteiligung an vier Gelenkflächen entstehen am Calcaneus in drei Vierteln der Fälle Frakturen mit Gelenkbeteiligung, in 60% fünf Hauptfragmente, häufig mit Stauchungs- und Trümmerzonen [36]. Die wichtige Funktion als hinterer Abschnitt des Fußlängsgewölbes und kräftiger Pfeiler der lateralen Fußsäule wird bei jeglicher Dislokation empfindlich gestört. Die unter hoher Belastung stehende posteriore Gelenkfacette, welche für die Beweglichkeit im Rückfuß und damit für den Abrollvorgang entscheidend ist, wird selbst bei geringsten Verwerfungen dauerhaft geschädigt. Das Ziel der Versorgung von Calcaneusfrakturen muss daher die exakte Wiederherstellung der äußeren Form und die subtile Gelenkrekonstruktion sein, was sich in den meisten Fällen aufgrund des Verletzungsausmaßes nur mit einer offenen Reposition und übungsstabiler, nicht gelenkübergreifender Plattenosteosynthese erreichen lässt. Die prekäre Weichteildeckung macht eine sorgsame Präparation und exakte Planung des Operationszeitpunktes obligat. Insgesamt hat seit den 1980er Jahren das operative Vorgehen mit anatomischer Rekonstruktion und frühfunktioneller Übungsbehandlung zu einer deutlichen Verbesserung der Prognose dieser schweren Verletzungen geführt. Im Folgenden sollen neuere Tendenzen in der anspruchsvollen operativen Versorgung von Fersenbeinfrakturen aufgezeigt werden, welche auf eine weitere Verbesserung der funktionellen Ergebnisse zielen.

Die komplizierte anatomische Form des Fersenbeines leitet sich aus seiner biomechanischen Funktion als Abschluss des Fußlängsgewölbes und der lateralen Fußsäule ab und spiegelt den Weg der Kraftfortleitung vom Sprungbein auf den Fuß wider. Die Häufigkeit von Calcaneusfrakturen wird in der Literatur mit 1-2% aller Frakturen angegeben, wobei sie mit etwa 60% die häufigsten Frakturen der Fußwurzel darstellen [36]. Sie gehen in der Mehrzahl mit einer erheblichen Verkürzung, Verbreiterung und einem Achsenknick einher, was die Statik und Dynamik des Fußes im Sinne eines posttraumatischen Knick-Plattfußes erheblich beeinträchtigt. Zudem können bereits kleine Gelenkverwerfungen von 1-2 mm zu schmerzhaften subtalaren Arthrosen führen [24, 25]. Je nach Ausmaß der Deformität resultieren weitere Probleme wie eine Irritation der Peronealsehnen oder das Anstoßen der Fersenbeinwand an die Außenknöchelspitze (Abutment) [26, 36, 37]. Daraus ergibt sich die unbedingte Forderung nach exakter Verletzungsanalyse und Indikationsstellung zur anatomischen Reposition, um schwere Folgeschäden zu vermeiden.

Frakturklassifikation

Moderne Frakturklassifikationen sind ausschließlich CT-basiert, da nur so eine genaue Analyse der Frakturmorphologie und somit Planung des operativen Vorgehens möglich wird. Während sich die klassische Fraktureinteilung von Essex-Lopresti in „joint-depression-" und „tongue-type" aus den in den Standardaufnahmen charakteristischen primären Frakturlinien im Gissane'schen Winkel und sekundären Frakturlinien im Tuber calcanei ableiten [9], berücksichtigt die CT-Klassifikation von Zwipp [35, 36] den Verlauf der tertiären Frakturlinien im Processus anterior bzw. der medialen Facette, wodurch sich regelhaft bis zu 5 Hauptfragmente nachweisen lassen. Weiterhin wird die Beteiligung der 3 Gelenkfacetten berücksichtigt. Die additive Graduierung des Weichteilschadens bei I.-III.° offenen und geschlossenen Frakturen (1-3 Punkte) sowie die Frakturen benachbarter Knochen oder Trümmerfrakturen eines der Hauptfragmente (Zusatzpunkt) kann zu einer Summation von maximal 12 Punkten führen.

Diese Frakturskala hat einen prognostisch prädiktiven Wert von 86% [36].

Die im amerikanischen Raum bevorzugt verwendete Klassifikation von Sanders [26] basiert auf der für das therapeutische Vorgehen und funktionelle Ergebnis entscheidenden Anzahl der Frakturlinien im coronaren CT-Schnitt auf Höhe der posterioren Facette. Alle nichtdislozierten Frakturen werden unabhängig von der Anzahl der Frakturlinien Typ I zugeordnet. Typ II weist eine, Typ III zwei, Typ IV (Trümmerfraktur) drei und mehr Frakturlinien in der posterioren Facette auf.

Die neue AO/ICI-Frakturklassifikation, welche von der AO/ASIF Foot and Ankle Expert Group erarbeitet wurde, erlaubt neben den extraartikulären Frakturen (Typ A) und intraartikulären Frakturen (Typ B) erstmals die Klassifikation der Luxationsfrakturen (Typ C). Die Numerierung jedes einzelnen der 28 Fußknochen sowie die Belegung der einzelnen Gelenkfacetten mit kleinen lateinischen Lettern mit exakter Beschreibung der Frakturform und des Dislokationsgrades in den Subgruppen sowie der Dislokationsrichtung mit griechischen Buchstaben dient der exakten Verschlüsselung der Fraktur für wissenschaftliche Zwecke.

Diagnostik

Die klinische Diagnose spielt trotz der zur Verfügung stehenden technischen Ressourcen nach wie vor eine entscheidende Rolle. Sie weist nicht nur den Weg zu den erforderlichen bildgebenden Verfahren, sondern ermöglicht die für das weitere Vorgehen und die Prognose wichtige Graduierung des primären Weichteilschadens. Bei erheblicher Schwellung muss immer ein akutes Kompartmentsyndrom, gegebenenfalls mit Druckmessung ausgeschlossen werden. Frakturen ohne ersichtliche Dislokation oder Weichteilschäden werden nach wie vor gelegentlich als Sprunggelenksdistorsion fehldiagnostiziert und insbesondere bei polytraumatisierten oder mehrfachverletzten Patienten initial leicht übersehen, wenn andere Verletzungen in Vordergrund stehen.

Die klinische Verdachtsdiagnose wird radiologisch durch konventionelle Röntgenaufnahmen in 3 Standardebenen (Calcaneus lateral und axial, Fuß dorsoplantar) gesichert. Ergänzend wird immer eine OSG a.p.-Aufnahme sowie zur Darstellung des Subtalargelenkes eine Brodén-Serie durchgeführt. Bei klarer OP-Indikation sollte präoperativ zum Vergleich eine seitliche Aufnahme des kontralateralen Fußes angefertigt werden, da der Böhler-Winkel, und somit das anzustrebende Repositionsergebnis, einer erheblichen interindividuellen Schwankung unterliegt. Unabdingbare Voraussetzung für die Frakturklassifikation und präoperative Planung ist die Durchführung eines CT mit axialer und coronarer Schnittführung, während das MRT keine therapierelevanten Zusatzinformationen erbringt und daher nicht routinemäßig empfohlen wird. Die Indikation zum operativen Vorgehen besteht im eigenen Vorgehen bei allen intraartikulären Fersenbeinfrakturen mit >1 mm Gelenkstufe sowie bei extraartikulären Frakturen mit relevanter Rückfußfehlstellung (Varus > 5°, Valgus > 10°), sofern keine Kontraindikationen vorliegen [25, 37].

Therapie: Modernes Versorgungsregime und Neuentwicklungen

Management offener Calcaneusfrakturen

Die prekäre Weichteildeckung des Rückfußes mit einer dünnen, vulnerablen Haut über dem lateralen und medialen Aspekt des Fersenbeines und einer durch gleichwertiges Gewebe praktisch unersetzbaren kompliziert gekammerten Planta pedis macht die offenen Calcaneusfrakturen zu einer der größten Problemfrakturen in der Unfallchirurgie. In der Literatur werden Infektraten von bis zu 60% und Amputationsraten bis 14% beschrieben [29]. Im eigenen Krankengut lag die postoperative Komplikationsrate bei offenen Frakturen um das fünf- bis siebenfache höher als bei denjenigen mit geschlossenen Frakturen [23]. Dem initialen Management offener Calcaneusfrakturen kommt somit eine erhebliche prognostische Bedeutung zu.

Die Notfallversorgung besteht in einem initialen Wunddébridement, der Reposition und temporären minimal-invasiver Osteosynthese mit perkutan eingebrachten Kirschnerdrähten (Abb. 1 a,b) oder einer medialen Transfixation (mit je einer Schanz-Schraube in distaler Tibia, Tuber calcanei und Metatarsale I) sowie der temporären Kunsthautdeckung. Eine secondlook-Operation muss regelhaft innerhalb von 48–72 Stunden erfolgen, zu diesem Zeitpunkt

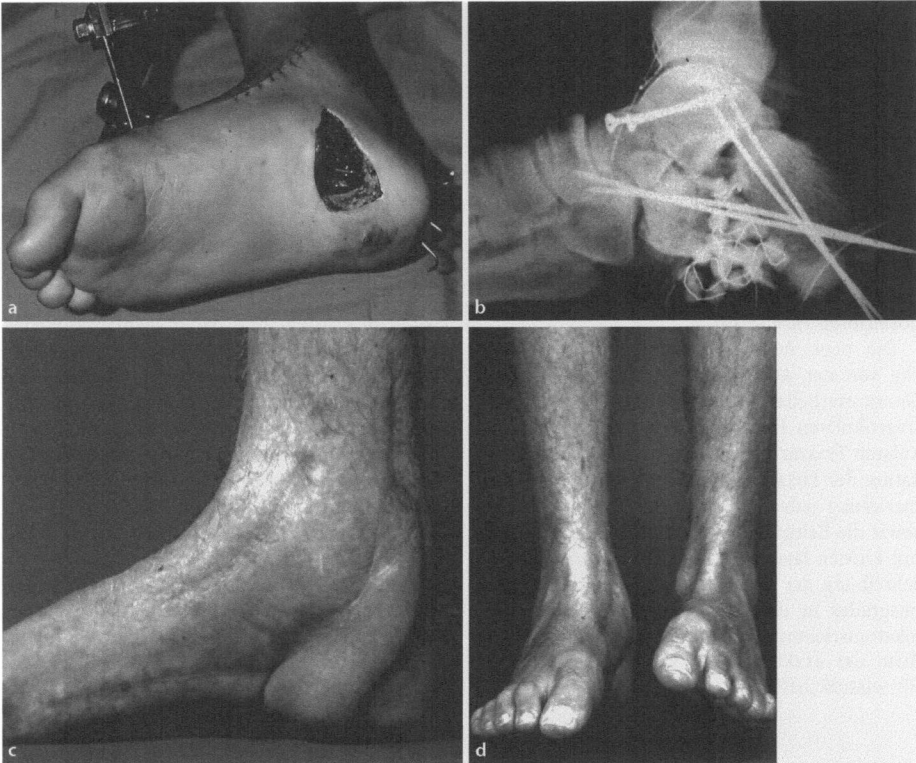

Abb. 1. Drittgradig offene Calcaneusfraktur in Verbindung mit einer Talushalsfraktur im Sinne eines komplexen Fußtraumas. Nach Notfalldébridement und perkutaner Osteosynthese verbleibt ein großer, mehrlagiger Defekt über der medialen knöchernen Defektzone (**a**). Die Talusfraktur wurde primär mit Schraubenosteosynthese definitiv versorgt (**b**). Im Intervall von 120 Stunden erfolgte die definitive Defektdeckung mit einem freien A. radialis-Lappen (Anschluss an A. tibialis posterior). Der weitere Verlauf gestaltete sich komplikationslos, nach 6 Monaten gutes Ausheilungsergebnis bei zufriedenstellendem funktionellen Ergebnis (**c, d**)

sollte idealerweise bereits die definitive Osteosynthese und Weichteildeckung durchgeführt werden.

Nach offenen Calcaneusfrakturen verbleiben auch bei strengem Vorgehen nach dem oben genannten klassischen Regime oft erhebliche funktionelle Defizite [23, 29]. Dies erklärt sich zum Teil aus arthrogenen und tendogenen Fibrosierungen mit entsprechendem Bewegungsdefizit nach erforderlicher längerer Ruhigstellung [4]. Zudem sind Knochen, Gelenkknorpel und Sehnen selbst bei primärer Vitalität gefährdet, wenn sie nicht ausreichend von Gewebe gedeckt sind. Ein Hauptgrund für unbefriedigende Ergebnisse stellt jedoch nach wie vor die deutlich erhöhte Infektraten bei offenen Calcaneusfrakturen dar [29].

Ein frühzeitiger Weichteilverschluss ist bei Verletzungen der unteren Extremität anerkanntermaßen eine entscheidende Voraussetzung zur Infektvermeidung [13]. Bei II–III° offenen Unterschenkelschaftfrakturen hat sich die frühe oder sogar notfallmäßige Defektdeckung innerhalb von 24 Stunden mit unmittelbar anschließender freier Lappenplastik (*„fix and flap"*) gegenüber verspäteter Deckung eindeutig bewährt [13, 14]. Die Erfahrungen am Fuß sind aufgrund kleinerer Patientenzahlen wesentlich geringer. In einer eigenen, kürzlich publizierten Serie von 24 Patienten mit offenen bzw. III° geschlossenen komplexen Fußverletzungen wurde die frühe Weichteildeckung im Rahmen der *Urgence différée* (innerhalb 24–120 h) durch eine gestielte bzw. freie Lappenplastik [4] mit definitiver Osteosynthese erreicht (Abb. 1c,d). Dieses Vorgehen setzt jedoch eine entsprechende Infrastruktur und eine gute Kooperation von Unfall- und Plastischer Chirurgie voraus und ist daher an Kliniken der Maximalversorgung gebunden, wobei eine Zuverlegung der Patienten nach auswärtiger Notfallversorgung innerhalb von 72 Stunden zumeist möglich ist. In der angesprochenen Serie von 24 frühen Lappendeckungen bei komplexen Fußtraumata (darunter 3 Calcaneusfrakturen) konnte die Infektrate auf 7,1% gesenkt werden. Bei 16 nachuntersuchten Patienten konnten mindestens ein Jahr nach dem Unfall mehrheitlich gute funktionelle Ergebnisse erzielt werden [4]. Tendenziell sollten mit diesem Konzept bei tiefen, kontaminierten Defekten langwierige Verläufe mit letztlich unbefriedigenden Funktionsresultaten vermieden werden können. Seine Grenzen erfährt dieses Verfahren bei Patienten, deren durch das Trauma oder Vorerkrankungen eingeschränkter Allgemeinzustand eine Verlegung oder ausgedehnte Eingriffe nicht zulässt.

Bei geschlossenen Frakturen mit erheblichem Fragmentdruck auf die Weichteile kann notfallmäßig eine geschlossene Reposition versucht werden, was jedoch nur selten gelingt. Meist ist eine perkutane Reposition mit einer in das Tuber calcanei eingebrachten Schanz-Schraube erforderlich. Die Hauptfragmente werden gegebenenfalls minimal-invasiv mit Kirschnerdrähten fixiert, das Hämatom über Stichinzisionen abgesaugt. Das Repositionsergebnis wird durch einen medialen Dreipunkt-Fixateur gesichert, um nach Ablauf von 8–10 Tagen die definitive Versorgung, wie unten geschildert, durchzuführen [24]. Bei III°-ig geschlossenen Frakturen mit manifestem Kompartment-Syndrom erfolgt beim Polytrauma die notfallmäßige Dermatofasziotomie über einen ausgedehnten dorso-medianen Zugang, mit Anlage eines medialen Fixateurs, beim Monotrauma die sofortige operative Versorgung mit definitiver Plattenosteosynthese [37].

Perkutane Osteosynthese

Die prekäre Weichteildeckung des Calcaneus sowie die beobachteten Wundheilungsstörungen nach offener Reposition haben die perkutanen Osteosyntheseverfahren in den letzten Jahren wieder vermehrt in den Mittelpunkt des Interesses gerückt. Die heute praktizierten semi-operativen Methoden gehen allerdings im wesentlichen auf die von Westhues 1934 entwickelte Aufrichtung des Tuber calcanei mit einer perkutan eingebrachten Schanz-Schraube zurück. Die Fixation, von Westhues [34] und später Essex-Lopresti [9] im Gips durchgeführt, erfolgt heute mit perkutan eingebrachten Kirschnerdrähten oder Schrauben bzw. einem Fixateur-System, wie z. B. dem medialen Dreipunkt-Distraktor. Diese Verfahren dienen mehrheitlich der Stabilisierung dislozierter Frakturen beim jungen Patienten mit lokaler oder allgemeiner Kontraindikation zum offenen Vorgehen oder geschlossenen Frakturen beim Polytrauma mit innerem Druck der Fragmente auf die Weichteile. Bei offenen Frakturen erlauben sie eine temporäre Fixation der Fragmente bis zur definitiven Versorgung. In neuerer Zeit werden zur Weichteilschonung perkutane Osteosyntheseverfahren unter Bildwandlerkontrolle auch bei speziellen Frakturtypen mit einer Frakturlinie im Subtalargelenk (Sanders II) mit guten Resultaten durchgeführt [33]. Einige Autoren favorisieren die perkutane Osteosynthese auch bei intraartikulären Frakturen [10], dies ist jedoch mit dem Risiko einer unvollständigen Reposition der posterioren Gelenkfacette verbunden.

Der Einsatz der subtalaren Arthroskopie gestattet in ausgewählten Fällen (einfache Frakturformen mit relevanter Gelenkverwerfung) die perkutane Reposition und Schraubenosteosynthese ohne das Risiko, mit dieser Methode kleinere Gelenkverwerfungen in Kauf nehmen zu müssen [12]. Zur Arthroskopie werden die klassischen anterolateralen und posterolateralen Portale nach Parisien & Vangsness benutzt [22]. Nach dem Westhues-Repositionsmanöver können unter arthroskopischer Sicht Feinkorrekturen mit perkutan eingebrachten Stößeln oder Kirschnerdrähten unter zusätzlicher Bildwandler-Kontrolle erfolgen (Abb. 2). Die Retention der Fragmente wird mit 3–6 Kortikalis-Schrauben, welche ebenfalls über Stichinzisionen und Bildwandlerkontrolle eingebracht werden, erreicht. Eine postoperative Gipsprotektion ist nicht erforderlich. Bei bislang 18 mit dieser Methode versorgten Patienten wurden keine Wundkomplikationen und sehr gute Einjahres-Ergebnisse gesehen [24]. Erweist sich die perkutane Reposition als unmöglich (z. B. bei tiefer Impression des gelenktragenden Fragmentes), so kann auf ein klassisches offenes Vorgehen konvertiert werden.

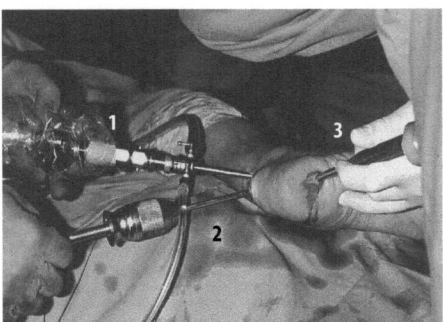

Abb. 2. Technik der perkutanen, arthroskopisch gestützten Schraubenosteosynthese intraartikulärer Calcaneusfrakturen (aus [12]). Die Arthroskopie wird über ein posterolaterales (alternativ anterolaterales) Portal durchgeführt (**1**). Die Reposition erfolgt über eine in das Tuber calcanei eingebrachte Schanz-Schraube (**2**), Feinrepositionen können mittels zusätzlich perkutan eingebrachter Stößel oder Kirschnerdrähte erfolgen (**3**). Die Retention erfolgt unter Bildwandlerkontrolle mittels Schraubenosteosynthese über Stichinzisionen

Zugangswahl für die offene Rekonstruktion

Aufgrund der zumeist erheblichen Weichteilschwellung liegt der Operationszeitpunkt bei I°- und II°-ig geschlossenen Frakturen im allgemeinen zwischen dem 6. und 10. Tag nach dem Trauma. In der Zwischenzeit wird der betroffene Fuß durch lokale und systemische Maßnahmen (Hochlagerung, Eisapplikation bzw. Cryo-Cuff®, aktive Venenpumpe, Lymphdrainage, Antiphlogistika, enzymatische Präparate) zum Abschwellen gebracht. Da eine verzögerte Versorgung nach mehr als 14 Tagen nach dem Unfallereignis, insbesondere bei kollabiertem Böhlerwinkel, zu einer potenziell erhöhten Gefahr der postoperativen Wundrandnekrose und/oder Infektion führt, sollte möglichst nach dem 14. Tag nicht mehr offen vorgegangen werden, falls nicht initial mit einem medialen Fixateur reponiert wurde [25, 37].

Intraartikuläre Fersenbeinfrakturen werden bevorzugt über den ausgedehnt lateralen Zugang versorgt. Dieser berücksichtigt die Blutversorgung des Rückfußes und gewährt eine ausreichende Übersicht vom subtalaren Gelenkspalt bis zum Calcaneocuboid-Gelenk. Der Eingriff erfolgt in Seitenlage. Der Hautschnitt liegt bumerangförmig zwischen Außenknöchel und Achillessehne bzw. lateralem Fußsohlenrand. Neuere anatomische Studien zur Blutversorgung des lateralen calcanearen Hautlappens haben gezeigt, dass die ideale Schnittlinie nicht exakt auf halber Strecke, sondern mehr in Richtung Achillessehne und Fußsohle verlaufen sollte (im eigenen Vorgehen auf ca. 2/3 der Strecke). Dies entspricht dem Versorgungsgebiet der A. calcanea lateralis und dient der Schonung des N. suralis sowie der V. saphena parva [1, 11]. Tendenziell konnte durch leichte Verlagerung der Inzision des erweitert-lateralen Zuganges näher zur Achillessehne bzw. zum lateralen Fußsohlenrand hin im eigenen Vorgehen eine Verringerung der Inzidenz von Wundrandnekrosen von 8,7% in einer präliminaren Serie auf nunmehr 7,8% erreicht werden [25]. Zur Prophylaxe von Wundhämatomen wird zusätzlich vor dem Hautverschluss ein Hämostyptikum (z. B. Kollagenvlies) auf den stark blutenden spongiösen Knochen aufgebracht.

Ein bilaterales Vorgehen ist in den seltensten Fällen zur Reposition von Calcaneunsfrakturen erforderlich und mit einer erhöhten Rate an Wundrandnekrosen verbunden [30]. Liegt jedoch eine islozierte Fraktur des Sustentaculum tali mit Beteiligung der medialen Gelenkfacette vor, welche sich von lateral nicht anatomisch reponieren lässt, so ist zusätzlich zum ausgedehnt lateralen Zugang ein medialer Zugang erforderlich. Anstelle des klassischen McReynolds-Zuganges, welcher mit der Gefahr einer Verletzung des Tibialis posterior Gefäß-Nerven-Bündels einhergeht, wird im eigenen Vorgehen eine kleine, querverlaufende Inzision direkt über dem tastbaren Sustentaculum tali bevorzugt [36]. In einem ersten Operationsschritt wird unter Schonung der Sehnen des M. tibialis posterior, M. flexor digitorum longus und M. flexor hallucis longus zunächst das Sustentaculum gegen die mediale Gelenkfacette des Talus reponiert mit zwei Kortikalisschrauben retiniert, um anschließend mit der Versorgung von lateral fortzufahren. In diesen Fällen ist die Lagerung des Patienten in Rückenlage mit Keilanhebung der betroffenen Seite und beiderseitigen Stützen empfehlenswert. Dieser Zugang ist ebenfalls für die isolierten Sustentaculum-Frakturen indiziert, in diesen Fällen kann durch ein Zielgerät (AO/ASIF Foot and Ankle Expert Group) für die Schraubenplatzierung der Zugang weiter minimiert werden (Abb. 3).

Arthroskopische Kontrolle der Reposition

Nach erfolgter Reposition und temporärer Retention der gelenktragenden Fragmente mit Kirschner-Drähten wird im eigenen Vorgehen

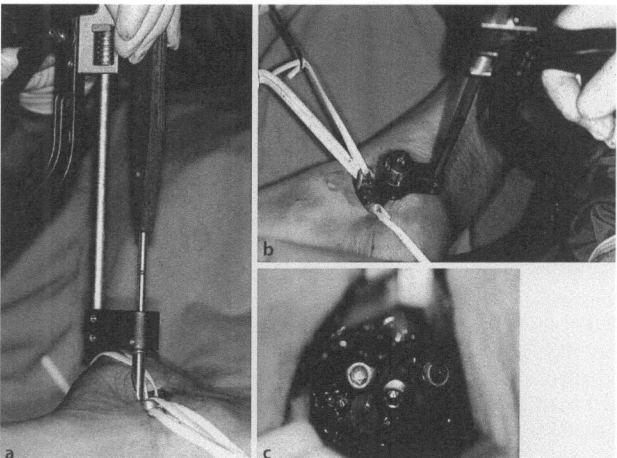

Abb. 3. Zielgerät für die Schraubenplatzierung im Sustentaculum tali bei isolierten Sustentaculum-Frakturen (**a**). Der Sustentaculum-Zugang kann hierfür weiter minimiert werden (**b**). Die Sehnen des M. tibialis posterior und M. flexor digitorum longus werden nach proximal, die Sehnen des M. flexor hallucis longus nach distal weggehalten (**b, c**)

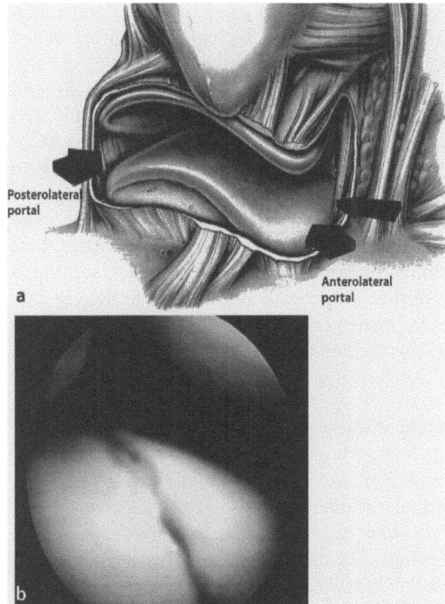

Abb. 4. Die Zugänge für die offene subtalare Arthroskopie entsprechen denjenigen bei der klassischen geschlossenen Arthroskopie (**a**). Sie erlauben eine vollständige Übersicht über die posteriore Gelenkfacette und exakte Kontrolle der Reposition (**b**)

die Kongruenz der visuell schlecht einsehbaren posterioren Facette mittels offener Arthroskopie des subtalaren Gelenkes kontrolliert [24]. Dazu wird ein Arthroskop (2,7 mm Durchmesser/30° Winkeloptik), in den freiliegenden subtalaren Gelenkspalt eingeführt. Hierzu werden wiederum näherungsweise die klassischen Portale [22] für die subtalare Arthroskopie verwendet (Abb. 4). Unter arthroskopischer Sicht können jetzt Feinkorrekturen und Nachrepositionen bei verbliebenen Inkongruenzen in der posterioren Gelenkfacette erfolgen, welche der konventionellen Diagnostik und dem direkten Blick verborgen bleiben.

Der essentielle Einfluss einer anatomiegerechten Reposition der subtalaren Gelenkfläche auf das Behandlungsergebnis ist unbestritten, die intraoperative Kontrolle der geschwungenen posterioren Gelenkfacette des Calcaneus gestaltet sich jedoch schwierig, insbesondere beim Vorliegen eines oder mehrerer Intermediärfragmente. Die Bildwandlerkontrolle bietet oft nicht die ausreichende Auflösung, um kleinere Stufen von 1–2 mm insbesondere auf der abhängigen medialen Seite zu erkennen. Gleichwohl haben biomechanische Untersuchungen mit drucksensitivem Film gezeigt, dass bereits Gelenkverwerfungen in dieser Größenordnung zu einer pathologischen Druckverteilung in diesem lasttragenden Gelenk führen, was der posttraumatischen Arthroseentwicklung Vorschub leistet [19, 27]. In einer eigenen Serie von 28 subtalaren Kontrollarthroskopien im Rahmen der Implantatentfernung und Arthrolyse zeigte sich eine deutliche Korrelation der Beschaffenheit der posterioren Facette mit den funktionellen Resultaten dieser Patienten [24]. Bei 59 offen arthroskopischen Kontrollen nach offener Reposition und temporärer Kirschnerdrahttransfixation frischer intraartikulärer Calcaneusfrakturen war in bislang 13 Fällen (22,0%) eine Nachreposition aufgrund einer verbliebenen Gelenkstufe von 1-2 mm in der posterioren Facette erforderlich [24]. Sanders [26] empfiehlt die Durchführung von intraoperativen konventionellen Brodén-Aufnahmen, welche eine höhere Auflösung haben. Diese sind jedoch in Seitenlage des Patienten schwer zu fertigen, da oftmals Fehlprojektionen unterworfen und mit vermehrter Strahlenexposition verbunden, während die Arthroskopie am offenen Operationssitus in der Hand des erfahrenen Operateurs eine schnelle, zuverlässige und gründliche Kontrolle der Beschaffenheit des Subtalargelenkes mit der gleichzeitigen Möglichkeit der Entfernung freier Gelenkkörper gewährleistet. Möglicherweise bieten neue Bildwandler-Generationen ebenfalls die Möglichkeit der exakten Beurteilung der gesamten posterioren Gelenkfacette.

Implantatwahl und Defektauffüllung

Die Retention erfolgt mehrheitlich mit einer der Anatomie des Calcaneus angepassten AO-Platte nach Sanders, es sind jedoch verschiedene, meist Y-förmige Platten, im Gebrauch. Seit einiger Zeit steht auch ein winkelstabiles Implantat der AO/ASIF Foot and Ankle Expert Group zur Verfügung (Abb. 5). Die Plattenfixation an der lateralen Fersenbeinwand wird in der Regel mit sechs 3,5-mm-Kortikalisschrauben erreicht, davon 2 unterhalb der subtalaren Gelenkfläche in Richtung auf das Sustentaculum tali, 2 gelenknah im Processus anterior und 2 in das Tuber cacanei.

Die Notwendigkeit der Auffüllung calcanearer Stauchungsdefekte wird in der Literatur kontrovers diskutiert und nicht einheitlich gehandhabt. Während einige Autoren die Spongiosaunterfütterung bei größeren Defekten (etwa ab Daumenendgliedgröße) durchführen [2, 35] wird von anderen Autoren prinzipiell keine Notwendigkeit einer Spongiosaplastik gesehen [16, 26]. Longino und Buckley [18] fanden in einer prospektiven Studie keine Vorteile der Knochentransplantation in einem vergleichbaren Patientengut. Im eigenen Vorgehen wurde bislang bei ca. der Hälfte der Patienten, die mit offener Reposition und lateraler Plattenosteosynthese versorgt wurden, eine autologe Spongiosaplastik durchgeführt.

Der Einsatz von Knochenersatzstoffen anstelle von autologer Spongiosa ist nicht als etabliert anzusehen. Die Implantation von Korallenmatrix (Hydroxylapatit-Gerüst) führte in 3 von 8 Fällen zu einer Fistelbildung, weswegen die Autoren von diesem Vorgehen abrückten [8]. Mit Norian SRS wurde in biomechanischen Versuchen zwar eine erhöhte Primärstabilität nachgewiesen [32], jedoch wurden in einer kleineren klinischen Serie 11% Infekte gesehen [28], was den breiten Einsatz kritisch bewerten lässt. Der Einsatz der winkelstabilen Calcaneusplatte könnte perspektivisch eine Defektauffüllung auch bei größeren Defektzonen überflüssig machen, ohne eine sekundäre Sinterung der Fraktur befürchten zu müssen.

Nachbehandlung

Aufgrund der hohen Fibrosierungstendenz des Subtalargelenkes ist eine intensive physiotherapeutische Nachbehandlung von eminenter Bedeutung für das funktionelle Spätergebnis. Die Nachbehandlung erfolgt frühfunktionell aus dem Unterschenkelspaltgipsverband heraus mit krankengymnastischen Übungen ab dem 1. postoperativen Tag. Diese beinhalten geführte, aktive Flexions/Extensionsbewegungen. Zum Leerpumpen der venösen Plexus wird der Patient zum regelmäßigen Fußdruck gegen die Gipssohle angehalten. Am 2. postoperativen Tag beginnt der Patient mit aktiven Kreiselbewegungen des Fußes sowie passiven Bewegungen auf der Motorschiene. Die Mobilisation erfolgt ab dem 5.–8. postoperativen Tag unter Teilbelas-

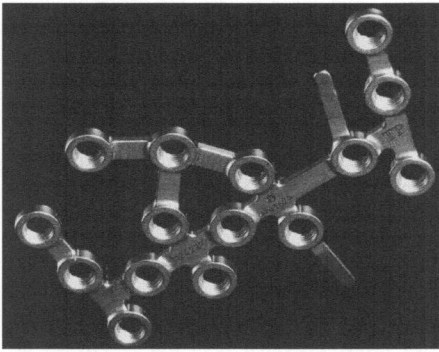

Abb. 5. Winkelstabile anatomische Calcaneusplatte der AO/ASIF Foot and Ankle Expert Group

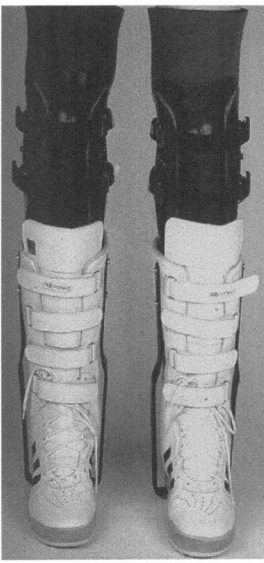

Abb. 6. Tibiakopf-Entlastungsstiefel zur funktionellen Nachbehandlung bilateraler Calcaneusfrakturen

tung von 15 kp. Auf Vollbelastung kann abhängig von Bruchform, Knochenqualität und Ausmaß einer eventuell notwendigen Spongiosaimplantation nach 6–12 Wochen übergegangen werden. Schwerstarbeit und Sport sind in der Regel nach 4–6 Monaten möglich. Ein spezieller Tibiakopf-Entlastungsstiefel (eine Modifikation des Variostabil-Schuhs) erlaubt die frühe Mobilisation bei bilateralen Calcaneusfrakturen bei gegenüber dem Allgöwer-Apparat deutlich erhöhter Gangsicherheit (Abb. 6).

Die Implantatentfernung wird nach einem Jahr empfohlen, ist jedoch nicht obligat. Bei deutlicher Rückfußeinsteifung sollte diese aufgrund der nach eigener Erfahrung regelhaft beobachteten fibrösen Verwachsungen immer mit einer lateralseitigen Arthrolyse und Arthroskopie des subtalaren Gelenkes verbunden werden [24, 25]. Die offene subtalare Arthroskopie im Rahmen der Implantatentfernung bietet bei den häufig beobachteten Bewegungseinschränkungen im unteren Sprunggelenk neben der Abtragung extraartikulärer Fibrosierungen die Möglichkeit des intraartikulären Débridements, der Entfernung freier Gelenkkörper und Chondroplastie. Die Graduierung des Knorpelschadens erlaubt zudem eine gesicherte prognostische Aussage [24].

Ergebnisse und Prognosefaktoren

In größeren Serien (über 100 nachuntersuchte Patienten) wurden nach offener Reposition und Plattenosteosynthese zwischen 60 und 85% gute bis ausgezeichnete Resultate beschrieben [3, 16, 25, 26, 35] wenngleich auch verschiedene Score-Systeme zur Anwendung kamen, was den direkten Vergleich erschwert. Erwartungsgemäß findet sich bei allen Autoren eine negative Korrelation der Ergebnisse mit steigendem Schweregrad der Fraktur und ungenügender Reposition. Mehrere Autoren haben beobachtet, dass ein schlechteres Resultat insbesondere mit Inkongruenzen im Subtalar-Gelenk, weniger mit der Aufrichtung des Böhler-Winkels in den konventionellen Aufnahmen einhergeht. Letzterer hat nur bei deutlichem Korrekturverlust einen negativen Einfluss auf das Behandlungsergebnis [21, 25, 37]. Im eigenen Patientengut wurde ein gutes funktionelles Ergebnis gesehen, wenn der postoperative Böhler-Winkel mehr als 70% der unverletzten Gegenseite betrug, während bereits kleinste Gelenkstufen von 1–2 mm in der posterioren Gelenkfacette (mittels CT oder Arthroskopie nachgewiesen) zu einer signifikanten Verschlechterung der funktionellen Ergebnisse führten [25].

Operative vs. konservative Therapie intraartikulärer Calcaneusfrakturen

Wenige Studien vergleichen operatives und konservatives Vorgehen bei intraartikulären Calcaneusfrakturen. Die erste prospektiv-randomisierte Untersuchung von Thordarson und Krieger [31] mit 17 Patienten je Studienarm ergab eine eindeutige Überlegenheit der lateralen Plattenosteosynthese durchgeführt von nur einem Operateur. Drei weitere retrospektive Studien [7, 17, 20] fanden ebenfalls signifikant bessere Resultate nach Osteosynthese, während zwei Arbeitsgruppen [5, 15] keine signifikanten Unterschiede feststellten. Letztgenannte Studien ergaben jedoch signifikant bessere Ergebnisse in der Subgruppe operativ versorgter Patienten, bei denen die Fraktur anatomiegerecht reponiert worden war.

Eine in Kanada durchgeführte prospektiv-randomisierte Multicenter-Studie mit über 200 Patienten pro Studienarm wurde kürzlich publiziert [6]. Insgesamt fand sich für die Lebens-

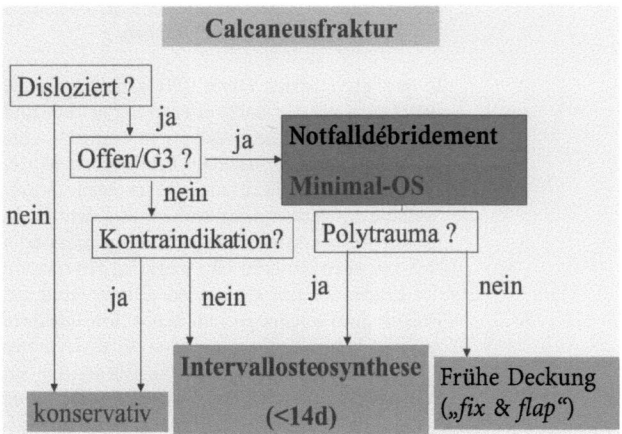

Abb. 7. Behandlungsalgorithmus frischer Calcaneusfrakturen (Einzelheiten im Text)

qualität (SF-36) nur eine leichte Überlegenheit der Operation, welche keine signifikanten Unterschiede für das Gesamtkollektiv ergab. Nach operativer Therapie wurden allerdings signifikant weniger sekundäre subtalare Arthrodesen erforderlich. Aus dem großen Krankengut wurden zudem Gruppen identifiziert, welche eindeutig von einer Osteosynthese profitieren. Darunter zählen Frauen sowie Männer unter 50 Jahren, weiterhin Patienten mit einer geringen Arbeitsbelastung und einem großen individuellen Böhler-Winkel. Kritisch wurde die Prognose bei Schwer- und Schwerstarbeit sowie generell bei Arbeitsunfällen gesehen, wenngleich hier offensichtlich auch vom Chirurgen nicht beeinflussbare Faktoren eine Rolle spielten [6].

Schlussfolgerung

In den vergangenen zwei Jahrzehnten hat die operative Therapie dislozierter intraartikulärer Calcaneusfrakturen mit anatomischer Rekonstruktion und frühfunktioneller Übungsbehandlung zu einer deutlichen Verbesserung der Prognose dieser schweren Verletzungen geführt. Neuere Tendenzen, wie die an der Gefäßanatomie orientierte Zugangsmodifikation, die arthroskopische Gelenkkontrolle in Verbindung mit offener oder perkutaner Reposition, die frühe Lappendeckung bei offenen Frakturen, der Einsatz winkelstabiler Implantate bei zunehmendem Verzicht auf eine autologe Spongiosaplastik und die Arthrolyse im Rahmen der Implantatentfernung sollten diese Tendenz zugunsten besserer funktioneller Ergebnisse fortführen. Ein aktueller Behandlungsalgorithmus vor dem Hintergrund der diskutierten Entwicklungen ist in Abb. 7 dargestellt.

Literatur

1. Andermahr J, Helling HJ, Rehm KE, Koebke Z (1999) The vascularization of the os calcaneum and the clinical consequences. Clin Orthop 363: 212–218
2. Benirschke SK, Mayo KA, Sangeorzan BJ, Hansen ST (1992) Results of operative treatment of calcaneal fractures. In: Tscherne H, Schatzker J (Hrsg) Major fractures of the pilon, the talus and the calcaneus. Springer, Berlin, Heidelberg New York, pp 152–174
3. Bèzes H, Massart P, Delvaux D, Fourquet JP, Tazi F (1993) The operative treatment of intraarticular calcaneal fractures. Indications, technique, and results in 257 cases. Clin Orthop 290: 55–59
4. Brenner P, Rammelt S, Gavlik JM, Zwipp H (2001) Early soft tissue coverage after complex foot trauma. World J Surg 25: 603–609
5. Buckley RE, Meek RN (1992) Comparison of open versus closed reduction of intra-articular calcaneal fractures: a matched cohort in workmen. In: Schatzker J, Tscherne H (Hrsg) Major fractures of the pilon, the talus and the calcaneus. Springer, Berlin Heidelberg New York, pp 195–205
6. Buckley RE, Tough S, McCormack R, Pate G, Leighton R, Petrie D, Galpin R (2002) Operative compared with nonoperative treatment of displaced intra-articular calcaneus fractures. A prospective, randomized, controlled multicenter trial. J Bone Joint Surg Am 84: 1733–1744
7. Crosby LA, Fitzgibbons TC (1996) Open reduction and internal fixation of type II intra-articular calcaneus fractures. Foot Ankle Int 17: 253–258

8. de Peretti F, Trojani C, Cambas PM, Loubiere R, Argenson C (1996) Le corail comme soutien d'un enforcement articulaire traumatique. Etude prospective au membre inférieur de 23 cas. Rev Chir Orthop Reparatrice Appar Mot 82: 234–240
9. Essex-Lopresti P (1952) The mechanism, reduction technique, and results in fractures of the os calcis. Br J Surg 39: 395–419
10. Forgon M (1992) Closed reduction and percutaneus osteosynthesis: technique and results in 265 calcaneal fractures. In: Tscherne H, Schatzker J (Hrsg) Major fractures of the pilon, the talus and the calcaneus. Springer, Berlin Heidelberg New York, pp 207–213
11. Freeman B, Duff S, Allen P, Nicholson H, Atkins R (1998) The extended lateral approach to the hindfoot. Anatomical basis and surgical implications. J Bone Joint Surg (Br) 80: 139–142
12. Gavlik JM, Rammelt S, Zwipp H (2002) Percutaneous, arthroscopically assisted osteosynthesis of calcaneus fractures. Arch Orthop Trauma Surg 122: 424–428
13. Godina M (1986) Early microsurgical reconstruction of complex trauma of the extremities. Plast Reconstr Surg 78: 285–292
14. Gopal S, Majumder S, Batchelor AG, Knight SL, De Boer P, Smith RM (2000) Fix and flap: the radical orthopaedic and plastic treatment of severe open fractures of the tibia. J Bone Joint Surg Br 82: 959–966
15. Kundel K, Funk E, Brutscher M, Bickel R (1996) Calcaneal fractures: operative versus nonoperative treatment. J Trauma 41: 839–845
16. Letournel E (1993) Open treatment of acute calcaneal fractures. Clin Orthop 290: 60–67
17. Leung KS, Yuen KM, Chan WS (1993) Operative treatment of displaced intra-articular fractures of the calcaneum. Medium-term results. J Bone Joint Surg Br 75: 196–201
18. Longino D, Buckley RE (2001) Bone graft in the operative treatment of displaced intraarticular calcaneal fractures: is it helpful? J Orthop Trauma 15: 280–286
19. Mulcahy DM, McCormack DM, Stephens MM (1998) Intra-articular calcaneal fractures: effect of open reduction and internal fixation on the contact characteristics of the subtalar joint. Foot Ankle Int 19: 842–848
20. O'Farrell D, JM OB, McCabe JP, Stephens MM (1993) Fractures of the os calcis: improved results with internal fixation. Injury 24: 263–265
21. Paley D, Fischgrund J (1993) Open reduction and circular external fixation of intraarticular calcaneal fractures. Clin Orthop 290: 125–131
22. Parisien JS, Vangsness T (1985) Arthroscopy of the subtalar joint: an experimental approach. Arthroscopy 1: 53–57
23. Rammelt S, Gavlik JM, Barthel S, Brenner P, Zwipp H (2000) Management offener Calcaneusfrakturen. Hefte Unfallchirurg 282: 29–30
24. Rammelt S, Gavlik JM, Barthel S, Zwipp H (2002) Value of subtalar arthroscopy in the management of intra-articular calcaneus fractures. Foot Ankle Int 23: 706–716
25. Rammelt S, Barthel S, Biewener A, Gavlik JM, Zwipp H (2004) Calcaneusfrakturen. Offene Reposition und interne Stabilisierung. Zbl Chir 128: 517–528
26. Sanders R (1992) Intra-articular fractures of the calcaneus: present state of the art. J Orthop Trauma 6: 252–265
27. Sangeorzan BJ, Ananthakrishnan D, Tencer AF (1995) Contact characteristics of the subtalar joint after a simulated calcaneus fracture. J Orthop Trauma 9: 251–258
28. Schildhauer TA, Bauer TW, Josten C, Muhr G (2000) Open reduction and augmentation of internal fixation with an injectable skeletal cement for the treatment of complex calcaneal fractures. J Orthop Trauma 14: 309–317
29. Siebert CH, Hansen M, Wolter D (1998) Follow-up evaluation of open intra-articular fractures of the calcaneus. Arch Orthop Trauma Surg 117: 442–447
30. Stephenson JR (1987) Treatment of displaced intra-articular fractures of the calcaneus using medial and lateral approaches, internal fixation, and early motion. J Bone Joint Surg Am 69: 115–130
31. Thordarson DB, Krieger LE (1996) Operative vs. nonoperative treatment of intra-articular fractures of the calcaneus: a prospective randomized trial. Foot Ankle Int 17: 2–9
32. Thordarson DB, Hedman TP, Yetkinler DN, Eskander E, Lawrence TN, Poser RD (1999) Superior compressive strength of a calcaneal fracture construct augmented with remodelable cancellous bone cement. J Bone Joint Surg Am 81: 239–246
33. Tornetta P, 3rd (1998) The Essex-Lopresti reduction for calcaneal fractures revisited. J Orthop Trauma 12: 469–473
34. Westhues H (1935) Eine neue Behandlungsmethode der Calcaneusfrakturen. Zugleich ein Vorschlag zur Behandlung der Talusfrakturen. Zentralbl Chir 35: 995–1002
35. Zwipp H, Tscherne H, Thermann H, Weber T (1993) Osteosynthesis of displaced intraarticular fractures of the calcaneus. Results in 123 cases. Clin Orthop 290: 76–86
36. Zwipp H (1994) Chirurgie des Fußes. Springer, Wien New York
37. Zwipp H, Rammelt S (2002) Frakturen und Luxationen. In: Wirth CJ, Zichner L (Hrsg) Orthopädie und Orthopädische Chirurgie, Vol 8. Georg Thieme, Stuttgart New York, pp 531–618

Nachbehandlungsprinzipien bei operativ behandelten Sprunggelenksfrakturen

C. Simanski, B. Bouillon, T. Tiling

Literaturanalyse

Die 1999 publizierte S1-Leitlinie Unfallchirurgie [1], empfiehlt zur Nachbehandlung operativ versorgter Sprunggelenksfrakturen:
- Hochlagerung
- Kühlung
- Übungsbehandlung
- Belastungsaufbau nach Frakturform, Stabilität der Osteosynthese und Form der Immobilisierung
- Vollbelastung in der Regel nach ca. 6 Wochen [2].

Der letzte Nachbehandlungspunkt wird nicht jeder Frakturart und -schwere gerecht. Nicht zuletzt der Schweregrad der Fraktur sowie die Prognosefaktoren des Patienten (Alter, Mobilisations- und Osteoporosegrad, Patientencompliance, etc. ...) spielen eine entscheidende Rolle bei der korrekten Nachbehandlung.

Die Arbeitsgemeinschaft für Osteosynthesefragen (AO) empfiehlt bei der Nachbehandlung von osteosynthetisch versorgten Frakturen des oberen Sprunggelenkes zunächst unmittelbar postoperativ die Ruhigstellung in einer Unterschenkelgipsschiene, anschließend die Durchführung von frühzeitigen Dorsalextensionsübungen aus dieser heraus. Je nach Röntgenbefund soll dann eine Steigerung der Belastung erfolgen [3].

Bei dem Nachbehandlungskonzept im AO-Manual, in dem sowohl uni-, bi- und trimalleoläre Frakturen mit und ohne Syndesmosenverletzung mitbehandelt werden, stellt sich ebenso die Frage nach einem individuellen postoperativen Nachbehandlungskonzept für die Frakturen unterschiedlichen Schweregrades. Ziel des formulierten Konzeptes muss die frühe Belastbarkeit und damit möglichst frühzeitige Wiederaufnahme von Aktivitäten des täglichen Lebens und der beruflichen Tätigkeiten sein. Dieses soll erreicht werden durch die **Frühmobilisation**. Diese ist nach dem AO-Konzept daher so wichtig, weil:
- das Risiko der Frakturkrankheit minimiert,
- eine Immobilisationsosteoporose und
- eine postoperative Gelenksteife verhindert und
- bei achsengerechter und gelenkkongruenter Wiederherstellung der Anatomie eine postoperative Gelenksfrüharthrose verhindert wird.

Aus diesem AO-Grundsatz leitet sich das primäre Ziel der postoperativen Nachbehandlung von Frakturen des oberen Sprunggelenkes ab. – Es sollte eine frühe Funktionalität und Belastungsfähigkeit der betroffenen Gliedmaße erreicht werden, um den Patienten nicht unnötig und nicht zu lange zu immobilisieren bzw. „krank zu machen".

Die weitere Literaturanalyse von publizierten Originalarbeiten [Medline®-Recherche] erbrachte, dass von 20 prospektiven Studien lediglich 50% prospektiv-randomisierte, klinisch-kontrollierte Studien sind und damit nach [4] den höchsten Evidenzgrad besitzen (Evidenzgrad I). Bei der Analyse der einzelnen Studien (Tabelle 1) wurden jeweils unterschiedliche Nachbehandlungskonzepte nach osteosynthetisch versorgter Fraktur des oberen Sprunggelenkes miteinander verglichen und unterschiedliche Zielkriterien definiert.

Bei der Analyse der Evidenzgrad. I-Studien zeigt sich überraschender Weise, dass vielfach immobilisierende Nachbehandlungskonzepte (Unterschenkelgipsschiene, Gehgipsruhigstellung) miteinander verglichen werden.

Tabelle 1. Prospektiv randomisierte Studien mit Vergleich postoperativer Nachbehandlungskonzepte

Autor	Jahr	Patienten [n=]	Frakturart	Zielkriterium/Belastung	Ruhigstellung	Ergebnis
Sondenaa et al. [5]	1986	43	Weber-B/C-Frakturen	*Sprunggelenks-Beweglichkeit* Frühfunktionelle Übungen und Entlastung vs. Entlastung in dorsaler Unterschenkelschiene	Keine Ruhigstellung vs. Unterschenkelschiene	Nach 6 Wochen bessere Beweglichkeit in frühfunktioneller Gruppe
Ahl et al. [6]	1987	53	Bi.-/Trimalleoläre Frakturen	*Frakturdislokation* Früh.- (innerhalb ersten post OP-Tagen) vs. Spätbelastung (nach 4 Wochen)	Unterschenkelschiene vs. Unterschenkelschiene	Kein signifikanter klinischer *Unterschied* nach 3 und 6 Monaten
Ahl et al. [7]	1988	51	Weber-B/C-Frakturen	*Sprunggelenks-Beweglichkeit* Frühfunktionell und Belastung in Orthese vs. Frühfunktionell und Entlastung in dorsaler Unterschenkelschiene	Orthese vs. Unterschenkelschiene	Bessere Beweglichkeit in Orthesengruppe nach 3 Monaten Subjektiv keine Unterschiede
Hedström et al. [8]	1988	53	Instabile Außenknöchelfrakturen	*Sprunggelenks-Beweglichkeit* Frühfunktionell und Belastung in Orthese vs. Belastung in Unterschenkelgehgips	Orthese vs. Unterschenkelgehgips	*Kein Unterschied* im Bewegungsausmaß beider Gruppen
Ahl et al. [9]	1993	40	Bi.-/Trimalleoläre Frakturen	*Sprunggelenks-Beweglichkeit* Frühfunktionell und Belastung in Orthese vs. Frühfunktionell und Entlastung in dorsaler Unterschenkelschiene	Orthese vs. Unterschenkelschiene	*Kein Unterschied* in den klinischen Ergebnissen
Di Stasio et al. [10]	1994	61	Unimalleoläre Frakturen	*Sprunggelenks-Beweglichkeit Wiederaufnahme der Arbeit* Entlastung für 6 Wochen in Unterschenkelgips vs. Entlastung für 6 Wochen in Orthese mit frühfunktioneller KG aus Orthese heraus	Orthese vs. Unterschenkelliegegips	*Kein objektiver Unterschied,* bessere subjektive Scores nach 3 und 6 Monaten in Orthesengruppe
Tropp et al. [11]	1995	30	Weber-B/C-Frakturen	*Sprunggelenks-Beweglichkeit Olerud-Score* Frühfunktionell-belastend in Orthese vs. Unterschenkelgips	Orthese vs. Unterschenkelgips	*Kein Unterschied* in den funktionellen Scores Bessere Dorsalflexion in Orthesengruppe
v. Laarhoven et al. [12]	1996	81	Weber-A-, B-, C-Frakturen	*Sprunggelenks-Beweglichkeit Wiederaufnahme der Arbeit Olerud-Score* Entlastung und Gipsschiene für vier Wochen vs. Unterschenkelgehgips ab sofort	Entlastung vs. Unterschenkelgehgips	Kein Unterschied in den klinischen Ergebnissen.
Dogra et al. [13]	1999	52	Bimalleoläre Frakturen	*Sprunggelenks-Beweglichkeit* Frühfunktionelle Entlastung für 2 Wochen, dann Unterschenkelgehgips vs. Gipsschiene für 2 Wochen dann Unterschenkelgehgips	Frühfunktionelle Entlastung vs. Unterschenkelliegegips Anschließend beide 2 Wochen Unterschenkelgehgips	Kein Unterschied in der Beweglichkeit nach 3 Monaten Besseres Gangbild in der frühfunktionellen Gruppe
Stöckle et al. [14]	2000	40	Weber-B/C-Frakturen	*Sprunggelenks-Beweglichkeit* Unterschenkelgips vs. Orthese mit 6 Wochen Teilbelastung	Orthese vs. Unterschenkelgehgips	Bessere Funktion nach 6 Wochen Orthese

Zielkriterien

Fast alle Studien haben die funktionelle Sprunggelenksbeweglichkeit zum Hauptzielkriterium (bis auf [6]). Eine Studie untersucht die Inzidenz von Frakturdislokation nach Früh- bzw. Spätbelastung [6], zwei andere Untersuchungen kategorisieren die entsprechend nachbehandelten Patienten nach dem Funktionsscore nach Olerud [11, 12], zwei Studien betrachten außerdem den Zeitpunkt der Wiederaufnahme der beruflichen Tätigkeiten [10, 12]. Bezogen auf die Frakturart untersuchen drei Studien bi.- und trimalleoläre Sprunggelenksfrakturen [6, 9, 13], alle übrigen Untersuchungen vergleichen unimalleoläre Frakturen.

Frühfunktionelle Nachbehandlung

Sondenaa et al. untersuchte bei 43 Patienten die Sprunggelenksbeweglichkeit von Patienten, die sechs Wochen entlasteten und frühfunktionell beübten gegen Patienten, die sechs Wochen entlasteten und ihren Unterschenkel in einer dorsalen Schiene ruhigstellten [5]. Sechs Wochen postoperativ zeigte sich eine bessere Sprunggelenksbeweglichkeit in der frühfunktionellen Gruppe, eine andere biomechanische Studie konnte die Wichtigkeit der frühfunktionellen Therapie im Vergleich zu einer unverletzten Kontrollgruppe unterstreichen [15]. Diese Ergebnisse konnten Hedström et al. bei einem Vergleich von Patientengruppen frühfunktionell/entlastend versus Belastung in einem Unterschenkelgehgips nicht bestätigen [8].

Insgesamt konnte sich, bezogen auf das Zielkriterium Sprunggelenksbeweglichkeit, bei sechs Studien *kein Unterschied* zwischen den unterschiedlich nachbehandelten Patientengruppen nachweisen lassen [6, 8–12]. Dabei wurden Patienten frühbelastend in einer Unterschenkelschiene gegen Patienten in einer Unterschenkelschiene erst nach vier Wochen belastet [6] verglichen. Weiterhin wurde sowohl bei unimalleolären Frakturen [11], als auch bei bi.- und trimalleolären Frakturen [8], die frühfunktionell/in Orthese belastend versus in einer Unterschenkelgehgipsschiene belastend nachbehandelt wurden, kein Unterschied festgestellt. Ebenso zeigten frühfunktionell/in Orthese belastende Patienten versus frühfunktionell in dorsaler Unterschenkelschiene entlastende Patienten [9], als auch frühfunktionell/in Orthese entlastende versus in einem Unterschenkelliegegips entlastende Patienten [10] keine objektiven Unterschiede. Diese Ergebnisse zeigten sich sowohl bei unimalleolären [10], als auch bei bi.- und trimalleolären Frakturen [9]. Klinische Unterschiede ergaben sich bei sechswöchiger Teilbelastung im Vergleich von 20 vs. 20 Patienten in Orthese vs. Unterschenkelgehgips mit einer besseren Funktion der Orthesengruppe bezogen auf das Zielkriterium Sprunggelenksbeweglichkeit. Die Beweglichkeit in OSG und USG war besser, als auch die Wadenmuskulaturatrophie konnte in der Orthesengruppe deutlich vermindert werden [14].

Olerud-Score

Bezüglich der subjektiven Symptomevaluierung durch den Patienten mittels Olerud-Scores [16] bewerten zwei Studien unimalleoläre Sprunggelenksfrakturen [11, 12]. Der Olerud-Score vergibt 100 Punkte in 9 Kategorien (Schmerzen, Steifigkeit, Schwellung, Treppensteigen, Laufen, Springen, Hocken, Gehhilfen, Arbeiten). Die Summe wird in vier Gruppen eingeteilt: Bis 30 Pkt. „schlecht", bis 60 Pkt. „zufriedenstellend", bis 90 Pkt. „gut" und >90 Pkt. „exzellent". Beide Studien kommen im Vergleich von frühfunktionell in Orthese vs. in Unterschenkelschiene belastenden [88 vs. 92 Punkte nach 12 Monaten [11] und von in Unterschenkelgipsschiene entlastenden vs. in Unterschenkelgehgips belastenden Patienten [95 vs. 95 Punkte nach 12 Monaten [12] zu keinem signifikanten Unterschied und zu sehr guten bis exzellenten Ergebnissen nach einem Jahr postoperativ in allen Untersuchungsgruppen.

Frühfunktionell frühbelastendes Nachbehandlungskonzept

Yde et Kristensen publizierten erstmals, dass die konservative Behandlung von „stabilen" Weber-B1-Frakturen bzw. Supinations-Eversions-Frakturen Stadium II nach Lauge-Hansen gleich gute Ergebnisse im Outcome erbringt, wie die osteosynthetische Stabilisierung dieser [17]. Damit stellten sie erstmals das Dogma zur Diskussion, ob jede Weber-B-Fraktur als instabil anzusehen ist und damit operativ stabilisiert werden muss. Auch Port et al. kam zu dem Schluss, Patienten mit stabiler Weber-B1-Fraktur/Lauge-Hansen-SE II-Fraktur vergleichend, dass ein frühfunktionell-frühbelastendes Nachbehandlungskonzept eine signifikante Verbesserung des Sprunggelenksbewegungsausmaßes erbringt und eine kürzere Rehabilitationsphase bedingt. Dabei verglich er Patienten in einem Unterschenkelkunststoffgips für vier Wochen entlastend versus Patienten mit sofortiger Teilbelastung in einer stabilisierenden Bandage und frühfunktioneller Krankengymnastik des betreffenden Sprunggelenkes. Beide Patientengruppen zeigten nach sechs Monaten sehr gute (4 Wochen Gips) bis exzellente Ergebnisse (frühfunktionell-frühbelastend) im Olerud-Score (89 vs. 93 Punkte) [18]. Andere Studien bestätigten die sehr guten klinischen Ergebnisse nach konservativer Therapie von „stabilen" Weber-B-Frakturen [19, 20], vorausgesetzt vorher wird die „Stabilität" der Fraktur durch klinische und radiologische Methoden nachgewiesen. Richter untersuchte so nachbehandelte Patienten durchschnittlich 17,3 Monate post Trauma mit dem Olerud-Score nach und verglich sie mit einer historischen Kontrollgruppe von operierten Patienten. Beide Gruppen zeigten durchschnittlich 17,3 Monate post OP bzw. post Trauma sehr gute Ergebnisse (operierte Gruppe: 85 Pkt. vs. 89 Pkt. konservativ nachbehandelte Gruppe), sodass der Autor zu dem Schluss kommt, dass dieses frühfunktionelle Nachbehandlungskonzept in jedem Fall anzustreben ist [19].

Es stellt sich die Frage, ob auch höhere Frakturschweregrade mit einem solchen frühfunktionell-frühbelastenden Behandlungskonzept nachzutherapieren sind? Bezogen auf den Symptomevaluierungsscore nach Olerud zeigen auch konventionell nachbehandelte Patienten mit instabilen Weber-B-/Weber-C-Frakturen nach einem Jahr gute (88 Pkt.) [11] bis exzellente (90 Pkt.) Ergebnisse [12]. Dementsprechend muss die Anforderung an ein frühfunktionell-frühbelastendes Nachbehandlungskonzept ein mindestens gutes Ergebnis im Olerud-Score sein (> 61 Pkt.), keine höhere Komplikationsrate bedingen (Pseudarthrose/Refraktur) und eine schnellere Rekonvaleszenz in Aussicht stellen.

In unserem eigenen Patientengut untersuchten wir diese Frage, und führten diese Patienten („instabile" Weber-B/Weber-C-Frakturen) nach osteosynthetischer Stabilisierung einem frühfunktionell-frühbelastenden Nachbehandlungskonzept zu. Voraussetzung ist, dass intraoperativ durch den Operateur die Osteosynthese als „stabil" angesehen wird und dass der Patient eine entsprechende Compliance in der Nachbehandlungszeit zeigt.

Nach einem Jahr zeigte sich keine Pseudarthrose oder Refraktur und die Patienten waren im Median nach 7 Wochen wieder in der Vollbelastung. Nach 12 Monaten zeigten die so nachbehandelten Patienten durchschnittlich einen Olerud-Score von nahezu „exzellenten" Ergebnissen (89 Pkt.) [21].

Wiederaufnahme der Arbeitstätigkeit

Port et al. berichtet, dass die frühfunktionell-frühbelastenden Patienten mit Weber-B1-Fraktur/Lauge-Hansen SE-II-Fraktur nach durchschnittlich 5,7 Wochen wieder an ihren Arbeitsplatz zurückkehren, während die Patienten mit der gleichen Frakturschwere, die zunächst vier Wochen immobilisiert wurden, erst nach 6,5 Wochen wieder ihrer beruflichen Tätigkeit nachgehen konnten [18]. Dietrich et al. berichten vergleichbare Ergebnisse in dieser konservativ behandelten Fraktgruppe (frühfunktionell-frühbelastend), und nennen einen durchschnittlichen Arbeitsausfall von 5,4 Wochen. In der historischen Kontrollgruppe von operierten Patienten mit derselben Frakturschwere errechneten sie einen Ausfall von durchschnittlich 10 Wochen [20].

In unserem eigenen Patientengut konnten frühfunktionell-frühbelastend nachbehandelte Patienten mit höhergradiger Frakturschwere („instabile" Weber-B-/Weber-C-Fraktur) im Median nach 7 Wochen wieder ihren gewohnten privaten wie beruflichen Tätigkeiten unter Vollbelastung nachgehen [21].

Empfehlungen zur Nachbehandlung operativ stabilisierter Frakturen des oberen Sprunggelenkes

Präoperativ muss radiologisch und klinisch untersucht werden, ob es sich um eine „stabile" oder „instabile" Sprunggelenksfraktur handelt. Dazu sind exakte Röntgenebenen einzustellen: A.p., seitlich und a.p. in 15 Grad Innenrotation.

Von einer „instabilen" Sprunggelenksfraktur spricht man definitionsgemäß, wenn in der a.p. Röntgenaufnahme in 15 Grad Innenrotation (zur exakten Projektion des Gelenkspaltes) eine Frakturdislokation von > 2 mm zu sehen ist. Bei radiologischem Nachweis eines erweiterten medialen Gelenkspaltes und lokalem Druckschmerz über dem Innenband ist die Fraktur ebenfalls „instabil" (mediale Instabilität durch Luxationsmechanismus). Weiterhin bei einer pathologischen Taluslateralisation > 2 mm bei fixiertem Unterschenkel (sog. positivem Frick-Test) oder einer pathologischen Aufweitung der Malleolengabel in maximaler Dorsalextension des oberen Sprunggelenkes unter Bildwandlerkontrolle. Auch ein radiologisch nachweisbarer Achsenknick oder eine Fibulaverkürzung ist Kennzeichen einer „instabilen" Sprunggelenksfraktur und sollte osteosynthetisch stabilisiert werden. Bi.- und trimalleoläre Sprunggelenksfrakturen mit und ohne Syndesmosenverletzung sind aufgrund des Verletzungsmechanismus per se „instabil". Alle diese Frakturen müssen durch eine interne Fixierung osteosynthetisch stabilisiert werden. Einschlusskriterien für ein frühfunktionell-frühbelastendes Nachbehandlungskonzept bei unimalleolären Frakturen sollten sein:

- Durch den Operateur als „stabil" definierte Osteosynthese
- Durch lateralen Einzinkerzug und dorsalen Schubladentest an der distalen Fibula getestete intakte hintere Syndesmose
- Ausreichende Patientencompliance (Ausschluss bei Demenz, Psychose, Drogenabusus etc.)
- Keine Kontraindikation für Frühbelastung (Osteoporose, Polytrauma, immobilisierende Grunderkrankung etc.).

Werden diese Punkte alle erfüllt, kann nach einer initialen Ruhigstellungsphase von 2-3 Tagen in einer dorsalen Unterschenkelschiene (Vermeidung eines schmerzbedingten posttraumatischen Spitzfusses), Durchführung von abschwellenden Maßnahmen (orale NSAR, Hochlagerung, Kühlung, Lymphdrainage) und Entfernung der Redondrainage der Patient sofort frühfunktionell nachbehandelt werden. Dazu werden Dorsalextensions- und Plantarflexionsübungen unter Vermeidung von Pro- und Supinationsbewegungen durchgeführt. Nach drei Tagen wird dem Patienten eine Sprunggelenksorthese (z.B. Aircast®-Orthese) angelegt, die er für die gesamte Nachbehandlungszeit tragen sollte. Routinemäßige Röntgenkontrollen des betreffenden Sprunggelenkes in zwei Ebenen nach 1, 3 und 6 Wochen postoperativ sollen die achsengerechte Stellung des Operationsergebnisses dokumentieren. Nach unauffälliger drei Wochen-Röntgenkontrolle wird dem Patienten in der Orthese die Teil- bzw. bei Schmerzfreiheit die Vollbelastung erlaubt. Weiterhin sollte eine ambulante Kontrolle des Lokalbefundes nach sechs Wochen erfolgen.

Literatur:

1. Kopp I, Encke A, Lorenz W (2002) Leitlinien als Instrument der Qualitätssicherung in der Medizin. Das Leitlinienprogramm der Arbeitsgemeinschaft Wissenschaftlicher Medizinischer Fachgesellschaften (AWMF). Bundesgesundheitsb-Gesundheitsforsch-Gesundheitsschutz 45: 223-233
2. Stürmer KM (1999) Leitlinien Unfallchirurgie, 2. Auflage, Thieme, Stuttgart New York, 197-207
3. Rüedi TP, Murphy WM (2000) AO Principles of Fracture Management, 1. Auflage, Thieme
4. US-agency for health care policy and research (AHCPR) (1998) Acute pain management. Operative or medical procedures and trauma. In: Lauterbach K, Westenhöfer J, Wirth A, Hauner H (eds) Reihe evidenz-basierter Leitlinien, Selbstverlag, Rockville, Maryland 1992, 13
5. Sondenaa K, Holgaard U, Smith D, Alho A (1986) Immobilization of operated ankle fractures. Acta Orthop Scand 57: 59-61
6. Ahl T, Dalen N, Holmberg S, Selvik G (1987) Early weight bearing of displaced ankle fractures. Acta Orthop Scand 58: 535-538
7. Ahl T, Dalen N, Selvik G (1988) Mobilization after operation of ankle fractures. Good results of early motion and weight bearing. Acta Orthop Scand 59 (3): 302-306
8. Hedström M, Ahl T, Dalen N (1994) Early postoperative ankle exercise. A study of postoperative lateral malleolar fractures. Clin Orthop Rel Res, pp 193-196
9. Ahl T, Dalen N, Lundberg A, Bylund C (1993) Early mobilization of operated on ankle fractures. Prospective, controlled study of 40 bimalleolar cases. Acta Orthop Scand 64(1): 95-99
10. Di Stasio A, Jaggears FR, DePasquale LV, Frassica FJ, Turen CH (1994) Protected early motion versus cast immobilization in postoperative management of ankle fractures. Contemporary orthopaedics 29: 273-277
11. Tropp H, Norlin R (1995) Ankle performance after ankle fracture: A randomized study of early mobilization. Foot Ankle Int 16: 79-83
12. van Laarhoven CJHM, Meeuwis JD, van der Werken C (1996) Postoperative treatment of internally fixed

ankle fractures. A prospective randomised study. JBJS (B) 78: 395–399
13. Dogra AS, Rangan A (1999) Early mobilisation versus immobilisation of surgically treated ankle fractures. Prospective randomised control trial. Injury, pp 417–419
14. Stöckle U, König B, Tempka A, Südkamp NP (2000) Gipsruhigstellung versus Vakuumstützsystem. Frühfunktionelle Ergebnisse nach Osteosynthese von Sprunggelenksfrakturen. Unfallchirurg 103: 215–219
15. Shaffer MA, Esterhai JL Jr, Elliott MA, Walter GA, Yim SH, Vandenborne K (2000) Effects of immobilization on plantar-flexion torque, fatique resistance, and functional ability following an ankle fracture. Physical Therapy 80: 769–780
16. Olerud C, Molander H (1984) A scoring scale for symptom evaluation after ankle fracture. Arch orthop trauma surg 103: 190–194
17. Yde J, Kristensen KD (1980) Ankle fractures. Supination-eversion fractures stage II. Primary and late results of operative and non-operative treatment. Acta Orthop Scand 51(4): 695–702
18. Port AM, Mc Vie JL, Naylor G, Kreibbich DN (1996) Comparison of two conservative methods of treating an isolated fracture of the lateral maleolus. JBJS 78(B): 568–572
19. Richter J, Langer Ch, Hahn JP, Josten Ch, Muhr G (1996) Ist die funktionell konservative Behandlung stabiler Außenknöchelfrakturen gerechtfertigt? Chirurg 67: 1255–1260
20. Dietrich A, Lill H, Engel T, Schönfelder M, Josten C (2002) Conservative functional treatment of ankle fractures. Arch Orthop Trauma Surg 122: 165–168
21. Simanski C, Lehnen D, Kawel N, Bouillon B, Tiling T (2002) Frühbelastende Nachbehandlung stabil osteosynthetisch versorgter Frakturen des oberen Sprunggelenkes-Ergebnisse einer prospektiven Studie. Hefte zu der Unfallchirurg 284: 230–231

Spezielle Krankheitsbilder

Therapieoptionen bei chronischer Instabilität der lateralen Kollateralbänder

D. Rosenbaum

Aktuelle Statistiken von Sportverletzungen belegen, dass der Sprunggelenkskomplex immer noch der am häufigsten bei Sportunfällen betroffene Körperteil ist [18] und die Bandverletzungen in diesem Bereich bei vielen verschiedenen Sportarten – insbesondere bei denen mit einem hohen Anteil von Sprungaktivitäten und/ oder schnellen Richtungswechseln (wie z. B. beim Tennis, Abb. 1) – die „Hitliste" anführen [8].

Im Verlauf zeigt sich, dass ein gewisser Prozentsatz der am Sprunggelenk verletzen Patienten nach dem Ersttrauma trotz suffizienter Behandlung rezidivierende Probleme bis hin zu einer chronischen Instabilität entwickelt, die eine vollständige Wiederherstellung der Sportfähigkeit erschweren oder sogar in das Aktivitätsniveau des alltäglichen Lebens einschränken. Daher sollen im Folgenden die zu Verfügung stehenden Präventions- und Therapieoptionen dargestellt und kritisch betrachtet werden.

Trotz allgemeiner Zufriedenheit kommt es bei 10 bis 30% aller Patienten zu einer chronischen Sprunggelenksinstabilität [9], die sich in folgenden Symptomen niederschlagen und damit zu mehr oder weniger deutlichen Einschränkungen im Alltag führen kann:
- Unsicherheitsgefühl
- Bewegungseinschränkung
- Schwellneigung
- Belastungsschmerzen
- Umknickereignisse.

Bei der akuten Verletzung kommt der Ersten Hilfe die entscheidende Bedeutung zu, da hierdurch schon die Verletzungsfolgen in Grenzen gehalten werden können. Es wird das folgende – mit dem Akronym „R.I.C.E." abgekürzte – Behandlungsschema empfohlen, das eine Schwellung bzw. einen Gelenkerguss möglichst gering zu halten versucht [20]:
R = Rest/Ruhigstellung,
I = Ice/Kühlung,
C = Compression/Kompression,
E = Elevation/Hochlagerung.

Als nachfolgende konservative Behandlung wird eine Ruhigstellung mit einem Gips oder einer Bewegungslimitierenden Orthese empfohlen [16]. Allerdings sollte dieser Zeitraum der Immobilisation, der dem Abschwellen des Hämatoms dient, möglichst kurz gehalten werden. Denn sobald eine kontrollierte Belastung schmerzfrei möglich ist, wird nach dem derzeitigen Kenntnisstand der Forschung eine frühfunktionelle Behandlung empfohlen, die mit einer Sprunggelenksorthese zur Unterstützung des verletzten Gelenks und Vermeidung von extremen Gelenkstellungen durchgeführt werden kann [1].

Als Alternative zu diesem konservativen Therapieansatz wird für selektierte Patientengruppen eine Operation mit Hilfe einer Bandnaht empfohlen. Allerdings halten die Diskussionen über die jeweiligen Vor- und Nachteile der un-

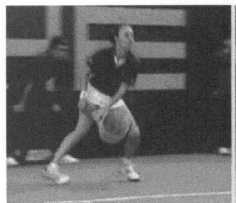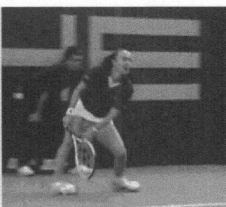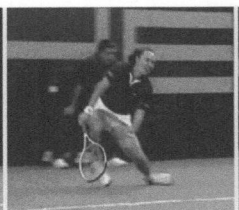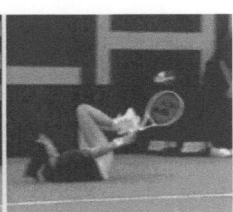

Abb. 1. Inversionstrauma beim Tennis als Folge eines „Hängenbleibens" mit dem Sportschuh

terschiedlichen Strategien an. In den vergangenen Jahren schien allgemein akzeptiert, dass das operative Vorgehen nachweislich keine wesentlichen Vorteile gegenüber der frühfunktionellen Therapie bringt und somit zum Wohle des Patienten wie auch aus volkswirtschaftlichen Gründen auf eine Operation verzichtet werden sollte. Allerdings brachten neue Betrachtungen der Evidenzbasierten Medizin im Rahmen von Reviews der Cochrane Library aus dem Jahre 2002 die Diskussion wieder in Wallung [5–7]. Diese Reviews griffen allerdings nicht auf neue Erkenntnisse zurück, sondern bewerteten die vorhandene Datenlage mit Hilfe von Metaanalyse neu, so dass auch hier keine generelle Akzeptanz vorausgesetzt werden kann. Damit kann davon ausgegangen werden, dass diese Diskussionen bei neuen Studienergebnissen fortgeführt werden und ein einheitliches, allgemein akzeptiertes Behandlungsschema noch auf sich warten lassen wird.

Aussagen aus Cochrane Reviews zur Effektivität der Behandlungsoptionen bei akuter Sprunggelenkverletzung (Kerkhoffs et al., Cochrane Library, 2002 a–c)
- „There is insufficient evidence ... to determine the relative effectiveness of surgical or conservative treatment."
- „Functional treatment appears to be the favourable strategy for treating acute ankle sprains when compared with immobilisation."
- „The most effective treatment, both clinically and in costs, is unclear from the currently available randomised trials."

Biomechanische Untersuchungen belegen, dass die *Bewegung des Sprunggelenkkomplexes* von den anatomischen Strukturen bestimmt wird, die allerdings verschiede Funktionen wahrnehmen. *Limitiert* wird die Bewegung durch die Form der knöchernen Gelenkpartner. *Geführt* wird sie durch die Bänder, die als passive Stabilisatoren wirken, allerdings nicht stabil genug sind, um das ungeschützte Gelenk beim Umknicken unter dem Einfluss des vollen Körpergewichts zu sichern. *Kontrolliert* wird die Bewegung durch die Aktivität der Unterschenkelmuskulatur, die eine aktive Stabilisierung sicherstellen sollte.

Das klinische Problem stellt sich in der Form dar, dass die chronische Sprunggelenksinstabilität durch verschiedene Faktoren verursacht werden kann, die unabhängig voneinander auftreten oder sich gegenseitig bedingen können. Eine *mechanische Insuffizienz* wird bei einem Versagen der Bänder diagnostiziert, das sich in einer erhöhten seitlichen Aufklappbarkeit des Gelenkes oder einem exzessiven Talusvorschub manifestiert (vornehmlich bei einer manuellen Untersuchung, seltener mittlerweile durch eine gehaltene Aufnahme belegt). Ein *sensomotorisches Defizit* kann in Form einer muskulären Schwäche und/oder propriozeptiver Probleme auftreten.

Aus der Vielfalt der therapeutischen Optionen zur Behandlung der chronischen Sprunggelenksinstabilität lässt sich das grafisch dargestellte Behandlungsschema (Abb. 2) ableiten. Auf Grund dieser Vielfalt ergeben sich verschiedene Fragestellungen zu ihrer Effektivität. So

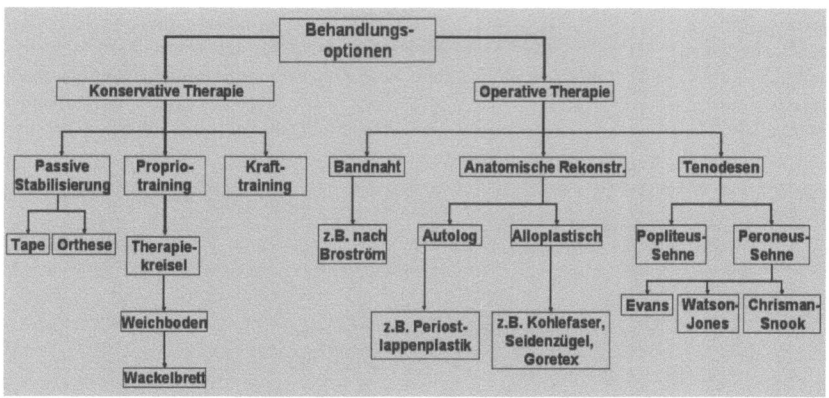

Abb. 2. Therapieschema zu den Behandlungsmöglichkeiten der chronischen Sprunggelenksinstabilität

wird zum Beispiel hinterfragt, was die konservative Therapie leisten kann.

Ein Cochrane Review basierend auf fünf randomisierten klinischen Studien mit fast 4000 Probanden belegte die Möglichkeiten einer Prävention von Sprunggelenksverletzungen durch die Verwendung von Orthesen oder so genannten *Ankle Braces:*

■ *"... good evidence for the beneficial effect of ankle supports in the form of semi-rigid orthoses or air-cast braces to prevent ankle sprain during high-risk sporting activities (e.g. soccer, basketball)." ..."Participants with a history of previous sprain can be advised that wearing such supports may reduce the risk of incurring a future sprain."*
(Quinn et al.: Interventions for preventing ankle ligament injuries. The Cochrane Library, Oxford, 2000) [10].

Der Einsatz von Sprunggelenkorthesen als extrinsischer Faktor mit Auswirkungen auf die Verletzungsinzidenz wurde in prospektiven Studien an Basketball- und Fußballspielern untersucht [19]. In allen Studien konnte ein Rückgang der Inzidenz der Sprunggelenkverletzungen bei Spielern mit vorherigen Umknicktraumata nachgewiesen werden. Surve et al. berichteten zusätzlich von einem Rückgang im Schweregrad der Verletzung bei vorgeschädigten Spielern [17] und Sitler et al. sogar von einer Reduzierung der Verletzungsrate bei gesunden Spielern [15].

Auch unsere eigene vergleichende Untersuchung verschiedener Orthesenmodelle konnte die unterschiedlichen Ausmaße der passiven Stabilisierung durch rigide, semi-rigide, weiche Orthesen belegen [3]. Generell zeigte sich, dass die passive Inversion stärker reduziert wird als die auf einer Kippplattform ausgelöste dynamische Inversion. Bei den verschiedenen Modellgruppen zeigte sich, dass die semiridigen Orthesen die Bewegligkeit stärker einschränken als die weichen Orthesen.

In den letzten Jahren wurde vermehrtes Augenmerk auf die propriozeptiven Aspekte der Bandverletzungen und mögliche Verbesserungen durch ein gezieltes Training gelegt.

■ *"Proprioceptive training for those with previous ankle sprains as tested by Tropp 1985 in the ankle disk training group also seems promising. However this should be considered as preliminary evidence and further evidence is required prior to widespread application."*
(Quinn et al., Interventions for preventing ankle ligament injuries. The Cochrane Library, Oxford, 2000) [10].

Der Frage nach den Faktoren der möglichen positiven Auswirkungen eines 6-wöchigen propriozeptiven Trainingsprogramms gingen wir mit einer Trainingsgruppe im Vergleich zu einer nicht trainierenden Kontrollgruppe nach [4]. Mit Hilfe von objektiven Meßmethoden zur Beschreibung propriozeptiver Fähigkeiten – Winkelreproduktionstest, Balancemessung, Peroneale Reaktionszeitmessung – wurden die Probanden, die alle nach eigenen Angaben unter einer chronischen Sprunggelenksinstabilität litten, zu Beginn und nach Ablauf der Trainingsperiode untersucht.

Neben der Untersuchung der konservativen Behandlungsmethoden wurde in unserer Arbeitsgruppe auch untersucht, was die operative Therapie bringt. Es wurden klinisch-funktionelle Langzeit-Nachuntersuchungen nach drei Arten der operativen Rekonstruktion von chronischer Sprunggelenksinstabilität durchgeführt:
■ nach modifizierter Evans-Tenodese [11, 12]
■ nach Lemberger-Kramer-Tenodese [2]
■ nach Carbonfaser-Bandplastik.

Hier zeigten die Ergebnisse leichte Unterschiede in der Zufriedenheit der Patienten (Abb. 3), die zum Teil mit dem Ausmaß der postoperativen Bewegungseinschränkungen zusammenhingen.

Um die rein mechanischen Auswirkungen von Bandverletzungen und -rekonstruktionen zu beschreiben, wurden biomechanische In-vitro-Untersuchungen der Gelenkkinematik [13] und der intraartikulären Belastung [14] an Leichenpräparaten durchgeführt. Die Außenbandverletzungen wurden durch Sektion des Lig. fibulotalare anterius (ATFL) und anschließend des Lig. fibulocalcaneare (CFL) simuliert.

In einem weiteren Teil der Studie wurden operative Verfahren simuliert. Als Tenodesen wurde die modifizierte Evans-Tenodese (EV), die Watson-Jones-Tenodese (WJ) und die Chrisman-Snook-Tenodese (CS) nachvollzogen. Als anatomische Verfahren wurde die direkte Reparatur nach Broström (DR), eine Bandplastik mit Peroneussehnentransplantat (TT) sowie eine Carbonfaser-Bandplastik (CF) modelliert.

Die biomechanischen Untersuchungen belegten, dass Bandverletzungen vor allem im Tibio-

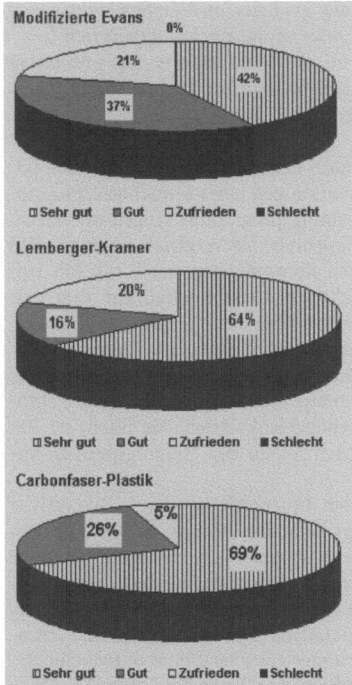

Abb. 3. Klinische Ergebnisse (Patientenzufriedenheit) nach verschiedenen Rekonstruktionsverfahren

talargelenk zu einer vermehrten Inversion und Innenrotation führen. Die Rekonstruktion durch Tenodesen reduzierte zwar das erhöhte Bewegungsausmaß im Sprunggelenkskomplex, allerdings wird dieser Stabilisierungseffekt durch eine unphysiologische Einschränkung der Beweglichkeit im Subtalargelenk erreicht. Die Ursache der Gelenkinstabilität wird damit nur unzureichend und an falscher Stelle behoben.

Der Vergleich der operativen Verfahren zeigte, dass die Evans-Tenodese die deutlichsten Auswirkungen, die Watson-Jones-Tenodese dagegen die geringsten Auswirkungen auf die Bewegungscharakteristik im Sprunggelenkkomplex zeigte. Anatomische Verfahren führten zu einer besseren Wiederherstellung der Gelenkkinematik. Im Tibiotalar- und Subtalargelenk erreichten die direkte Reparatur die besten Ergebnisse.

Zusammenfassend kann bezüglich des Einsatzes der verschiedenen operativen Rekonstruktionsverfahren festgehalten werden, dass die Tenodesen eine Gelenkstabilisierung auf Kosten einer Überkorrektur im Subtalargelenk erreichen und anatomische Verfahren eine bessere

(=physiologischere) Gelenkkinematik erzielen. Die Ergebnisse unterstreichen die Notwendigkeit eines möglichst anatomischen Verfahrens bei operativer Behandlung der chronischen Instabilität. Sie können helfen, bei erfolgloser konservativer Therapie das geeignete OP-Verfahren zu wählen. Tenodesen sind als Verfahren möglicherweise dann angebracht, wenn die anatomischeren Verfahren nicht durchführbar erscheinen.

Literatur

1. Ardévol J, Bolíbar I, Belda V et al (2002) Treatment of complete rupture of the ligaments of the ankle: a randomized clinical trial comparing cast immobilization with functional treatment. Knee Surg, Sports Traumatol, Arthrosc 10: 371–377
2. Becker HP, Ebner S, Ebner D et al (1999) 12-year-outcome after modified Watson-Jones tenodesis for ankle instability. Clinical Orthopaedics 358: 194–204
3. Eils E, Demming C, Kollmeier G et al (2002) Comprehensive testing of 10 different ankle braces. Evaluation of passive and rapidly induced stability in subjects with chronic ankle instability. Clin Biomech 17: 526–535
4. Eils E, Rosenbaum D (2001) A multi-station proprioceptive exercise program in patients with ankle instability. Med Sci Sports Exerc 33: 1991–1998
5. Kerkhoffs GM, Handoll HH, de Bie R et al (2002) Surgical versus conservative treatment for acute injuries of the lateral ligament complex of the ankle in adults. Cochrane Database Syst Rev, CD000380
6. Kerkhoffs GM, Rowe BH, Assendelft WJ et al (2002) Immobilisation and functional treatment for acute lateral ankle ligament injuries in adults. Cochrane Database Syst Rev, CD003762
7. Kerkhoffs GM, Struijs PA, Marti RK et al (2002) Different functional treatment strategies for acute lateral ankle ligament injuries in adults. Cochrane Database Syst Rev, CD002938
8. MacAuley D (1999) Ankle injuries: same joint, different sports. Med Sci Sports Exerc 31: 409–411
9. Peters JW, Trevino SG, Renstrøm PA (1991) Chronic lateral ankle instability. Foot Ankle 12: 182–191
10. Quinn K, Parker P, de Bie R et al (2000) Interventions for preventing ankle ligament injuries. Cochrane Database Syst Rev, CD000018
11. Rosenbaum D, Becker HP, Sterk J et al (1996) Long-term results of the modified Evans repair for chronic ankle instability. Orthopaedics 19: 451–455
12. Rosenbaum D, Becker HP, Sterk J et al (1997) Functional evaluation of the 10-year outcome after modified Evans repair for chronic ankle instability. Foot Ankle Int 18: 765–771
13. Rosenbaum D, Becker HP, Wilke HJ et al (1998) Tenodeses destroy the kinematic coupling of the an-

kle joint complex. A three-dimensional in vitro analysis of joint movement. J Bone Joint Surg [Br] 80-B: 162–168
14. Rosenbaum D, Bertsch C, Claes L (1997) Tenodeses do not fully restore ankle joint loading characteristics: a biomechanical in vitro investigation in the hind foot. Clin Biomech 12: 202–209
15. Sitler M, Ryan J, Wheeler B et al (1994) The efficacy of a semirigid ankle stabilizer to reduce acute ankle injuries in basketball. A randomized clinical study at West Point. Am J Spo Med 22: 454–461
16. Spaulding SJ, Livingston LA, Hartsell HD (2003) The influence of external orthotic support on the adaptive gait characteristics of individuals with chronically unstable ankles. Gait Posture 17: 152–158
17. Surve I, Schwllnus MP, Noakes T, et al (1994) A fivefold reduction in the incidence of recurrent ankle sprains in soccer players using the sport-stirrup orthosis. Am J Sports Med 22: 601–606
18. Tiling T, Bonk A, Höher J et al (1994) Die akute Außenbandverletzung des Sprunggelenks beim Sportler. Chirurg 65: 920–933
19. Tropp H (1985) Doctoral Dissertation, Linköping University
20. Wolfe MW, Uhl TL, Mattacola CG et al (2001) Management of ankle sprains. Am Fam Physician 63: 93–104

Das Sinus tarsi-Syndrom

H. Hempfling

Probleme im hinteren unteren Sprunggelenk, wenn die Arthrose radiologisch ausgeschlossen ist, können mit einem Sinus tarsi-Syndrom in Verbindung gebracht werden. Dies trifft insbesondere nach „Distorsionstraumen" am Sprunggelenk zu. O'Connor hat dieses Krankheitsbild erstmals 1958 beschrieben. Bis vor wenigen Jahren blieb die Diagnose „Sinus tarsi-Syndrom" eine klinische. Erst in letzter Zeit ist man bemüht durch diagnostische Verfahren die klinische Diagnose zu stützen. Man ist auf der Suche nach dem pathomorphologischen Substrat. In letzter Zeit geht der Trend dahin, dass das Sinus tarsi-Syndrom eine intraartikuläre Pathologie im Sinne einer chronischen Synovialitis und/oder Fibrose darstellt (Oloff 2001).

Das Sinus tarsi-Syndrom ist sicher nicht sehr häufig vorzufinden, aber durch „daran denken" kann doch einer ganzen Reihe von Patienten geholfen werden.

Hier trägt die Arthroskopie dazu bei die Diagnose zu stellen und sie hilft auch die endoskopisch kontrollierte operative Therapie vorzunehmen.

Anatomie

Unter dem Sinus tarsi versteht man einen Knochentunnel, der aus dem Sulcus calcanei und Sulcus tali gebildet wird. Es ist eine trichterförmige Öffnung, die sich vor dem Außenknöchel aufweitet und sich, den ganzen Tarsus durchdringend, eng unmittelbar dorsal des Sustentaculum talare unterhalb des Innenknöchels öffnet. Der knöcherne Sinus tarsi-Kanal enthält das Ligamentum talocalcaneum interosseum, das fast den gesamten Kanal ausfüllt. Dazu findet man lockeres Bindegewebe und gelegentlich einen Gleitbeutel, die Bursa Sinus tarsi sowie Nerven und den Talus versorgende Gefäße.

Die spezielle Anatomie des Sinus tarsi ist jedoch komplex (Frey 2000). Dieser teilt das vordere vom hinteren Subtalargelenk und ist somit mit einer Vielzahl von ligamentären Strukturen in Kontakt (Abb. 1).

Für die operative Ausräumung des Sinus tarsi ist die Kenntnis der Blutversorgung des Talus von Bedeutung. Aus der A. tibialis posterior zieht ein Ast als A. tarsalis in den Sinus tarsi und übernimmt teilweise die Blutversorgung des Talus. Es muss bei der Ausräumung darauf geachtet werden, dass diese Arterie nicht verletzt wird (Abb. 2), da sonst eine Talusnekrose entstehen kann.

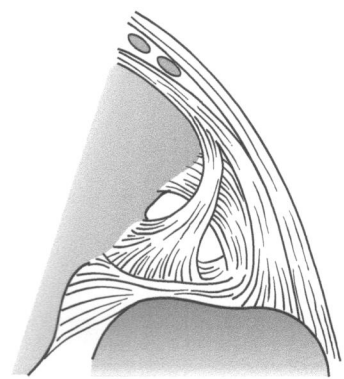

Abb. 1. Bandstrukturen im Tarsalkanal

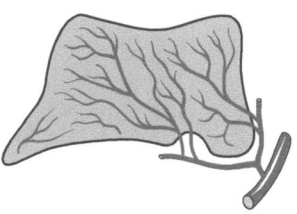

Abb. 2. Blutversorgung des Talus und seine Beziehung zum Sinus tarsi

Die Nähe der ligamentären Strukturen zu der Gefäßversorgung zwingt zu einem subtilen Vorgehen bei operativen Maßnahmen, um nicht eine Instabilität und/oder Talusnekrose in Kauf nehmen zu müssen.

Bis vor wenigen Jahren blieb die Diagnose „Sinus tarsi-Syndrom" eine klinische Diagnose. Erst in letzter Zeit bemüht man sich durch diagnostische Verfahren die klinische Diagnose zu stützen. Natürlich ist dieses Syndrom nicht sehr häufig vorzufinden, aber durch „daran denken" kann doch einer ganzen Reihe von Patienten geholfen werden. Diese klagen in aller Regel über Schmerzen im Sinus tarsi-Bereich beim Gehen auf unebenem Boden und wir finden eine Druckdolenz sowie eine Schwellung an dieser Stelle.

Man muss darauf achten, dass die Druckdolenz wirklich im Sinus selber liegt und nicht an den Ansatzstellen der umgebenden Bänder. Eine Reihe von Patienten klagen auch über Distorsionen, ohne dass klinisch eine Instabilität im oberen Sprunggelenk gefunden werden könnte. Diesen Distorsionen, d. h. diesem Umkippen, geht meist ein stechender Schmerz voraus, umgekehrt bei den Distorsionen mit ligamentärer Beteiligung, die den Schmerz erst im Anschluss an das Unfallereignis verspüren lassen.

Charakteristisch ist für das Sinus tarsi-Syndrom, dass die klinische Symptomatik (Tabelle 1) und das Instabilitätsgefühl nach Injektion eines Lokalanästhetikums in den Sinus tarsi reduziert bis aufgehoben werden können.

Tabelle 1. Klinik des Sinus tarsi-Syndroms

Sinus tarsi-Syndrom
■ Schmerz und Schwellung seitlich über dem Sinus tarsi
■ Subjektives Gefühl der Instabilität
■ Anamnestisch häufiges Einknicken
■ Verstärkte Symptomatik bei Scherkraft
■ Symptome verschwinden nach Injektion eines Lokalanästhetikums in den Sinus tarsi

Tabelle 2. Literatur zum Sinus tarsi-Problem

Autoren		Fallzahl
■ O'Connor	1958	14
■ Brown	1960	11
■ Debrunner	1963	8
■ Navarre	1966	25
■ Komrda	1969	10
■ Mazzinari/Bertini	1977	1
■ Claustre et al.	1979	2
■ Taillard et al.	1981	15
■ Pisani/Milano	1982	7
■ Lowy et al.	1985	22
■ Broelli/Arenson	1987	1
■ Kjaersgaard-Andersen	1989	7
■ Oloff	2001	29
■ Kuwada	1994	88
■ Gesamt		240
■ Eigene Ergebnisse	2002	38

Ätiologie

Eine klare Ätiologie findet man in der Literatur (Tabelle 2) nicht. Meist geht ein Supinationstrauma voraus, in dessen Folge sich akut oder chronisch der Beschwerdekomplex entwickeln kann. Die Häufigkeit dieses sogenannten posttraumatischen Sinus tarsi-Syndroms beträgt in der gesammelten Literatur 70 bis 91%, die eigenen Ergebnisse zeigen 92% auf (Tabelle 3).

Beim posttraumatischen Sinus tarsi-Syndrom unterscheidet man den ligamentären Typ vom ossären Typ (Tabelle 4), d. h. ligamentäre Schäden entstehen nach „Distorsionen", ossäre und evtl. auch ligamentäre Schäden findet man nach Talus- und/oder Kalkaneusfrakturen.

Bei den verbleibenden 10–30% der nicht traumatisch bedingten Fälle lässt sich eine Viel-

Tabelle 3. Häufigkeit des posttraumatisch bedingten Sinus tarsi-Syndroms

Sinus tarsi-Syndrom – posttraumatisch	
Literatur	70%
Lowy 1985	91%
Oloff 2001	86%
Eigene Ergebnisse	92%

Tabelle 4. Posttraumatisches Sinus tarsi-Syndrom (n=38)

■ Ligamentär	n=20	53%
■ Ossär	n=18	47%

zahl möglicher Ursachen feststellen. Piccolo stellt 1988 eine Klassifikation der Sinus tarsi-Syndrome vor:
- nach Traumen
- auf dem Boden degenerativer Erkrankungen
- bei Bindegewebserkrankungen
- bei Neubildungen
- bei Missbildungen
- bei Dysplasien des Fußgewölbes.

Bei den Verletzungen sind die ligamentären wohl an erster Stelle zu finden, d.h. Verletzungen des Ligamentum talocalcaneum interosseum, des Ligamentum fibulotalare anterius und auch des Ligamentum fibulocalcaneare, aber auch knöcherne Verletzungen der Tarsalknochen und des oberen Sprunggelenkes können für ein Sinus tarsi-Syndrom verantwortlich sein.

Degenerative Erkrankungen, die zu einem Sinus tarsi-Syndrom führen, sind Arthrosen des Subtalargelenkes, die Osteochondrosis dissecans des Talus, malazische Veränderungen der Talusgelenkfläche des hinteren Subtalargelenkes und auch hier lokalisierte, gestielte Synovialzysten des Sinus tarsi im Bereich des hinteren Subtalargelenkes.

Die Bindegewebserkrankungen als mögliche Ursache für das Sinus tarsi-Syndrom wären rheumatoide Arthritiden, unter Neubildungen verstehen wir ein Neurofibrom des Ligamentum interosseum, bei Missbildungen eine Hypoplasie des Ligamentum interosseum und bei der Dysplasie des Fußgewölbes einen Pes planus mit Instabilität im Subtalargelenk.

Histologische Untersuchungen des entnommenen Materials aus dem Sinus tarsi zeigen ebenfalls ein uneinheitliches Bild, in 46% der Fälle ist das entnommene Gewebe unauffällig, bei 15,4% liegt eine Hernienbildung vor und bei 26,9% eine Narbenbildung, die auf eine abgelaufene Verletzung hinweist. Lediglich in 7,7% der Fälle wird ein hypertropher Fettkörper vorgefunden (Tabelle 5).

Diagnostik

Die Diagnostik zum Nachweis des Sinus tarsi-Syndroms war lange Zeit ein Ausschlussverfahren. Erst in den letzten 10 Jahren versucht man durch Arthrographie, Elektromyographie oder auch Computertomographie einen Nachweis zu führen. Neben der klinischen Diagnose wird sehr frühzeitig die Injektion eines Lokalanästhetikums in den Sinus tarsi genannt, kommt es dann zu einer Beschwerdebesserung, so soll die Diagnose dieses Syndroms gesichert sein (Abb. 3, Abb. 4).

Die Nativ-Röntgenuntersuchung kann nur in Ausnahmefällen weiterhelfen und dies auch nur nach abgelaufener knöcherner Verletzung. Eine weitere Möglichkeit sind gehaltene Aufnahmen am unteren Sprunggelenk, die jedoch in herkömmlicher Weise nur bei gleichzeitiger Instabilität im oberen Sprunggelenk Aussicht auf Erfolg haben.

Schließlich wird die Arthrographie und die Elektromyographie der Peronealmuskulatur zur Objektivierung eines Sinus tarsi-Syndroms in Betracht gezogen.

Die Arthrographie des Subtalargelenkes wird von dorsolateral aus durchgeführt durch Punktion unmittelbar neben der Achillessehne. Sie lässt eine Beurteilung der dem Ligamentum talocalcaneum interosseum anliegenden Mikrorezessus zu. Stellen sich diese Mikrorezessus nicht dar, so nimmt man ein Sinus tarsi-Syndrom an. Dies trifft auch zu, wenn sich der Sinus tarsi nicht wie normal zur Hälfte mit Kontrastmittel auffüllt. Nicht verwertbar ist eine Arthrographie unmittelbar nach einer Verletzung, da die Synovialishypertrophie und damit die Verlegung der Rezessus, erst nach einiger Zeit entsteht. Eine weitere diagnostische Hilfe kann die Elektromyographie der Peronealmuskulatur sein. Dabei werden die Summenpotentiale während des Gehaktes abgenommen, in 70% der Fälle zeigten sich im Vergleich zu Gesunden ein pathologischer Innervationsablauf des Musculus peronaeus longus und in 75% der des Musculus peronaeus brevis. In 81% der Gehzyklen konnten Abnahmepotentiale beider Peronealmuskeln festgestellt werden. Liegt ein Sinus tarsi-Syn-

Tabelle 5. Ergebnisse des Operationssitus – Sinus tarsi-Syndrom (n=38)

Operationssitus	Anzahl	in %
■ Unauffällig	13	34,3
■ Instabilität	1	2,6
■ Hernienbildung	4	10,6
■ Narbenbildung	13	34,2
■ Hypertrophes Fett	3	7,9
■ Arthrose	3	7,9
■ PVS	1	2,6

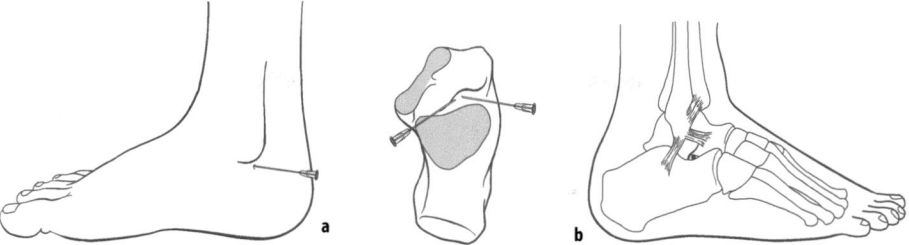

Abb. 3. Injektionstechniken der Sinus- und Canalis tarsi-Infiltration: Bilaterale Injektionstechnik des Sinus tarsi von außen (**a**) und des Canalis tarsi von innen (**b**)

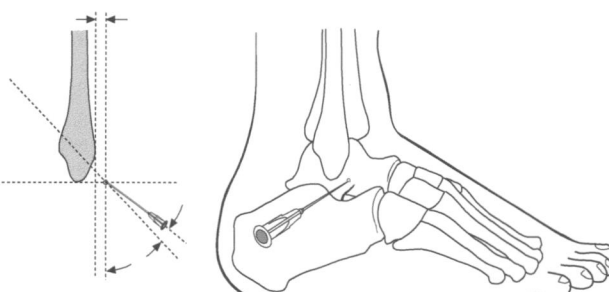

Abb. 4. Monolaterale Injektionstechnik des Sinus tarsi und des Canalis tarsi. Einstich in Höhe und 1 cm ventral der Außenknöchelspitze mit 10°-Steigerung und 45° dorso-medial gerichteter Nadel. Mit dieser Technik kann der Canalis tarsi gleichzeitig mitinfiltriert werden

drom vor, so bilden sich diese pathologischen Potentiale nach der Gabe eines Lokalanästhetikums in den Sinus tarsi-Kanal zurück. Erstmals verweist Parisien (1985) auf die Möglichkeit das Sinus tarsi-Syndrom durch die Arthroskopie des Subtalargelenkes näher zu untersuchen. Eigene Erfahrungen liegen in der synergistischen Gelenkdiagnostik vor, d.h. der Kombination Arthrographie und Arthroskopie. Vor jeder Arthroskopie des oberen und/oder unteren Sprunggelenkes wird eine Arthrographie des hinteren unteren Sprunggelenkes bei Verdacht auf ein Sinus tarsi-Syndrom durchgeführt. Somit können die Vorteile der Arthrographie in Kombination mit der direkten Inspektion verwertet werden. Schließlich wird noch die Möglichkeit der Computertomographie erwähnt, wobei bei einem Sinus tarsi-Syndrom eine nachweisbare Verdickung des Ligamentum talocalcaneum interosseum feststellbar sein soll. Diese Verdickung wird auf die Synovialishypertrophie und die Vermehrung des Fettgewebsanteils zurückgeführt. Neuerdings wird die Kernspintomographie als diagnostisches Verfahren herangezogen. Man findet im Subtalargelenk eine Synovialisschwellung (Synovialitis) und/oder die Synovialfibrose (Klein 1993, Oloff 2001).

Ergebnisse

Eigene Ergebnisse beziehen sich auf die Behandlung und die retrospektive Befragung von insgesamt 38 Patienten, die in der Chirurgischen Universitätsklinik in Ulm, in der Berufsgenossenschaftlichen Unfallklinik in Murnau und in der Unfallchirurgischen Klinik am Eichert, Göppingen, operativ versorgt wurden (Tabelle 6).

Es konnten 20 Männer mit einem Durchschnittsalter von 36 Jahren (51–58 Jahre) und 18 Frauen mit einem Durchschnittsalter von 38 Jahren (17–55 Jahre) befragt werden. Bei 92% der untersuchten Patienten lag ein Trauma dem Beschwerdekomplex zugrunde. Auffällig erschien das Operationsergebnis in Bezug auf Traumaart. Bei 20 Patienten war das Trauma rein ligamentärer Art, das Operationsergebnis

Tabelle 6. Sinus tarsi-Syndrom – Altersverteilung

■ Eigene Ergebnisse	n = 38
■ 20 ♂	36 (31–58) Jahre
■ 18 ♀	38 (17–55) Jahre

war bei 14 Patienten sehr gut bis gut. 18 Patienten hatten eine knöcherne Verletzung, bei ihnen konnte das Ausräumen des Sinus tarsi in einem Falle ein zufriedenstellendes Ergebnis erreichen (Tabelle 7).

Von allen 38 Patienten sprachen etwa 39% von einem sehr guten bis guten Ergebnis, 19% gaben ein mäßiges und 40% ein schlechtes Operationsergebnis an. Das Untersuchen dieser schlechten Ergebnisse führte unweigerlich zu der „Einteilung rein ligamentärer und knöcherner Verletzungen", denn die meisten Patienten mit einem schlechten Ergebnis waren mit begleitender knöcherner Verletzung zu versorgen gewesen. Während im eigenen Krankengut fast die Hälfte aller Patienten mit einem sogenannten Sinus tarsi-Syndrom sich vorher eine knöcherne Verletzung zugezogen hatten, so findet sich in der gesamten Literatur das Sinus tarsi-Syndrom in 93% der Fälle nach ligamentären Verletzungen bzw. Distorsionen und Kontusionen (Tabelle 8).

Vergleicht man jedoch das Verhältnis der ligamentären Verletzungen mit den sehr guten und guten Ergebnissen, so ist der Schluss möglich, dass gute Operationsergebnisse nur bei einem Sinus tarsi-Syndrom zu erwarten sind, das nicht nach knöcherner Verletzung zur Operation kommt.

Zu einem ähnlichen Ergebnis kommt Brunner (1993). Da jedoch bei den rein ligamentären Verletzungen Instabilitäten im Subtalargelenk wahrscheinlich sind, so sollte zur Revision des Sinus tarsi bei nachgewiesener Instabilität gleichzeitig die Bandplastik überlegt werden.

Tabelle 7. Ergebnisse der operativen Behandlung

	Mit Fraktur	Ohne Fraktur
■ Sehr gut/gut	5,5%	70,0%
■ Mäßig	33,3%	10,0%
■ Schlecht	61,1%	20,0%

Tabelle 8. Ergebnisse operativ versorgter Sinus tarsi-Syndrome nach ligamentären Verletzungen

		Lig. Verletzung	Sehr gut + gut gesamt
■ Literatur	n=116	93%	76%
■ Eigene	n=38	53%	70%

Diskussion

In der Berufsgenossenschaftlichen Unfallklinik in Murnau hat sich das nachfolgende Schema für Diagnostik und Therapie eingebürgert: Geben Patienten nach Distorsionstraumen und/oder ligamentären Verletzungen aber auch nach Kontusionen und Prellungen des Sprunggelenkes therapieresistente Belastungsschmerzen unterhalb des Außenknöchels oder ein Instabilitätsgefühl sowie eine Schwellung im Bereich des Sinus tarsi an, so sollte man zumindest an das Sinus tarsi-Syndrom denken. In der Kenntnis, dass nach knöchernen Verletzungen des Sinus tarsi die operativen Ergebnisse denkbar ungünstig sind, wird ein besonderes Augenmerk auf das hintere untere Sprunggelenk oder auf andere knöcherne deformierende Veränderungen gerichtet.

Scheiden knöcherne Verletzungen aus, diese können durch herkömmliche Radiologie aber auch durch die Computertomographie verifiziert werden, so ist ein Sinus tarsi-Syndrom wahrscheinlicher. Ein gutes diagnostisches Verfahren ist die Injektion eines Lokalanästhetikums in den Sinus tarsi (Zwipp 1991). Kommt es zum Verschwinden der Beschwerden, so wird die Diagnose sicherer.

Ein Hilfsmittel, das zunehmend an Bedeutung gewinnt, ist die Kernspintomographie. Mit ihr kann im Bereich des hinteren unteren Sprunggelenkes, angrenzend an den Sinus tarsi, die Synovialisverdickung im Sinne der Synovialitis und/oder der Fibrose festgestellt werden, was ein weiterer Hinweis auf die Diagnose des Sinus tarsi-Syndroms ist (Klein 1993).

Vor jeder operativen Ausräumung wird jedoch eine Arthroskopie des oberen und hinteren unteren Sprunggelenkes zumindest aber eine Arthrographie des hinteren unteren Sprunggelenkes im Sinne der synergistischen Gelenkdiagnostik vorgenommen.

Die radiologischen Kriterien sind dann die fehlenden Mikrorezessus im Verlauf des Ligamentum talocalcaneum interosseum sowie eine Minderauffüllung des Sinus. Aber auch eingeschlagene Synovialiszotten in den anterioren Teil des hinteren Subtalargelenkes können ein Hinweis sein. Werden zudem unter Narkoseuntersuchung Instabilitäten, die auch unter Bildwandlerkontrolle vorgenommen werden kann, ausgeschlossen, so nehmen wir die operative Ausräumung des Sinus tarsi vor. Die genaue Inzisionsstelle wird noch während oder am Ende der Arthrographie unter Bildwandler vorgenommen.

■ **Chirurgische Therapie:** Es erfolgt ein kleiner, etwa zum Fußrand parallel verlaufender Hautschnitt und die Freipräparation des Tarsalkanales unter Mitnahme von Fettgewebe und der vorderen Synovialis des hinteren Subtalargelenkes, es gelingt die Einsicht in den Gelenkspalt.

Die Präparation darf jedoch nicht tiefer als bis zum Ligamentum talocalcaneum interosseum reichen. Das entspricht einer Tiefe von 1 bis max. 1,5 cm. Es muss auf jeden Fall eine Verletzung der im Tarsalkanal verlaufenden Arterie, die für die Blutversorgung des Talus von Bedeutung ist, vermieden werden. Die Talusnekrose könnte die Folge sein.

Nach Einlegen einer Redondrainage, dies unter Beachtung der gründlichen Blutstillung, am besten wird die Blutsperrenmanschette vorher geöffnet, kann der Wundschluss mit Subkutan- und Hautnaht durchgeführt werden.

Die postoperative Weiterbehandlung sieht die Teilbelastung für 2 Wochen vor, d.h. bis zur abgeschlossenen Wundheilung, danach kann die Vollbelastung erlaubt werden.

■ **Arthroskopische Therapie:** Bei der diagnostischen Arthroskopie des Subtalargelenkes inspiziert man das Gelenk von dorsolateral. Stellt man entsprechende Synovialiswucherungen im vorderen Gelenkraum fest, so kann über die anterolaterale Inzision (vorderer Zugang) die arthroskopisch kontrollierte Subtalargelenk-Synovektomie vorgenommen werden (Oloff 2001). Eine Redondrainage ist nach diesem Eingriff in aller Regel nicht notwendig, die postoperative Weiterbehandlung ist identisch mit der nach einer chirurgischen Therapie.

Zwipp (1994) empfiehlt den Ollier-Zugang (Abb. 5) zur Darstellung des Sinus tarsi mit dem Ziel des Debridements des Lig. talocalcaneare interosseum mit Denervation der synovialen Umschlagkante an Talus und Kalkaneus.

Die Ergebnisse in der Literatur führen zum Teil zu widersprüchlichen Ergebnissen, durchschnittlich aber werden gute und sehr gute in etwa 70% der Fälle erreicht (Williams 1998, Goldberger 1998, Oloff 2001).

■ **Konservative Therapie:** Eine größere Studie über das Sinus tarsi-Syndrom wird 1991 von Zwipp vorgelegt. Es sind 95 Patienten mit diesem Syndrom beschrieben, wovon 82% konservativ mit Erfolg behandelt werden konnten. Instabilitäten im oberen oder auch unteren Sprunggelenk waren bei der Diagnosestellung ausgeschlossen worden. In allen Fällen lag jedoch ein Trauma in der Anamnese vor.

Die Diagnose wurde auch in dieser Studie durch die Instillation eines Lokalanästhetikums in den Sinus tarsi erhärtet.

Die konservative Behandlung sieht nun Injektionen mit einem 2%igen Lokalanästhetikum vor, vermischt mit kortisonhaltigen Präparaten. Die Injektionen sollen einmal wöchentlich über maximal 6 Wochen vorgenommen werden.

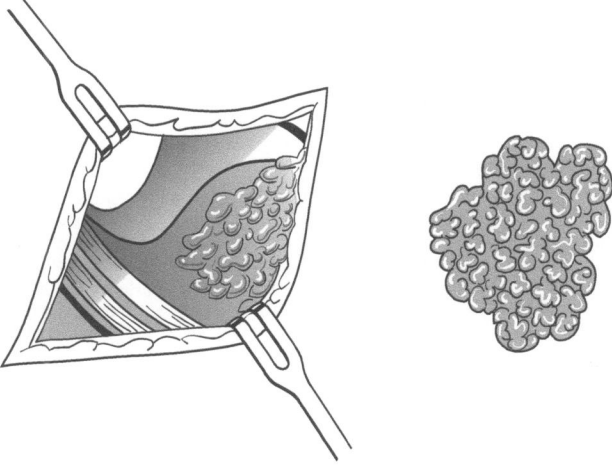

Abb. 5. Operatives Vorgehen mittels Ollier-Zugang. Schonung des N. cutaneus dorsalis lateralis, Ausräumung des „fat pad". Debridement des Lig. talocalcaneare interosseum und Denervation der synovialen Umschlagkante an Talus und Calcaneus

Tabelle 9. Ergebnisse der Sinus tarsi-Syndrom-Therapie (sehr gut und gut)

■ Konservativ	83%
■ Operativ (Literatur)	76%
■ Operativ (UKM)	60%
■ Arthroskopie (Lit.)	70%

Führt die konservative Behandlung nicht zum gewünschten Erfolg, so ist das operative Vorgehen vorgeschlagen. Lediglich in diesen Fällen kam dann auch die Arthrographie des hinteren unteren Sprunggelenkes zur Anwendung.

Für das Sinus tarsi-Syndrom gilt zusammenfassend, dass die konservative Behandlung mit Injektion von Lokalanästhetikum und Kortison im Vordergrund steht (Zwipp 1996), bei der operativen Behandlung werden etwa 70% guter Ergebnisse erreicht. Die arthroskopische Synovektomie soll bei richtiger Diagnosestellung in nahezu allen Fällen zum Erfolg führen (Oloff 2001).

Bei Zusammenfassung der Literatur ergibt sich, dass die Behandlungsergebnisse, seien sie konservativ oder operativ (offen chirurgisch, arthroskopisch) gute und sehr gute Ergebnisse zwischen 60 und 80% erwarten lassen (Tabelle 9).

Entscheidend ist auch, dass Symptome, die ein Sinus tarsi-Syndrom vermuten lassen, nach einer knöchernen Verletzung abgegrenzt werden von dem eigentlichen Sinus tarsi-Syndrom nach „Distorsionen", lediglich in letztgenannten Fällen ist eine vernünftige Behandlung in der hier beschriebenen Weise möglich. Das eigentliche Sinus tarsi-Syndrom bedeutet eine intraartikuläre Pathologie (Oloff 2001) und muss von periartikulären Veränderungen, wozu auch knöcherne Verletzungen gehören, abgegrenzt werden.

Literatur

Akiyama K, Takakura Y, Tomita Y, Sugimoto K, Tanaka Y, Tamai S (1999) Neurohistology of the sinus tarsi and sinus tarsi syndrome. J Orthop Sci 4(4):299–303

Andermahr J, Helling HJ, Rehm KE, Koebke Z (1999) The vascularization of the os calcaneum and the clinical consequences. Clin Orthop 363:212–218

Beltran J (1994) Sinus tarsi syndrome. Magn Reson Imaging Clin North Am 2(1):59–65

Bernstein RH, Bartolomei FJ, McCarthy DJ (1985) Sinus tarsi syndrome. Anatomical, clinical, and surgical consideration. J Am Podiatr Med Assoc 75(9):475–480

Billi A, Catalucci A, Barile A, Masciocchi C (1998) Joint impingement syndrome: clinical features. Eur J Radiol 27(Suppl 1):39–41

Borrelli AH, Arenson DJ (1987) Sinus tarsi syndrome and its relationship to hallux abducto valgus. J Am Podiatr Med Assoc 77(9):495–499

Brown JE (1960) The Sinus tarsi Syndrome. Clin Orthop 18:231–233

Brunner R, Gächter A (1993) Sinus tarsi syndrome. Results of surgical treatment. Unfallchirurg 96(10):534–537

Cheng JC, Ferkel RD (1998) The role of arthroscopy in ankle and subtalar degenerative joint disease. Clin Orthop 349:65–72

Claustre J, Simon L, Allieu Y (1979) Le syndrome du sinus du tarse existe-t-il? Rheumatologie 31:19–23

Debrunner HV (1963) Das Sinus-tarsi-Syndrom. Schweiz Med Wschr 93:1660–1664

Dellon AL (2002) Denervation of the sinus tarsi for chronic post-traumatic lateral ankle pain. Orthopedics 25(8):849–851

Dozier TJ, Figueroa RT, Kalmar J (2001) Sinus tarsi syndrome. J La State Med Soc 153(9):548–561

Duddy RK, Duggan RJ, Visser HJ, Brooks JS, Klamet TG (1989) Diagnosis, treatment, and rehabilitation of injuries to the lower leg and foot. Clin Sports Med 8(4):861–876

Fallat L, Grimm DJ, Saracco JA (1998) Sprained ankle syndrome: prevalence and analysis of 639 acute injuries. J Foot Ankle Surg 37(4):280–285

Frey C, Gasser S, Feder K (1994) Arthroscopy of the subtalar joint. Foot Ankle Int 15:424–428

Frey C, Feder KS, DiGiovanni C (1999) Arthroscopic evaluation of the subtalar joint: does sinus tarsi syndrom exist? Foot Ankle Int 20(3):185–191

Frey C, Roberts NE (2000) Sinus tarsi Dysfunction: What is it and how is it treated? Sports Medicine and Arthroscopy Review 8:336–342

Fried A, Bobbs BM (1985) Sinus tarsi synovectomy. A possible alternative to a subtalar joint fusion. J Am Podiatr Med Assoc 75(9):494–497

Giogrini RJ, Bernard RL (1990) Sinus tarsi syndrome in a patient with talipes equinovarus. J Am Podiatr Med Assoe 80(4):218–222

Goldberger MI, Conti SF (1998) Clinical outcome after subtalar arthroscopy. Foot Ankle Int 19:462–465

Goossens M, De Stoop N, Claessens H, Van der Straeten C (1989) Posterior subtalar joint arthrography. A useful tool in the diagnosis of hindfoot disorders. Clin Orthop 249:248–255

Hempfling H (1995) Das Sinus tarsi-Syndrom. Chir Praxis 49:273–280

Hertel J (2000) Functional instability following lateral ankle sprain. Sports Med 29(5):361–371

Kirby KA (1989) Rotational equilibrium across the subtalar joint axis. J Am Podiatr Med Assoc 79(1):1–14

Kjaersgaard-Andersen P, Andersen K, Soballe K, Pilgaard S (1989) Sinus tarsi syndrome: presentation of seven cases and review of the literature. J Foot Surg 28(1):3–6

Kjaersgaard-Andersen P, Wethelund JO, Helmig P, Soballe K (1988) The stabilizing effect of the ligamentous structures in the sinus and canalis tarsi on movements in the hindfoot. An experimental study. Am J Sports Med 16(5):512–516

Klein MA, Spreitzer AM (1993) MR imagning of the tarsal sinus and canal: normal anatomy, pathologie findings, and features of the sinus tarsi syndrome. Radiology 186(1):233–240

Kneeland JB, Dalinka MK (1992) Magnetic resonance imaging of the foot and ankle. Magn. Reson Q 8(2):97–115

Komprda J (1969) Sinus tarsi syndrome. Acta Chir Orthop Traumatol Cech 36(5):302–306

Kuwada GT (1994) Long-term retrospective analysis of the treatment of sinus tarsi syndrome. J Foot Ankle Surg 33(1):28–29

Lektrakul N, Chung CB, Lai YM, Theodorou DJ, Yu J, Haghighi P, Trudell D, Resnick D (2001) Tarsal sinus: arthrographic, MR imaging, MR arthrographie, and pathologic findings in cadavers and retrospective study data in patients with sinus tarsi syndrome. Radiology 219(3):802–810

Liberatore R, Lemont H (1987) Sinus tarsi syndrome or ligament injury? J Am Podiatr Med Assoc 77(11):623

Light M, Pupp G (1991) Ganglions in the sinus tarsi. J Foot Surg 30(4):350–355

Lowy A, Schilero J, Kanat JO (1985) Sinus tarsi syndrome: A postoperative analysis. J Foot Surg 24(2):108–112

Masciocchi C, Catalucci A, Barile A (1998) Ankle impingement syndromes. Eur J Radiol 27(Suppl 1): 70–73

Masciocchi C, Maffey MV, Mastri F (1997) Overload syndromes of the peritalar region. Eur J Radiol 26(1):46–53

Mazzinari S, Bertini E (1977) Sindrome seno-tarsica da lesione traumatica del legamento interosseo astragalo-calcaneale. Minerva Ortopedica 28:579–582

Meyer JM (1983) Sinus tarsi syndrome. Schweiz Rundsch Med Prax 72(16):533–538

Meyer JM, Garcia J, Hoffmeyer P, Rtischy O (1988) The subtalar sprain. A roentgenographic study. Clin Orthop 226:169–173

Meyer JM, Lagier R (1977) Post-traumatic sinus tarsi syndrome. An antomical and radiological study. Acta Orthop Scand 48(1):121–128

Misasi N, Grosso FM, Carvisiglia C (1966) Anatomoclinical findings on the so-called sinus tarsi syndrome. Orizz Ortop Odie Riabil 11(1):427–433

Navarre M (1966) A propos du syndrome du sinus du tarse. Acta Orthop Belg 32:743–754

O'Connor D (1958) Sinus tarsi syndrome. A clinical entity. J Bone Joint Surg 40-A:720

Oloff LM, Bocko AP (1998) Arthroscopy of the foot. Oper Tech Sports Med 6:169–173

Oloff LM, Schulhofer SD, Bocko AP (2001) Subtalar joint arthroscopy for sinus tarsi syndrome: a review of 29 cases. J Foot Ankle Surg 40(3):152–157

Parisien JS, Vangsness T (1985) Arthroscopy of the subtalar joint: an experimental approach. Arthroscopy 1(1):53–57

Parisien JS (1988) Arthroscopy of the posterior subtalar jont: A preliminary report. Foot and Anke 6:219–224

Piccolo P et al (1988) La Sindrome Seno-Tarsica in esito a fratture di calcagno. Chirurgia del Piede 12:87–91

Pisani G, Milano L (1982) Considerazioni su alcuni reperti operatori in corso di interventi per sindromi seno-tarsiche. Menerva Ortopedica 33:89–92

Rand T, Trattnig S, Breitenseher M, Kreuzer S, Wagesreither S, Imhof H (1999) Chronic diseases of the ankle joint. Radiolge 38(1):52–59

Reinherz RP, Sink CA, Krell B (1989) Exploration into the pathologic sinus tarsi. J Foot Surg 28(2):137–140

Rosenberg ZS, Beltran J, Bencardino JT (2000) From the RSNA refresher courses. Radiological society of North America. MR imaging of the ankle und foot. Radiographics 20:153–179

Schwarzenbach B, Dora C, Lang A, Kissling RO (1997) Blood vessels of the sinus tarsi syndrome. Clin Anal 10(3):173–182

Schweltzer ME (1993) Magnetic resonance imaging of the foot and ankle. Magn Reson Q 9(4):214–234

Shear MS, Baitch SP, Shear DB (1993) Sinus tarsi syndrome: the importance of biomechanically based evaluation and treatment. Arch Phys Med Rehabil 74(7):777–781

Steinbach LS (1998) Painful syndromes around the ankle and foot: magnetic resonance imaging evaluation. Top Magn Reson Imaging 9(5):311–326

Stiris MG (2000) Magnetic resonance tomography in sinus tarsi syndrome. Tidsskr Nor Laegeforen 120(7):833–835

Taillard W, Meyer JM, Garcia J, Blanc Y (1981) The sinus tarsi syndrome. Int Orthop 5(2):117–130

Trattnig S, Breitenseher M, Haller J, Heinz-Peer G, Kukla C, Imhof H (1995) Sinus tarsi syndrome. MRI diagnosis. Radiologe 35(7):463–467

Williams MM, Ferkel RD (1998) Subtalar arthroscopy: indications, technique and results. Arthroscopy 14:373–381

Zwipp H, Swoboda B, Holch M, Maschek HJ, Reichelt S (1991) Sinus tarsi and canalix tarsi syndromes. A post-traumatic entity. Unfallchirurg 94(12):608–613

Das Tarsal-Tunnel-Syndrom

Symptomatik und operative Therapie

J. Jerosch, J. Schunck, T. Filler

Einleitung

Das Tarsal-Tunnel-Syndrom ist eine distale Kompressionsneuropathie des N. tibialis posterior im Bereich des Tarsaltunnels oder eine Kompression seiner Endäste nach Austritt aus dem Tarsaltunnel. Die erste Beschreibung dieses Krankheitsbildes stammt von Kopell und Thompson (1960). Der Begriff „Tarsal-Tunnel-Syndrom" wurde von Keck (1962) und Lam (1967) im Jahre 1962 geprägt. In der weiteren Folge beschäftigten sich verschiedene Autoren mit diesem Problem (Eberhard/Millesi 1993, Hermann et al. 1991, Julsrud 1995, Mumenthaler 1993, Pfeiffer/Cracchiolo 1994).

■ **Anatomische Grundlagen.** Der Tarsalkanal befindet sich hinter dem Malleolus medialis und wird durch das den Kanal überspannende Retinaculum flexorum zum Tarsaltunnel. Somit ist der Tarsaltunnel eine fibroossäre Struktur, die anterior durch die Tibia und lateral durch den Proc. posterior tali sowie des Proc. posterior calcanei begrenzt wird. Das Retinaculum flexorum hat innigen Kontakt zu den Sehnenscheiden des M. tibialis posterior, des M. flexor hallucis sowie der Sehne des M. flexor digitorum longus. Das Retinaculum geht proximal in die Fascia cruris über, distal teilt es sich in ein oberflächliches und ein tiefes Blatt, welche die Fascie des M. abductor hallucis bilden. Der N. tibialis posterior ist ein Ast des N. ischiadicus (Abb. 1), tritt von proximal in den Kanal ein und verzweigt sich in 93% der Fälle innerhalb des Kanals in 3 Endäste (N. plantaris medialis, N. plantaris lateralis, N. calcanearis medialis) (Havel et al. 1988) (Abb. 1). Der N. calcanearis medialis entspringt im posterioren Aspekt des N. tibialis posterior in etwa 75% der Fälle und der N. plantaris lateralis in etwa 25% der Fälle. Es handelt sich in 79% der Fälle um einen einzelnen Endast und in 21% um multiple Endäste (Havel et al. 1988). N. plantaris medialis und lateralis versorgen mit verschiedenen Anastomosen die Fußsohle (Abb. 2).

Die calcanearen Äste entspringen in 39% proximal des Tarsaltunnels, in 34% innerhalb des Tarsaltunnels und in 16% distal davon (Havel et al. 1988). Die große anatomische Variation zwingt den Operateur in jedem Fall neuerlich zu einer sehr sorgfältigen individuellen Präparation (Abb. 3). Die Kompression kann den N. tibialis, oder aber nur einen der beiden Nervi plantares betreffen, so dass man auch ein proximales und distales Tarsal-Tunnel-Syndrom unterscheiden kann (Abb. 4).

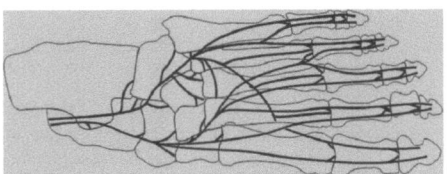

Abb. 2. Distale Aufzweigung der N. plantaris medialis und lateralis

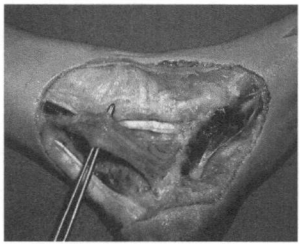

Abb. 1. N. tibialis mit seinen Hauptästen

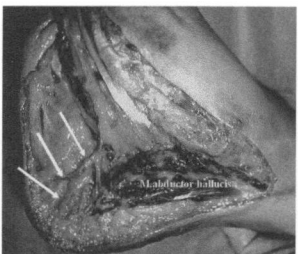

Abb. 3. Multiple Ästchen des N. plantaris lateralis

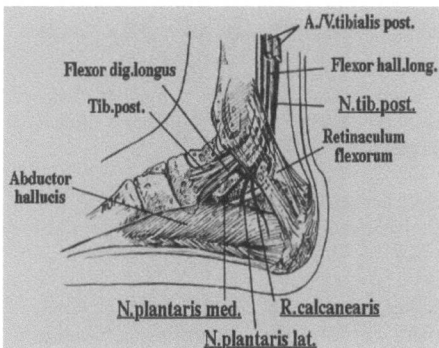

Abb. 4. Anatomische Übersicht des Tarsaltunnels

Eigene klinische Erfahrungen

■ **Patienten.** Zwischen 1994 und 2003 wurden bei 84 Patienten 86 Dekompressionsoperationen aufgrund eines Tarsal-Tunnel-Syndroms durchgeführt. Hierbei handelte es sich um 54 Frauen und 21 Männer. Das Alter reichte von 17 bis 77 Jahren (MW: 50,6). In 40 Fällen war der rechte und in 35 Fällen der linke Fuß betroffen. Zwei mal lag das Krankheitsbild bilateral vor. Der Zeitraum vom ersten Auftreten der Beschwerden bis zur Operation betrug im Mittel 15,3 Monate.

Bei allen Patienten wurden vor der Operation intensive konservative Maßnahmen von zumindest 6 Monaten Dauer durchgeführt. Hierzu zählten partielle Entlastung (N=84), physikalische Maßnahmen (N=84), Iontophorese (N=45), lokale Injektionen (N=54) zum Teil auch mit Corticoidzusatz (N=49). 10 Patienten hatten bereits eine Voroperation im Bereich des Tarsaltunnels.

Als klinisches Zeichen war bei allen Patienten ein brennender Schmerz am medialen Fußrand sowie der Fußsohle führend. Eine Schmerzverstärkung fand sich bei allen Patienten bei Belastung. Ein positives Tinnel-Zeichen lag klinisch bei 79 Patienten vor. Eine Ausstrahlung in das Versorgungsgebiet des N. plantaris medialis fand sich in 64 Fällen und in das Versorgungsgebiet des N. plantaris lateralis in 47 Fällen vor. Eine Ausstrahlung in das Versorgungsgebiet des Ramus calcanearis fand sich in 11 Fällen (Abb. 5). Aussagefähige neurophysiologische Untersuchungen lagen von 25 Patienten vor, zeigten jedoch nur bei 16 Patienten einen pathologischen Befund. Bei allen Patienten wurde vor dem Eingriff ein LA-Test (Lokalanästhesie-Test) mit 1-2 ml Naoprin durchgeführt. Nur bei deutlicher Reduktion der Beschwerden nach der Injektion wurde die OP-Indikation gestellt.

■ **Operative Therapie.** Alle Eingriffe erfolgten in Blutleere und Rückenlage des Patienten. Der Tarsaltunnel wird über eine leicht gebogene Inzision, die etwa 10 cm oberhalb der Spitze des Malleolus medialis beginnt und ca. 2 cm dorsal der posterioren Tibiabegrenzung verläuft, dargestellt. Er verläuft parallel zum Verlauf des Nerven und biegt distal, leicht hockeyschlägerartig ab, um plantarwärts im Bereich des talonavicularen Gelenkes oder im mittleren Bereich des Abductor hallucis auszulaufen.

Nach Präparation des subcutanen Fettgewebes wird das Retinaculum flexorum dargestellt. Begleitende Gefäße werden sorgfältig koaguliert. Die Inzision des Retinaculum flexorum beginnt von proximal (Abb. 6). Üblicherweise liegt die Tibialis-posterior-Sehne unmittelbar dorsal der Tibia. Es schließt sich die Flexor-digitorum-longus-Sehne an, hinter welcher

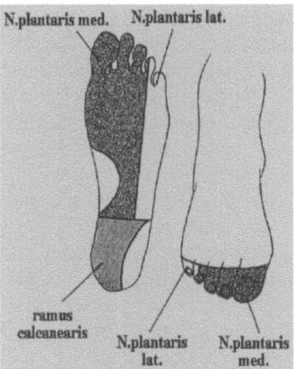

Abb. 5. Sensible Versorgungsgebiete der Endäste des N. tibialis posterior

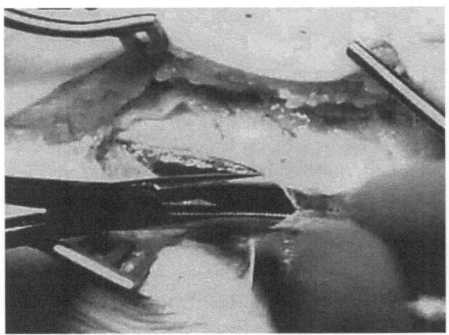

Abb. 6. Faszienspaltung

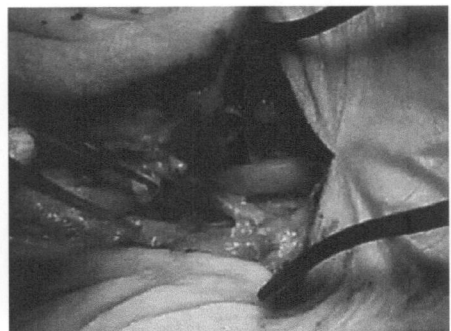

Abb. 7. Unterbindung/Koagulation des querenden Venenplexus

dann der N. tibialis posterior parallel mit der Arterie und den Venen verläuft. Nach Darstellung der Strukturen wird das Retinaculum sorgfältig gespalten. Dieses nimmt an Dicke und fibröser Konsistenz nach distal hin deutlich zu. Die Präparation wird durch Einführen und Spreizen einer Gefäßklemme in dem Kanal deutlich erleichtert. Nach Spaltung des Retinaculums wird wiederum proximal beginnend der Nerv sorgfältig präpariert und dargestellt. Hierbei ist es wichtig, die abgehenden Äste weit zu verfolgen. Der N. plantaris medialis verläuft distal um den Malleolus medialis herum und kann bis in den Abductor hallucis hinein verfolgt werden, wo er erneut durch einen fibrösen Tunnel, etwa in Höhe des Talonaviculargelenkes verschwindet.

Dieser Nervenast wird manchmal durch ein Gefäßbündel im Bereich des Malleolus medialis überdeckt, so dass es auch sinnvoll sein kann, den Nervenast von distal nach proximal zu verfolgen. Gelegentlich ist es notwendig, einige dieser Venen zu unterbinden (Abb. 7). Sollte der fibröse Eingangsbereich des Nerven in den Abductor hallucis zu eng sein, so erfolgt auch hier ein Release. Der N. plantaris lateralis wird mit stumpfer Präparation dargestellt und verläuft hinter den Abductor hallucis herum. Gelegentlich ist es zur exakten Präparation notwendig, die dorsale Hälfte des Ansatzes des M. abductor hallucis von Calcaneus zu lösen.

Bei sorgfältiger Präparation der dorsalen Anteile des N. plantaris lateralis kann der mediale, calcaneare Ast dargestellt werden. Dieser ist in etwa 80% der Fälle eine einzelne Struktur und besteht in etwa 20% aus multiplen Ästchen.

Nach Präparation aller terminalen Äste erfolgt die Eröffnung der Blutsperre und eine sorgfältige Blutstillung.

■ **Nachbehandlung.** Zur Nachbehandlung führten die Patienten für 2–3 Wochen eine Teilbelastung durch.

■ **Nachuntersuchung.** Die Nachuntersuchung erfolgte anhand eines standardisierten modifizierten Kitaoke-Score (Abb. 6), welcher den Patienten auf dem Postweg zugestellt wurde. Von den 84 Patienten beantworteten – teilweise nach telefonischer Nachfrage – 75 Patienten den Fragebogen. Zusätzlich wurden die Ergebnisse anhand einer visuellen Analogskala von 0 bis 10 Punkten für die Parameter Ruheschmerz, Belastungsschmerz und Schwäche evaluiert.

■ **Ergebnisse.** Der Nachuntersuchungszeitraum reichte von 6 bis 100 Monaten (MW: 39 Monate). Die OP-Zeit betrug zwischen 13 und 80 Minuten bei einem Mittelwert von 42,9 Minuten.

Nur 43 der 75 erfassten Patienten waren mit dem Eingriff subjektiv zufrieden und würden ihn auch erneut durchführen lassen. Während beim Ruheschmerz noch in bei 53 Patienten eine signifikante Verbesserung vorlag, konnte eine solche beim Belastungsschmerz nur in 22 Fällen dokumentiert werden. Der Parameter Schwäche konnte nur in 6 Fällen verbessert werden, war jedoch auch bereits präoperativ nicht deutlich eingeschränkt, so dass hierbei keine besondere Verbesserung zu erwarten war.

Es fand sich eine positive Korrelation zwischen der Dauer der präoperativen Beschwerden und dem postoperativem Zeitraum bis sich sensible/motorische Beeinträchtigungen zurückbildeten. Ein Zusammenhang zwischen dem Ergebnis der präoperativen neurophysiologischen Untersuchung mit dem klinischen Ergebnis zum Zeitpunkt der Nachuntersuchung ließ sich nicht herstellen.

Der mittlere Kitaoke-Score betrug 44 Punkte (Range: 15-75), was ebenfalls die teilweise nur befriedigenden Ergebnisse widerspiegelt. Den meisten Punktabzug gaben die Patienten in der Kategorie Schmerz.

In 7 Fällen schien intraoperativ ein Ganglion ausgehend von der Sehnenscheide des M. flexor hallucis longus die Ursache des Tarsal-Tunnel-Syndroms zu sein. Ein komprimierender Knochenvorsprung war in 2 Fällen die Ursache für die Irritation des N. tibialis posterior im Tarsaltunnel. Bei den übrigen Patienten fanden sich lediglich fibröse Einscheidungen des Nerven im Tarsaltunnel, welche wiederum in 27 Fällen zu einer typischen sanduhrförmigen Einengung führten.

In 3 Fällen fand sich eine leichte oberflächliche Wundinfektion mit Rötung, die unter oraler Gabe von Antibiotika sowie Antiphlogistika abheilte. Ansonsten lagen keine weiteren Komplikationen vor.

Tabelle 1. Ursachen für Tarsal-Tunnel-Syndrome aufgrund einer Literaturmetaanalyse von 24 Literaturberichten (Cimino 1990)

Ursachen	Anzahl
■ idiopathisch	25
■ traumatisch	21
■ Varikose	16
■ Rückfußvarus	14
■ Fibrose	11
■ Rückfußvalgus	10
■ Ganglion	3
■ Diabetes mellitus	3
■ Übergewicht	3
■ enger Tarsalkanal	3
■ hypertropher M. abductor hallucis	3
■ rheumatoide Arthritis	3
■ Lipom	2
■ Arterienanomalie	1
■ Acromegalie	1
■ Morbus Bechterew	1
■ lokale passagere Osteoporose	1
■ akzessorischer Flexus digitorum longus	1
■ ohne angegebene Ursache	64
gesamt	**186**

Diskussion

Nur in etwa 60% der Patienten mit dem klinischen Bild eines Tarsal-Tunnel-Syndroms kann eine spezifische Ursache identifiziert werden (Mann 1974). Oftmals ist ein Unfall die Ursache für die Beschwerden. Hierzu zählen schwerere Sprunggelenksdistorsionen, Kompressionsverletzungen, Frakturen der distalen Tibia, Luxationen des Sprunggelenkes sowie Calcaneusfrakturen. Nicht selten ist auch ein raumfordernder Prozess der Grund der Beschwerden. Hierzu zählen Lipome, ausgeprägte Venenplexus, Ganglien, synoviale Zysten oder Exostosen (Tabelle 1) (Belding 1993, Boyer et al. 1995, Wieman/Patel 1995, Kucukdeveci et al. 1995, Muhammed et al. 1995, O'Sullivan et al. 1992, Takakura et al. 1991).

Nur selten kommt es zu einem spontanen Auftreten eines Tarsal-Tunnel-Syndroms. Häufig finden sich Distorsionen oder sogar gelegentlich Malleolarfrakturen in der Anamnese. Der akute posttraumatische Schmerz wird gefolgt von einem hartnäckigen diffusen Fußschmerz. Dieser wird zunächst im Sprunggelenk, dann später vor allem in der Fußsohle empfunden und wird durch das Abrollen des Fußes beim Gehen und Laufen verstärkt. Die Beeinträchtigung ist gelegentlich so stark, dass die Patienten einen Gehstock in Anspruch nehmen müssen. Das Gangbild ist dann von einer pathologischen Belastung des lateralen Fußrandes beim Auftritt des Fußes gekennzeichnet.

Auch im Rahmen der klinischen Untersuchung können die Patienten mit einem Tarsal-Tunnel-Syndrom häufig nicht exakt die Lokalisation sowie die Charakteristik des Schmerzes beschreiben. Sie lokalisieren den Schmerz oft diffus im gesamten plantaren Bereich des Fußes. Der Schmerz wird häufig als brennend charakterisiert und verstärkt sich meist bei körperlicher Belastung, während die Entlastung zur Schmerzreduktion führt. Gelegentlich wird jedoch auch genau das Gegenteil beschrieben. Diese Patienten verspüren eine Schmerzintensivierung im Bett und eine Verbesserung der Beschwerden beim Herumlaufen. Ca. 1/3 der Betroffenen bemerken eine Ausstrahlung nach proximal, entlang des medialen Unterschenkelrandes (Valleix'sches Phänomen).

Die klinische Untersuchung beginnt mit der Inspektion im Liegen und im Stand. Gelegentlich finden sich bereits hierbei Zeichen einer durchgemachten Verletzung. Im Stand wird besonders auf eine Varus- oder Valgusdeformität des Rückfußes geachtet. Es wird die Beweglichkeit des oberen und unteren Sprunggelenkes sowie in der Lisfranc'schen Gelenkreihe dokumentiert. Die Perkussion des N. tibialis posterior entlang seines Verlaufes kann einen positiven Hinweis ergeben (Tinnel-Zeichen). Bei lokalen Raumforderungen kann gelegentlich auch bereits durch die Palpation ein raumfordernder Prozess dokumentiert werden. Die Sensibilität der Fußsohle ist je nach befallenem Nervenast unterschiedlich gestört. Deutlich ist häufig die gestörte Hauttrophik der Fußsohle. Initial erscheint die Haut dann aufgrund der beeinträchtigten sympathischen Innervation trocken, später wird sie glatt und dünn. Auch motorisch findet sich ein uneinheitliches Bild. Erst in Spätstadien kann das aktive Spreizen der Zehen abgeschwächt oder unmöglich sein. Hierbei ist der Vergleich zur Gegenseite besonders wichtig. Auch die Abduktion der Großzehe kann vermindert sein. In diesen Fällen ist - wiederum im Vergleich zur Gegenseite - die Kontraktion des M. abductor hallucis palpatorisch abgeschwächt. Eine Kompression des Tarsaltunnels durch Eversion bzw. Inversion des Rückfußes kann versucht werden, ist in der Regel jedoch ebenfalls wenig konklusiv.

Standardröntgenbilder sollten durchgeführt werden, um ossäre Veränderungen auszuschließen. Schwierige ossäre Situationen können mit Hilfe des CT evaluiert werden (Heimkes et al. 1987). Wenn ein raumfordernder Weichteilprozess aufgrund der klinischen Untersuchung vermutet wird, kann eine Kernspintomographie den Beweis erbringen (Erickson et al. 1990, Frey/Kerr 1993, Trattnig et al. 1995, Ho et al. 1993).

Als wichtigsten klinischen Hinweis hat sich in unseren Händen der sog. LA-Test herausgestellt (Lokalanästhesie-Test). Hierbei werden 1-2 ml Naoprin von proximal kommend in den Tarsaltunnel injiziert. Wenn hierdurch die Beschwerden vollständig beseitigt werden, so weist dieses stark auf eine Nervenkompression in diesem Bereich hin.

Da es sich um eine Nervenkompression handelt, sind neurophysiologische Untersuchungen prinzipiell angezeigt. Das Problem ist jedoch, dass in der Literatur wenig eindeutige diagnostische Kriterien aufgezeigt werden. Generell fallen elektrophysiologische Untersuchungen in 3 verschiedene Kategorien:

1. Nervenleitungsuntersuchungen des medialen oder lateralen plantaren Nervenastes
2. Dokumentation der Amplitude und Dauer eines motorisch evozierten Potentials sowie die Suche nach Fibrillationspotentialen
3. Dokumentation der sensorischen Nervenleitungsgeschwindigkeit.

Gleichzeitig sollte die Nervenleitungsgeschwindigkeit des N. peroneus communis gemessen werden, um eine generelle periphere Neuropathie auszuschließen.

Die terminale Latenz des N. plantaris medialis im Verlauf zum M. abductor hallucis sollte weniger als 6,2 ms und die des N. plantaris lateralis zum M. abductur digiti quinti weniger als 7 ms betragen. Wenn der Unterschied in der terminalen Latenz zwischen M. abductor hallucis und M. abductor digiti quinti größer als 1 ms ist, kann auf ein Tarsal-Tunnel-Syndrom geschlossen werden.

Für verschiedene Autoren wird dieser Wert jedoch als wenig sensitiv angesehen. Die Dokumentation der motorisch evozierten Potenziale, welche die Abnahme der Amplitude sowie die Zunahme der Dauer bei Patienten mit Tarsaltunnel beschreibt, scheint für manche Autoren sensitiver zu sein (Kaplan/Kernahan 1981). Die sensorische Nervenleitungsgeschwindigkeit ist wahrscheinlich die exakteste Untersuchungstechnik, obwohl es sich hierbei um eine sehr schwierige und nur sehr schwer reproduzierbare Methode handelt. Die Befürworter dieser Untersuchung geben jedoch eine Sensitivität mit über 90% an (Oh et al. 1979). Bei all diesen Schwierigkeiten ist klar, dass allein aufgrund der neurophysiologischen Untersuchung eine OP-Indikation nicht gestellt werden darf. Es müssen immer die anamnestischen und klinischen Untersuchungsergebnisse mit hinzugezogen werden.

Ein Tarsal-Tunnel-Syndrom muss immer differentialdiagnostisch gegenüber anderen Beschwerden im Fußbereich abgegrenzt werden. Treten die Beschwerden beiderseits auf, so spricht dieses bereits gegen ein Tarsal-Tunnel-Syndrom. Hier ist vielmehr an eine Polyneuropathie oder an eine Erythromelalgie zu denken. Eine Zunahme der Beschwerden beim Gehen ist auch für rein statische Probleme sowie bei der Morton-Metatarsalgie typisch. Sensible und/oder trophische Störungen im Bereich der Fußsohle können auch bei proximalen Läsionen des N. tibialis sowie bei Schäden des N. ischiadicus oder des Beinplexus auftreten. Einige differenzi-

Tabelle 2. Differentialdiagnosen zum Tarsal-Tunnel-Syndrom

Fernursachen:
- interdigitale Neurome
- Bandscheibenvorfall
- Plantarfasziitis
- Plantarfibromatose

Intraneurale Ursachen:
- periphere Neuritis
- periphere Gefäßerkrankungen
- diabetische Neuropathie
- Lepra
- Neurilemom
- Neurom

Extraneurale Ursachen:
- Ganglion
- Nervenadhäsion
- Frakturen
- Weichteiltrauma
- Valgusrückfuß
- rheumatoide Arthritis
- Venengeflechte
- Tenosynovitiden
- ligamentäre Einengung
- Abductor-hallucis-Ansatzeinengung
- tarsale Coalitionen
- Lipom

aldiagnostische Überlegungen zum Tarsal-Tunnel-Syndrom sind in Tabelle 2 beschrieben.

Eine konservative Therapie kommt allenfalls bei nicht raumfordernden Prozessen in Frage. Der typische Therapieansatz ist die Applikation von nicht-steroidalen, antirheumatischen Medikamenten. Diese können systemisch, aber durchaus auch in Einzelfällen als lokale Injektion appliziert werden. Besonders bei Tenosynovitiden im Bereich der Flexoren ist eine lokale Injektion indiziert. Bei Rückfußfehlstellung kann mit Hilfe von Orthesen eine Stabilisierung des Rückfußes in Neutralposition von Vorteil sein. Bei Patienten mit Unterschenkelödemen sind physikalische Maßnahmen zum Abschwellen indiziert. Ein prospektive vergleichende Studie zwischen operativer und konservativer Therapie liegt unseres Wissens bisher nicht vor.

Eine Analyse von 24 Artikeln in der Literatur ergab in 69% gute Ergebnisse, in 22% eine Ergebnisverbesserung, in 7% ein schlechtes Ergebnis und in 2% ein Rezidiv (Cimino 1990). Von Day und Naples (1994) wurde auch bereits ein endoskopisches Verfahren angegeben. Die in der Literatur oftmals sehr positiven Einschätzungen der operativen Therapie kann von uns nicht ganz geteilt werden. Über ähnliche ernüchternde Ergebnisse berichten Pfeiffer und Cracchiolo (1994). Die wenigen Berichte über Revisionseingriffe (Skalley et al. 1994) unterstreichen, dass auch hier die klinische Untersuchung entscheidender als der neurophysiologische Befund ist. Gute Revisionsergebnisse konnten nur bei solchen Patienten erreicht werden, bei denen im Rahmen der Primäroperation eine externe Nervenkompression übersehen wurde.

Zusammenfassend kann festgehalten werden, dass die Indikation zur operativen Therapie beim Tarsal-Tunnel-Syndrom zurückhaltend gestellt werden sollte. Hier unterstreichen unsere Ergebnisse die Mitteilungen in der Literatur. Die Diagnose basiert nach wie vor hauptsächlich auf dem klinischen Befund und ergänzende Untersuchungen sind nur in wenigen Fällen konklusiv. Der ideale Patient zur operativen Dekompression ist der mit deutlichen anatomischen Veränderungen, die zur Nervenirritation führen. Auch nach Dekompression ist nicht immer mit einer subjektiven Beschwerdefreiheit zu rechnen.

Literatur

Belding RH (1993) Neurilemoma of the lateral plantar nerve producing tarsal tunnel syndrome: a case report. Foot Ankle 14: 289–291

Boyer MI, Hochban T, Bowen V (1995) Tarsal tunnel syndrome: an unusual case resulting from intraneural degenerative cysts. Can J Surg 38: 371–373

Cimino WR (1990) Tarsal tunnel syndrome: review of the literature. Foot & Ankle 11: 47–52

Day FN, Naples JJ (1994) Tarsal tunnel syndrome: an endoscopic approach with 4- to 28-month follow-up. J Foot Ankle Surg 33: 244–248

Eberhard D, Millesi H (1993) Schmerzsyndrome des N. tibialis am Übergang Unterschenkel-Fuß. Wien Klin Wochenschr 105: 462–466

Erickson SJ, Quinn SF, Kueeland JB (1990) MR imaging of the tarsal tunnel and related spaces. Am J Radiol 155: 323–328

Frey C, Kerr R (1993) Magnetic resonance imaging and the evaluation of tarsal tunnel syndrome. Foot Ankle 14: 159–164

Gabler C, Imhof H (1995) Tarsal-Tunnel-Syndrom. MR-Diagnostik. Radiologie 35: 468–472

Havel PE, Ebraheim NA, Clark SE et al (1988) Tibial branching in the tarsal tunnel. Foot & Ankle 9: 117–119

Heimkes B, Stotz S, Wolf K, Posel P (1987) Das Tarsal-Tunnel-Syndrom. Orthopäde 16: 447–482

Hermann B, Ritter B, Steiner D, Eggers-Schröder G (1991) Ätiologie, Diagnostik und Therapie des Tarsal-Tunnel-Syndroms – Ergebnisse einer Retrospektivuntersuchung. Z Orthop 129: 332–335

Ho VW, Peterfly, Helms CA (1993) Tarsal tunnel syndrome caused by strain of an anomalous muscle: an MRI-specific diagnosis. J Comput Assist Tomogr. 17: 822–823

Juksrud ME (1995) An unusual cause of tarsal tunnel syndrome. J Foot Ankle Surg 34: 289–293

Kaplan PE, Kernahan WT (1981) Tarsal tunnel syndrome: an electrodiagnostic and surgical correlation. J Bone Joint Surg 63-A: 96–99

Keck C (1962) The tarsal tunnel syndrome. J Bone Joint Surg 44-A: 180–182

Kopell HP, Thompson WAL (1960) Peripheral entrapment neuropathies of the lower extremity. N Engl J Med 262: 56–60

Kucukdeveci AA, Kutlay S, Serckin B, Arasil T (1995) Tarsal tunnel syndrome in ankylosing spondylitis. Br J Rheumatol 34: 488–489

Lam SJS (1967) Tarsal tunnel syndrome. J Bone Joint Surg 49-B: 87–92

Mann RA (1974) Tarsal tunnel syndrome. Proceedings of the American Orthopaedic Foot Society, Orthop Clin North Am 5: 109–115

Mummenthaler M (1993) Das Tarsal-Tunnel-Syndrom. Wien Klin Wochenschr 105: 459–461

Oh SJ, Savaria PK, Kuba T et al (1979) Tarsal tunnel syndrome: electrophysiologic study. Ann Neurol 5: 327–330

O'Sullivan ME, O'Sullivan T, Colville J (1992) Tarsal tunnel syndrome following an ankle fracture. Injury 23: 198–199

Pfeifer WH, Cracchiolo A: Clinical results after tarsal tunnel decompression J Bone Joint Surg 76-A (1994) 1222–1230

Skalley TC, Schon LC, Hinton RY, Myerson MS (1994) Clinical results following revision tibial nerve release. Foot Ankle Int 15: 360–367

Takakura Y, Kitada C, Sugimoto K, Tanaka Y (1991) Tarsal tunnel syndrome. Casues and results of operative treatment. J Bone Joint Surg 73-B: 125–128

Trattnig S, Breitenseher M, Haller J, Helbich T, Gabler C, Imhof H (1995) Tarsal tunnel syndrome. MRI diagnosis. Radiologe Jul, 35(7): 468–472

Wieman TJ, Patel VG (1995) Treatment of hyperesthetic neuropathic pain in diabetics. Decompression of the tarsal tunnel. Ann Surg 221: 660–664

Wilemon WK (1979) Tarsal tunnel syndrome. Orthop Rev 8: 111

Kapitel 17

Kleinzehendeformitäten

R. Fuhrmann

Einleitung

Komplexe degenerative Erkrankungen des Vorfußes beinhalten in aller Regel neben der Fehlstellung des ersten Strahls auch Kleinzehendeformitäten. Funktionell betrachtet ist die fibulare Kleinzehengruppe für das Ausbalancieren des Fußes im Stand verantwortlich und reduziert durch ihre aktive Beugung den beim Abrollvorgang auf die Mittelfußköpfe einwirkenden Druck. Ist der Bodenkontakt der Kleinzehen fehlstellungsbedingt nicht mehr gewährleistet, so können sie ihre statische und dynamische Aufgabe nicht mehr erfüllen und leiten damit ein funktionelles Derangement des Vorfußes ein.

Während dem Krankheitsbild am ersten Strahl große Aufmerksamkeit zukommt und die Deformität analysiert und in die operative Planung mit einbezogen wird, ist es immer noch weit verbreitet, die Kleinzehendeformitäten unabhängig von ihrer Ätiologie und Schwere mit einer Operationsmethode zu behandeln. Meist ist diese Standardoperation die Grundgliedkopfresektion nach Hohmann, die eigentlich den kontrakten Krallenzehendeformitäten vorbehalten bleiben sollte. Als Folge der unkritischen Anwendung dieser Resektionsarthroplastik stellen sich bei längerfristigen Verlaufskontrollen oft kosmetisch und funktionell unzureichende Ergebnisse ein.

Klassifikation

Diese Unsicherheit hinsichtlich der Wahl des geeigneten Operationsverfahrens hat verschiedene Ursachen, beginnt jedoch schon bei der uneinheitlichen deutschen Nomenklatur, die sich zudem von der im angloamerikanischen Schrifttum gebräuchlichen Bezeichnung unterscheidet.

Eine *Hammerzehe* („mallet toe") ist gekennzeichnet von einer isolierten Beugekontraktur des Kleinzehenendgelenkes. Steht eine Beugekontraktur des Kleinzehenmittelgelenkes im Vordergrund, die mit einer Fehlstellung des Endgelenkes in der Sagittalebene einhergehen kann, so handelt es sich um eine *Krallenzehe* („hammer toe"). Eine dorsale Subluxation oder Luxation im Kleinzehengrundgelenk, die sich beim „Push-up"-Test nicht spontan ausgleicht und aus anatomisch-funktionellen Gründen immer mit einer Beugefehlstellung im Mittelgelenk und gelegentlich auch im Endgelenk kombiniert ist, erfüllt die Kriterien einer *Klauenzehe* („clawtoe").

Die *„Splay-toe*-Deformität" beschreibt eine seitliche Abweichung der Kleinzehe in der transversalen Ebene und kann mit einer dorsalen Luxation im Grundgelenk („*Cross over*") verbunden sein. *Digitus quintus varus* ist die tibiale Abweichung der 5. Zehe im Grundgelenk, die zudem unter oder über der 4. Zehe liegen kann.

Ätiologie und Pathogenese

Die häufigste Ursache der sagittalen Kleinzehendeformitäten ist die Hallux-valgus-Fehlstellung, die vor allem in unphysiologischem Schuhwerk (hohe Absätze, schmaler Vorfußbereich) zu einer räumlichen Enge vor allem für die zweite und dritte Zehe führt. Begünstigend wirkt sich auch die sogenannte „griechische Fußform" mit Überlänge der zweiten Zehe aus. Unweigerlich stößt die längste Kleinzehe an der Schuhspitze an und wird so passiv deformiert. Neurologische Grunderkrankungen wie der Ballenhohlfuß gehen oft mit Klauenzehendeformitäten einher. Erkrankungen aus dem rheumatischen Formenkreis sind im Vorfußbereich neben der markanten Fehlstellung der Großzehe durch dorsale und/oder fibulare Luxationen in den Kleinzehengrundgelenken und Beugekontrakturen in den Mittelgelenken gekennzeichnet. Kleinzehenfehlstellungen nach Traumen oder Operationen (Korrektureingriffe des ersten Strahls oder Zehenamputationen) sind ebenfalls möglich.

Die Ausbildung einer sagittalen Kleinzehendeformität ist unabhängig von den genannten Ätiologien maßgeblich durch anatomische Gegebenheiten bedingt. Ohne auf die gesamte Anatomie des Zehenbewegungsapparates einzugehen, ist die genaue Betrachtung der intrinsischen Muskulatur hilfreich. Die Mm. interossei und Mm. lumbricales, die seitlich an den Basen des Grund- und Mittelgliedes inserieren und in die Seitenzügel der langen Strecksehne einstrahlen, sind die hauptsächlichen Stabilisatoren der Zehengrundgelenke. Sind sie insuffizient, so wird das Kleinzehengrundgelenk nicht mehr ausreichend stabilisiert, so dass die Streckmuskulatur die Hyperextension des Grundglieds einleitet. Die daraus resultierende relative Verkürzung der Beugemuskulatur führt zur Ausbildung der Beugefehlstellung in Mittel- und Endgelenk. Ähnlich der Knopflochdeformität an der Hand kommen die Seitenzügel der Streckaponeurose plantar der Bewegungsachse des Zehenmittelgelenkes zu liegen und forcieren ihrerseits die Beugefehlstellung (Kapandji 1992, McGlamry 1992).

Der Splay toe-Deformität liegt meist eine Insuffizienz der plantaren Platte sowie des Kapsel-Band-Apparats zugrunde. Chronische Mikrotraumata, eine Hyperextension im Grundgelenk sowie eine unausgeglichene Zehenlänge bzw. ein metatarsales Malalignment werden als ursächlich angenommen. Selten kann eine Abweichung des Mittelfußkopfs nach fehlverheilter Fraktur die Ursache sein.

Beschwerden

Die betroffenen Patienten beklagen je nach Ausbildung der Zehendeformität belastungsabhängige Schmerzen über der Zehenkuppe (Hammerzehe), streckseitig über dem flektierten Zehenmittelgelenk (Krallenzehe) oder bei gleichzeitiger transversaler Abweichung („splay toe") im betroffenen Zehenzwischenraum. Wird hingegen eine Metatarsalgie als beschwerdeführend angegeben (Klauenzehe), so liegt eine komplexe Vorfußpathologie zugrunde, die detailliert analysiert werden muss.

Untersuchung

Die klinische Untersuchung muss die gesamte untere Extremität umfassen, um Achsenabweichungen, die sich auf den Fuß auswirken, zu erfassen. Speziell bei Systemerkrankungen sollte die Stellung des Rückfußes und der Fußwurzel analysiert werden, da sich ein bleibendes Korrekturergebnis am Vorfuß nur bei korrekter Stellung dieser Fußabschnitte erzielen lässt. Die Untersuchung des Vorfußes selbst umfasst die Inspektion bei Belastung und die Befunderhebung im Sitzen oder Liegen am unbelasteten Fuß. Am belasteten Fuß sollte darauf geachtet werden, ob die Kleinzehen noch ausreichenden Bodenkontakt haben. Auch das Längenverhältnis der Zehen zueinander muss in Einzelfällen, besonders bei einer „griechischen Fußform", berücksichtigt werden.

Die Lokalisation der Druckstellen oder Schwielen ist bereits hinweisend auf die Art der Deformität. Während die Hammerzehendeformität meist mit einer starken Beschwielung der plantaren Zehenkuppe, manchmal auch verbunden mit einer Nagelwachstumsstörung, einhergeht, zeigt die Krallenzehe typischerweise eine Schwiele streckseitig über dem prominenten Zehenmittelgelenk. Länger bestehende Klauenzehen führen wegen des fehlenden Bodenkontakts und der daraus resultierenden fehlenden Abstützung zu einer Überbelastung des Mittelfußkopfes, was sich in einer vermehrten plantaren Beschwielung und einer gelegentlich nachvollziehbaren distalen Verlagerung des plantaren Fettpolsters äußert.

Neben der Einteilung der Kleinzehendeformitäten gemäß der oben angegebenen Nomenklatur ist die Unterscheidung zwischen einer flexiblen und einer kontrakten Deformität wesentlich. Um dies gegeneinander abzugrenzen, empfiehlt sich die Durchführung eines „Push-up"-Tests, bei dem der Untersucher den Fuß mit beiden Händen so umfasst, dass beide Daumen plantar zu liegen kommen und er so in der retrokapitalen Mittelfußregion einen manuellen Druck ausüben kann. Kommt es bei diesem Manöver zu einem Ausgleich der Deformität, so liegt eine flexible Fehlstellung vor. Auch wenn scheinbar nur eine Zehe, meist die zweite, von der Fehlstellung betroffen ist, sollte man die fibular benachbarte Zehe hinsichtlich der Vorspannung ihrer Zehenbeuger beurteilen.

Selbstverständlich muss neben der orientierenden neurologischen Untersuchung des Fußes, beispielsweise zum Ausschluss einer Morton'schen Neuralgie, und der Überprüfung der Perfusion die Fehlstellung des ersten Strahls mit in das operative Therapiekonzept einbezogen werden.

Die Röntgendiagnostik umfasst zum Ausschluss knöcherner Pathologien standardmäßig eine posterior-anteriore Aufnahme des belasteten Vorfußes, auf der sich vor allem die Stellung des Grundgelenkes beurteilen lässt. Die klassische seitliche Aufnahme ist wegen der Überlagerung nur schwer zu beurteilen. Oft ist eine schräg eingestellte Aufnahmetechnik hilfreicher.

Operative Therapie

Nach der Klassifikation der Zehendeformität empfiehlt sich das Aufstellen eines Behandlungsalgorhythmus, der die Grundlage zur Festlegung des geeigneten operativen Vorgehens darstellt und je nach Befundkonstellation variiert werden kann. Wenngleich nachfolgend nur auf die Kleinzehendeformitäten eingegangen wird, ist es unerlässlich, eine gleichzeitige Korrektur der begleitenden Fehlstellung des ersten Strahls durchzuführen.

Behandlung der Hammerzehendeformität

Auch wenn die Fehlstellung noch flexibel ist, führen die Weichteileingriffe meist nicht zum gewünschten langfristigen Therapieerfolg, so dass in aller Regel eine Arthrodese oder Resektionsarthroplastik des Endgelenkes indiziert ist.

Bei der präoperativen Untersuchung am belasteten Fuß muss besonders auf die Vorspannung der langen Beugesehne der benachbarten Zehen geachtet werden. Ist dies der Fall, so ist die Durchführung einer Tenotomie der langen Beugesehne zu erwägen, die über einen kleinen Schnitt in der Endgliedbeugefalte vorgenommen werden kann.

Als Hautschnitt zur *Arthrodese* am distalen Interphalangealgelenk empfiehlt sich eine quere dorsale Inzision über der Streckseite des Zehenendgelenkes, die nach proximal und distal zu beiden Seiten in einem Winkel von 60° verlängert werden kann. Der Vorteil dieses Zugangs liegt in dem besseren kosmetischen Resultat, da die meist vorhandenen überschüssigen Hautareale entsprechend der Hautspaltlinien ovalär exzidiert werden können. Verletzungen der Nagelmatrix sind dabei zu vermeiden. Strecksehne und Kapsel werden ebenfalls quer durchtrennt, so dass der Mittelgliedkopf nach Durchtrennung der Seitenbänder subperiostal dargestellt werden kann. Die Präparation der Endgliedbasis ist zu diesem Zeitpunkt wegen der vorliegenden Beugekontraktur oft nicht möglich. Aus diesem Grund empfiehlt es sich, zunächst die sparsame Resektion der knorpeltragenden Anteile des Mittelgliedkopfs durchzuführen. Sie wird bevorzugt mit einer kleinen oszillierenden Säge durchgeführt, um vor allem bei osteoporotischem Knochen eine plane Osteotomiefläche zu gewährleisten (Fuhrmann 1998). Nun kann die Endgliedbasis mit einer Kürette sparsam entknorpelt werden. Manchmal kann es bei fortgeschrittenen Deformitäten erforderlich sein, die plantare Kapsel unter Schonung der Beugesehne quer zu inzidieren. Bei einer Probereposition wird die Ausrichtung der Arthrodese in der transversalen und sagittalen Ebene überprüft werden. Anzustreben ist die Endgliedversteifung in Neutralposition.

Zur Stabilisation können verschiedene Verfahren angewandt werden, wobei die alleinige axiale Kirschnerdrahtfixation trotz fehlender Rotationsstabilität und geringer Kompressionswirkung in der Regel zur Ausheilung führt. Der Kirschnerdraht sollte dabei so positioniert werden, dass er das Nagelbett nicht tangiert und nach proximal das Zehenmittelgelenk nicht überschreiten. Bei schwierigen anatomischen Verhältnissen empfiehlt es sich, den Kirschner-Draht retrograd einzubringen. Dabei wird er zunächst in Beugung des Endglieds von der Basis der Endphalanx nach distal vorgebohrt, um dann nach Umsetzen der Bohrmaschine in anterograder Richtung unter visueller Kontrolle in die Mittelphalanx eingebracht zu werden. Stabiler ist eine Kombination von Kirschnerdraht-Osteosynthese und intraossärer Drahtnaht, wozu zwei kleine parallel zur Resektionsebene verlaufende Knochenkanäle in das End- und Mittelglied gebohrt werden, durch die Drahtnähte geführt werden, die schließlich an beiden Seiten gegeneinander verdreht werden.

Der Weichteilverschluss gelingt durch Readaptation der Kapsel-Strecksehneneinheit, bevor die Hautnaht ggf. unter ovalärer Resektion überstehender Hautareale die Operation abschließt.

Die postoperative Mobilisation ist in einer Vorfußentlastungsorthese möglich. Diese sollte bis zur Entfernung des Kirschnerdrahtes (Abschluss der 3./4. postoperativen Woche) getragen werden, um einem Bruch des Drahtes vorzubeugen. Anschließend ist die plantigrade Belastung in einem flachen Schuh mit starrer Sohle möglich. Die vollständige Konsolidierung ist nach 6 Wochen erreicht.

Ist eine *Resektionsarthroplastik* geplant, wird der gesamte Mittelgliedkopf am Übergang zur Metaphyse reseziert. Nach Überprüfung der korrekten Zehenstellung und Einbringen eines axialen Kirschnerdrahts wird die Kapsel readaptiert. Anders als am Mittelgelenk empfiehlt sich auch bei der Resektionsarthroplastik die temporäre Stabilisation über einen Kirschnerdraht, um einer transversalen Fehlstellung vorzubeugen.

Krallenzehendeformität

Vor der definitiven Festlegung der Operationsmethode muss durch Ausführen des „Push-up"-Tests die Position des Metatarsophalangealgelenkes (MTP) überprüft werden. Wenn sich dabei Hinweise auf eine Subluxationstendenz ergeben, muss eine schrittweise Weichteilkorrektur in Höhe des Grundgelenks dem eigentlichen Eingriff am Mittelgelenk die vorausgehen. Dies ist erforderlich, um das Grundgelenk zu reponieren und damit der intrinsischen Muskulatur wieder eine aktive Stabilisation der Kleinzehe zu ermöglichen.

Werden diese Grundsätze missachtet, kommt es unweigerlich trotz stellungskorrigiertem Mittelgelenk zu einer „Cock-up"-Deformität. Dabei gerät die gesamte Kleinzehe aufgrund der dorsalen Instabilität im Zehengrundgelenk in eine Hyperextensionsstellung.

Es empfiehlt sich deshalb, sich einen Algorhythmus zu erstellen, der die Wahl des operativen Verfahrens bei der Krallenzehendeformität erleichtert.

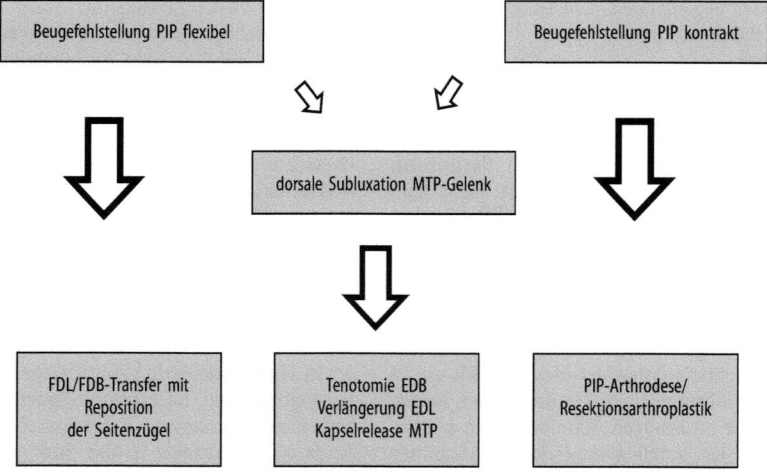

Ist die flexible Krallenzehenfehlstellung ausschließlich auf eine Überlänge der betreffenden Zehe zurückzuführen, bietet sich die alleinige diaphysäre Grundgliedverkürzung (Operation nach O'Connell) an.

sequent angelegt wird. Unmittelbar postoperativ ist die plantigrade Belastung erlaubt. Wenn gleichzeitig ein Weichteilrelease am Grundgelenk durchgeführt wurde, kann die temporäre Kirschnerdraht-Fixation indiziert sein.

Behandlung der flexiblen Krallenzehe

Grundsätzlich ist der Flexorentranser, die *Operation nach Girdlestone-Taylor*, mit der Flexor digitorum longus- (FDL) und Flexor digitorum brevis- (FDB) Sehne möglich. Biomechanisch sinnvoller erscheint die Verwendung der FDB-Sehne, um die aktive Plantarflexion des Endglieds zu erhalten und die unmittelbar auf das Mittelglied einwirkende flektierende Wirkung der FDB-Sehne zu reduzieren. Allerdings ist der Transfer der Flexor-digitorum-brevis-Sehne technisch schwierig, da die zur Verfügung stehende Sehnenlänge im Vergleich zur Flexor digitorum longus-Sehne deutlich kürzer ist.

Die Flexor-digitorum-longus-Sehne über eine kleine Stichinzision plantar in Höhe der Endgliedbeugefalte tenotomiert und über eine weitere Inzision über der Grundgliedbeugefalte hervorluxiert. Die Sehne wird anschließend entlang der präformierten Raphe in zwei Zügel gespalten. Streckseitig legt man eine quere Schnittführung über dem Zehenmittelgelenk an, um die Strecksehnenhaube darzustellen und ggf. oval die dorsale Schwiele zu exzidieren. Wenn gleichzeitig ein Eingriff am Grundgelenk aufgrund einer dorsalen Subluxation erforderlich ist, empfiehlt es sich, den dorsalen Schnitt S-förmig anzulegen. Die Zügel der Flexor digitorum longus-Sehne können nun medial bzw. lateral um das Grundglied geführt werden. Dabei ist darauf zu achten, dass die Zügel dicht am Knochen von plantar nach dorsal geführt werden, um eine Läsion der Gefäß-Nerven-Bündel zu vermeiden. Unter mäßiger Vorspannung und passiver Redression der Zehe in 10–20° Plantarflexion werden die beiden Beugesehnenzügel etwa im distalen oder mittleren Grundglieddrittel über oder mit der Streckaponeurose vernäht (Walsh 1998). Die Hautnaht schließt den Eingriff ab.

Möglich ist ebenfalls eine transossäre Transposition der Flexor-digitorum-longus-Sehne durch einen Bohrkanal in der Mittelgliedphalanx.

Als Nachbehandlung empfiehlt sich ein Zügelverband, der über mehrere Wochen kon-

Behandlung der kontrakten Krallenzehe

Der Hautschnitt muss so gewählt werden, dass er die Hautspaltlinien über dem streckseitigen Grundgelenk nicht senkrecht überkreuzt und damit die Entstehung instabiler Narbenstränge induziert. Wenn zusätzlich ein Release am Grundgelenk erforderlich ist, empfiehlt sich eine S- oder winkelförmige Schnittführung.

Zur *Arthrodese* empfiehlt sich eine querverlaufende Schnittführung parallel der Hautspaltlinien, die es ermöglicht, von der überdehnten und schwielenartig verdickten Haut ein oväläres Areal zu exzidieren (Fuhrmann, 1998). Dies wirkt nach dem Hautverschluss als Dermodese und ist zudem kosmetisch ansprechend. Die Durchtrennung der Streckaponeurose als auch der Kapsel erfolgen in gleicher Richtung, bevor die Seitenbänder inzidiert werden. Dabei sollte die Weichteilpräparation vorsichtig erfolgen, um die Gefäß-Nerven-Bündel zu schonen. Die Resektion des knorpeltragenden distalen Grundgliedanteils mit einer oszillierenden Säge erfolgt senkrecht zur Schaftachse. Die Mittelgliedbasis wird anschließend mit einem Lüer oder einer Kürette entknorpelt. Ähnlich wie am Endglied sollte zur Stabilisation ein axial eingebrachter Kirschnerdraht ggf. in Kombination mit einer intraossären Drahtnaht eingebracht werden. Auch hier empfiehlt sich wie am Endglied die retrograde Kirschnerdraht-Einbringung. Der Draht sollte nur bei gleichzeitiger Durchführung eines Weichteilrelease am Grundgelenk in den Mittelfußkopf vorgebohrt werden. Ansonsten sollte das Grundgelenk frei beweglich werden. Die Readaptation der Streckaponeurose und die Hautnaht, ggf. Exzision eines dorsalen Hautareals, schließen die Operation ab.

Die Arthrodese im Mittelgelenk erfordert den Einsatz einer Vorfuß-Entlastungsorthese, um einem Bruch des Kirschnerdrahtes vorzubeugen. Dieser kann in der Regel nach 3–4 Wochen entfernt werden, so dass anschließend die plantigrade Belastung möglich ist.

Die *Resektionsarthroplastik* beinhaltet ein zirkumferentes Release um den Grundgliedkopf, damit dieser zur Resektion ausreichend exponiert werden kann. Die Resektion erfolgt mit der oszillierenden Säge senkrecht zur Schaftachse, um eine spätere transversale Deviation der distalen Kleinzehe zu vermeiden. Das Einbringen eines Kirschnerdrahts ist optional. Oft ist auch ein konsequent angelegter Zügelverband ausreichend, der die Zehe nach plantar redressiert. In diesem Fall ist die sofortige plantigrade Belastung in einem Schuh mit starrer Sohle möglich.

Klauenzehendeformität

Die Behandlung dieser Zehenfehlstellung ist komplex, betrifft meist mehrere Zehen und ist nicht selten von Komplikationen oder unbefriedigenden Ergebnissen begleitet. Wesentlichen Anteil an der dauerhaften Behebung einer solchen komplexen Vorfußdeformität hat das Wiederherstellen eines lastaufnehmenden stabilen ersten Strahls durch Korrektur des vergrößerten intermetarsalen Winkels und des Hallux valgus, so dass die nachfolgend beschriebenen Eingriffe in der Regel mit einer Korrektur des ersten Strahls kombiniert werden.

Eine langfristig vorbestehende Luxation im Zehengrundgelenk beinhaltet eine Verkürzung der dorsalen Weichteile, die aufwendige hautplastische Eingriffe (Z-Plastiken) erforderlich machen kann. Oft verhindern die kontrakten dorsalen Weichteile trotz adäquatem Release eine komplette Reposition der Zehe, so dass eine Verkürzung des betreffenden Mittelfußstrahls nicht zu umgehen ist. Grundsätzlich kann die Verkürzung des Mittelfußstrahls an verschiedenen Regionen vorgenommen werden. Die weit verbreitete retrokapitale Schrägosteotomie nach Helal hat den Nachteil, dass die Verkürzung nicht genau dosierbar ist und zwingend an eine sofortige Vollbelastung des Fußes gebunden ist. Pseudarthrosen und ausladende Kallusformationen sind eine häufige Folge. Die basisnahe metatarsale Verkürzung bzw. Keilentnahme erfordert eine stabile Osteosynthese und birgt zudem das Risiko einer übermäßigen Elevation des Strahls. Weiterhin kann der Fuß erst nach deutlich erkennbarer knöcherner Konsolidierung nach mindestens 6–8 Wochen teilbelastet werden.

Aus diesen Gründen erscheint die *diaphysäre Schrägosteotomie nach Weil* bei strenger Indikationsstellung das am besten geeignete Verfahren zur Durchführung einer metatarsalen Verkürzung. Sie lässt sich je nach Befundkonstellation an einem oder mehreren Strahlen durchführen und hat den Vorteil, dass die Längeneinstellung intraoperativ genau festgelegt werden kann. Die Osteotomie-Ebene verläuft parallel der Fußsohle, so dass nach Durchführung einer Minimalosteosynthese die Vollbelastung möglich ist (Barouk 1994). Die früher durchgeführte Grundgliedbasisresektion (Operation nach Gocht) führt zu einer unvermeidbaren Instabilität des Zehengrundgelenkes und damit unter Berücksichtigung der anatomischen Vorbemerkungen zu einem kompletten Funktionsverlust der Zehe. Sie sollte heute nicht mehr vorgenommen werden.

Der Hautschnitt verläuft bevorzugt längsgestellt in der betreffenden Kommissur nach proximal ziehend, so dass je nach Operationsplanung zwei Metatarsalia erreicht werden können. Möglich ist auch ein ausladender S-förmiger Schnitt, der eine ausreichende Exposition ermöglicht. Von einer queren Inzision ist bei der Therapie von Klauenzehendeformitäten aufgrund der ohnehin verkürzten dorsalen Strukturen abzuraten.

Nach Tenotomie der Extensor-digitorum-brevis-Sehne und ggf. Z-förmiger Durchtrennung der Extensor digitorum longus-Sehne erfolgt die Kapseleröffnung und die Luxation der Zehe nach plantar. Das Ausmaß der notwendigen *Kapseldiszission* hängt vom Ausgangsbefund ab. Bei ausgeprägten Klauenzehen ist meist ein komplettes Release notwendig, um die Zehe luxieren zu können. Die langstreckige diaphysäre Schrägosteotomie beginnt am dorsalen knorpeligen Überzug des Mittelfußkopfes und läuft parallel der Fußsohle nach proximal. Die Verkürzung des kopftragenden plantaren Fragmentes tritt spontan in einer ausgeglichenen Weichteilspannung ein. Bei Verkürzungen von mehr als 4 mm sollte ein schmales Knochensegment aus dem dorsalen diaphysären Anteil von ca. 1–2 mm entfernt werden, um durch einer durch die proximale Verschiebung hervorgerufenen plantaren Einstellung des Mittelfußkopfs vorzubeugen. Unter Berücksichtigung eines ausgewogenen Alignments der Mittelfußstrahlen erfolgt die Stabilisation retrokapital über einen Kirschnerdraht mit Gewinde oder eine Kleinfragment-Schraube. Abschließend wird der dorsale knöcherne Überstand entfernt, die Kapsel verschlossen und die Flexor-digitorum-longus-Sehne readaptiert.

Aufgrund der Weichteilentspannung ist es in aller Regel ausreichend, die Beugekontraktur im Mittelgelenk nur manuell zu redressieren. Zur Nachbehandlung kann der Patient den Fuß in einer Vorfußentlastungsorthese plantigrad belasten. Wichtig ist die frühzeitige plantare Zügelung der Zehe, die durch eine manuelle Dehnung der dorsalen Weichteile ergänzt werden sollte.

Weichteilschwellungen sind postoperativ vor allem nach komplexen Vorfußrekonstruktionen häufig und können mehrere Wochen anhalten. Konsequente Hochlagerung des Fußes, Kryotherapie, Antiphlogistika, Kompressionsstrümpfe, Lymphdrainage und aktive Bewegungsübungen sind geeignete Maßnahmen zu ihrer Behandlung.

Komplikationen

Intraoperative Komplikationen sind bei Operationen an den Kleinzehen vergleichsweise selten und meist auf eine unzureichende Technik oder inadäquates Instrumentarium zurückzuführen. Bei Verwendung einer kleinen oszillierenden Säge anstelle einer Knochenschneidezange zur Resektion des Grund- oder Mittelgliedkopfs lassen sich Frakturen der Phalangen vermeiden. Straffe Pseudarthrosen sind gelegentlich zu beobachten stellen jedoch in der Regel keine Indikation zur Revision dar. Häufiger sind unzureichend positionierte Osteotomieebenen, die zu einer Achsenabweichung der Zehe führen sowie unangemessen dimensionierte Knochenresektionen bei Resektionsarthroplastiken zu beobachten. Sowohl eine zu geringe Resektion (schmerzhafte Kontaktarthrose) als auch eine übermäßige Resektion („floppy toe") führen zu glaubhaften Beschwerden. Schräg verlaufende Osteotomieebenen können zu einer seitlichen Deviation der Kleinzehe führen und damit Druckbeschwerden an der benachbarten Zehe induzieren.

Gefäß-Nerven-Verletzungen sind selten. Bei lange vorbestehenden Flexionskontrakturen müssen die Patienten allerdings präoperativ über ein erhöhtes Risiko der Minderperfusion aufgeklärt werden. Zeigt sich nach Eröffnen der Blutleere und subtiler Präparation der Weichteile ohne iatrogene Gefäßläsion auch nach 15 Minuten kein ausreichender Kapillarpuls, so kann man über ein Nitropflaster (Nitroderm® TTS 10), das in Höhe der Kniekehle über dem Gefäßstrang appliziert wird, oft eine deutliche Besserung innerhalb der nächsten 30 Minuten erzielen. Sollte dies nicht zur Normalisierung der Durchblutung führen, muss der Kirschnerdraht entfernt werden, um eine Reduktion der Weichteilspannung zu ermöglichen.

Behandlung der Splay-toe- und Cross-over-Deformität

Meist handelt es sich hierbei um komplexe Deformitäten, deren Komponenten zunächst analysiert werden müssen, um ein adäquates Therapieregime aufstellen zu können.

Die reine seitliche Abweichung der Kleinzehe kann, solange die Deformität flexibel ist, mit einer Weichteilkorrektur suffizient behoben werden. Dazu eignet sich der *Girdlestone-Taylor-Transfer*. Im Gegensatz zur Korrektur der flexiblen Krallenzehe müssen dabei die Sehnenzügel unterschiedlich stark vorgespannt werden, um die transversale Fehlstellung zu korrigieren. Ein einseitiges Release der kontrakten Kapsel-Band-Strukturen konkavseitig am Grundgelenk ist dabei mit einer Raffung auf der Gegenseite zu kombinieren. Liegt gleichzeitig eine dorsale Luxation im Grundgelenk und damit eine Cross-over-Deformität vor, entspricht die Behandlung dem Therapieregime der Klauenzehendeformität, wobei zusätzlich die seitliche Fehlstellung wie bei der Splay-toe-Deformität behandelt werden muss. Die Reinsertion der plantaren Platte bietet sich dann an, wenn sich intraoperativ eine Ruptur oder eine deutliche Elongation der fibrokartilaginären Verstärkung der plantaren Kapsel zeigt. Allerdings ist dieser Eingriff von dorsal technisch außerordentlich schwierig durchzuführen.

Digitus quintus varus-Deformität

Diese Kleinzehendeformität führt in der Regel zu Druckbeschwerden an der 4. Zehe oder einem Schuhkonflikt. Ist die Deformität flexibel und liegt keine knöcherne Fehlstellung zugrunde, reicht in der Regel ein Weichteileingriff sowie eine Sehnentransposition (*Operation nach Lapidus*) aus.

Dazu wird ein S-förmiger Hautschnitt angelegt, der distal an der tibialen Seite der Grundphalanx der 5. Zehe beginnt, das Grundgelenk überkreuzt und nach fibular proximal ausläuft. Die Extensor-digitorum-longus-Sehne wird aus der Streckaponeurose präpariert und die Kapsel wird vor allem tibialseitig einschließlich der Kollateralbänder inzidiert. Über einen kleinen proximalen Hilfsschnitt kann nun die Extensor-digitorum-longus-Sehne am Fußrücken tenotomiert und nach distal hervorluxiert werden. Sie muss nun nahe am tibialseitigen Grundglied nach plantar geführt und fibular ausgeleitet werden. Unter adäquater Vorspannung zur Korrektur der Fehlstellung erfolgt dann die Fixation an der Aponeurose des M. abductor minimi.

Das Einbringen eines axialen Kirschnerdrahts ist optional und richtet sich nach der Stabilität des Korrekturerfolgs. Die Nachbehandlung muss über 12 Wochen die konsequente Zügelbehandlung der Kleinzehe beinhalten.

Liegt eine varische Deformität der Grundgliegs vor, kann zusätzlich eine Korrekturosteotomie erforderlich werden, die meist als fibulare Keilentnahme durchgeführt wird.

Literatur

Barouk, LS (1994) L'osteotomie cervico-capitale de Weil dans les métatarsalgies medianes. Méd Chirurg Pied 10: 1–11

Fuhrmann R, Roth A (1998) Kleinzehendeformitäten: Kondylenresektion an Grund- und Mittelphalanx. In: Wülker N, Stephens M, Cracchiolo III A (Hrsg) Operationsatlas Fuß- und Sprunggelenk, pp 77–83. Enke, Stuttgart

Kapandji IA (1992) Funktionelle Anatomie der Gelenke, 2. Aufl, Bd 2, pp 196-201. Enke, Stuttgart

McGlamry ED (1992) Lesser Ray Deformities. In: McGlamry ED, Banks AS, Downey MS (eds) Comprehensive Textbook of Forefoot Surgery, Vol 1, 2nd ed, pp 321–377. Williams & Wilkins, Baltimore

Uhthoff HK (1992) Operative Behandlung der nicht kontrakten Hammerzehe. Operat Orthop Traumatol 2: 46–50

Walsh HPJ (1998) Kleinzehendeformitäten: Transfer der Beugesehne und Weichteilrelease des Metatarsophalangealgelenks. In: Wülker N, Stephens M, Cracchiolo III A (Hrsg) Operationsatlas Fuß- und Sprunggelenk, pp 85–92. Enke, Stuttgart

Fortbildung Orthopädie · Traumatologie

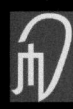

Die ASG-Kurse der DGOOC

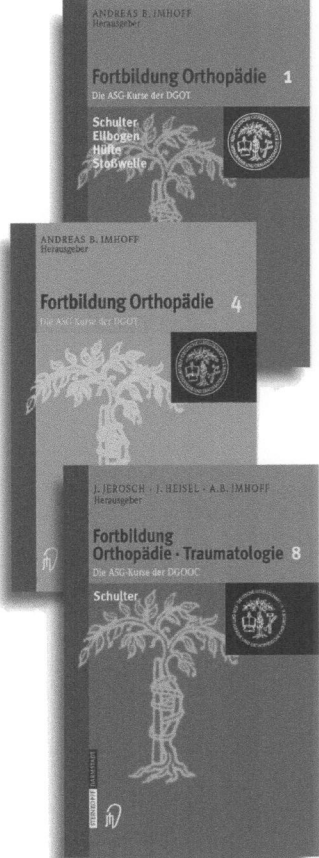

In dieser Reihe sind bereits erschienen:

Band 1
Schulter / Ellbogen / Hüfte / Stoßwelle
1999. 267 Seiten. 169 Abb. 31 Tab. Brosch.
EUR 49,95*
ISBN 3-7985-1148-9

Band 2
Wirbelsäule
1999. 136 Seiten. 72 Abb. Brosch.
EUR 49,95*
ISBN 3-7985-1149-7

Band 3
Knie
2000. 172 Seiten. 136 Abb. 10 Tab. Brosch.
EUR 49,95*
ISBN 3-7985-1181-0

Band 4
Fuß
2000. 155 Seiten. 106 Abb. 11 Tab. Brosch.
EUR 49,95*
ISBN 3-7985-1182-9

Band 5
MRT
2001. 178 Seiten. 153 Abb. 15 Tab. Brosch.
EUR 49,95*
ISBN 3-7985-1183-7

Band 6
CAOS - Computer Assisted Orthopedic Surgery
2002. 120 Seiten. 76 Abb. 22 Tab. Brosch.
EUR 49,95*
ISBN 3-7985-1184-5

Band 7
Knorpelschaden
2003. 129 Seiten. 114 Abb. 22 Tab. Brosch.
EUR 49,95
ISBN 3-7985-1405-4

Band 8
Schulter
2004. 160 Seiten. 150 Abb. Brosch.
EUR 49,95
ISBN 3-7985-1441-0

Herausgeber Bände 1-6:
A. B. Imhoff
Herausgeber ab Band 7:
J. Jerosch, J. Heisel, A. B. Imhoff

Subskriptionspreis bei Bestellung der gesamten Reihe: EUR 39,95 pro Band
20% Nachlass auf den Ladenpreis

*Die Euro-Preise für Bücher sind gültig in Deutschland und enthalten 7% MwSt. Preisänderungen und Irrtümer vorbehalten. * Unverbindliche Preisempfehlung.*

STEINKOPFF DARMSTADT · Postfach 100462 ·64204 Darmstadt/Germany · www.steinkopff.springer.de

STEINKOPFF DARMSTADT

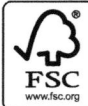

If you have any concerns about our products,
you can contact us on
ProductSafety@springernature.com

In case Publisher is established outside the EU,
the EU authorized representative is:
**Springer Nature Customer Service Center GmbH
Europaplatz 3, 69115 Heidelberg, Germany**

Printed by Libri Plureos GmbH
in Hamburg, Germany